Levonorgestrel

Levonorgestrel

Herausgegeben von

Alexander T. Teichmann
Alan Corbin

Mit Beiträgen von

John Bonnar
Alan Corbin
Martina Dören
Max Elstein
Kenneth Fotherby
Hilary Furniss
Michael Gast
Joseph W. Goldzieher
Philip C. Hannaford
Johannes C. Huber
Christian Jackisch
Hannu Jokela
Theodor H. Lippert
Gerhard Lorkowski
Tapani Luukkainen

Alfred O. Mueck
Lucy Norris
Reijo Punnonen
Goran Rybo
Göran Samsioe
Hermann P. G. Schneider
Ernst Schulte-Wintrop
Harald Seeger
Brian L. Sheppard
Irving Sivin
Alexander T. Teichmann
G. Virginia Upton
Ulrich H. Winkler
Alfred S. Wolf

38 Abbildungen
41 Tabellen

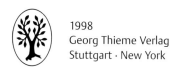
1998
Georg Thieme Verlag
Stuttgart · New York

Die Deutsche Bibliothek – CIP-Einheitsaufnahme

Levonorgestrel : 41 Tabellen / hrsg. von Alexander
T. Teichmann ; Alan Corbin. Mit Beitr. von John
Bonnar ... [Übers. der engl.-sprachigen Orig.-Beitr.:
Heinz Jürgen Deuber]. – Stuttgart ; New York :
Thieme, 1998

Übersetzung der englischsprachigen
Originalbeiträge:
Priv.-Doz. Dr. med. Heinz Jürgen Deuber, Halle

Redaktion: Dr. med. Susanne Becker, Stuttgart

Wichtiger Hinweis: Wie jede Wissenschaft ist die
Medizin ständigen Entwicklungen unterworfen. Forschung und klinische Erfahrung erweitern unsere Erkenntnisse, insbesondere was Behandlung und me-
dikamentöse Therapie anbelangt. Soweit in diesem
Werk eine Dosierung oder eine Applikation erwähnt
wird, darf der Leser zwar darauf vertrauen, daß Autoren, Herausgeber und Verlag große Sorgfalt darauf
verwandt haben, daß diese Angabe dem **Wissensstand bei Fertigstellung des Werkes** entspricht.

Für Angaben über Dosierungsanweisungen und
Applikationsformen kann vom Verlag jedoch keine
Gewähr übernommen werden. **Jeder Benutzer ist
angehalten,** durch sorgfältige Prüfung der Beipackzettel der verwendeten Präparate und gegebenenfalls nach Konsultation eines Spezialisten festzustellen, ob die dort gegebene Empfehlung für Dosierungen oder die Beachtung von Kontraindikationen gegenüber der Angabe in diesem Buch abweicht. Eine
solche Prüfung ist besonders wichtig bei selten verwendeten Präparaten oder solchen, die neu auf den
Markt gebracht worden sind. **Jede Dosierung oder
Applikation erfolgt auf eigene Gefahr des Benut-
zers.** Autoren und Verlag appellieren an jeden Benutzer, ihm etwa auffallende Ungenauigkeiten dem Verlag mitzuteilen.

© 1998 Georg Thieme Verlag
Rüdigerstraße 14
D-70469 Stuttgart

Printed in Germany

Umschlaggrafik: Martina Berge, Erbach-Ernsbach
Grafiken: Dr. Ulrich Mihr GmbH, Tübingen
Satz: Dr. Ulrich Mihr GmbH, Tübingen
    System: 3B2 (5.20)
Druck: Grammlich, Pliezhausen
Buchbinder: Dollinger, Metzingen

ISBN 3-13-104721-6   1 2 3 4 5 6

Anschriften

Prof. Dr. John Bonnar
University of Dublin
Dept. of Obstetrics and Gynaecology
St. James' Hospital
Dublin 8 (Irland)

Alan Corbin, Ph. D.
Family Health International
Research Triangle Park, NC 27709 (USA)

PD Dr. Martina Dören
King's College Hospital – Menopause Clinic
Adademic Dept. of Obstetrics & Gynecology
Denmark Hill
London SE5 9RS (England)

Prof. Max Elstein
Institute of Medicine, Law & Bioethics
Univ. of Manchester Medical School
Stopford Building
Oxford Road
Manchester M13 9PT (England)

Prof. Kenneth Fotherby
13 Seymour Gardens
Surbiton
Surrey KT5 8QE (England)

Dr. Hilary Furniss
Univ. Dep. of Obstetrics & Gynaecology
and Reproductive Health
St. Mary's Hospital
Hathersage Road
Manchester M13 OJH (England)

Michael Gast, M. D., Ph. D.
Wyeth-Ayerst Research
P. O. Box 8299
Philadelphia, PA 19101 (USA)

Joseph W. Goldzieher, M. D., F. A. C. E., F. A. C. O. G.
626 Metropolitan Professional Buildings
1303 North McCullough
San Antonio
Texas 78212 (USA)

Philip C. Hannaford, M. D., M. R. C. G. P.
Manchester Research Unit
Parkway House
Palatine Road, Northenden
Manchester M22 4DB (England)

Univ.-Prof. DDr. Johannes C. Huber
Universität Wien
Universitätsklinik für Frauenheilkunde
Währinger Gürtel 18 – 20
1090 Wien (Österreich)

Dr. Christian Jackisch
Westfälische Wilhelms-Universität
Klinik und Poliklinik für Geburtshilfe
und Frauenheilkunde
Albert-Schweitzer-Straße 33
48129 Münster

Dr. Hannu Jokela
Tampere University Hospital
Departments of Obstetrics and Gynecology
and Clinical Chemistry
Medical School
P. O. Box 2000
34521 Tampere (Finnland)

Prof. Dr. Theodor H. Lippert
Sektion Klinische Pharmakologie
Universitäts-Frauenklinik
Schleichstraße 4
72076 Tübingen

Dr. Gerhard Lorkowski
Wyeth-Gruppe Deutschland
Lokale Klinische Forschung
Postfach 88 06
48136 Münster

Tapani Luukkainen, M. D., Ph. D.
Family Health International
P. O. Box 13950
Research Triangle Park, NC 27709 (USA)

Dr. Dr. Alfred O. Mueck
Universität Tübingen
Universitäts-Frauenklinik
Schleichstraße 4
72076 Tübingen

Prof. Dr. Lucy Norris
University of Dublin
Dept. of Obstetrics and Gynaecology
St. James' Hospital
Dublin 8 (Irland)

Prof. Reijo Punnonen
Tampere University Hospital
Departments of Obstetrics and Gynecology
and Clinical Chemistry
Medical School
P. O. Box 2000
34521 Tampere (Finnland)

Goran Rybo, M. D., Ph. D.
University of Gothenburg
East Hospital
Dept. of Obstetrics and Gynecology
Göteborg (Schweden)

Prof. Dr. Göran Samsioe
University Hospital Lund
Dept. of Gynaecology
22185 Lund (Schweden)

Prof. Dr. Hermann P. G. Schneider
Frauenklinik Münster
Albert-Schweitzer-Str. 33
48149 Münster

Dr. Ernst Schulte-Wintrop
Wyeth-Gruppe Deutschland
Med.-Wiss.-Abteilung
Schleebrüggenkamp 15
48159 Münster

Dr. Harald Seeger
Sektion Klinische Pharmakologie
Universitäts-Frauenklinik
Schleichstraße 4
72076 Tübingen

Prof. Dr. Brian L. Sheppard
University of Dublin
Dept. of Obstetrics and Gynaecology
St. James' Hospital
Dublin 8 (Irland)

Dr. Irving Sivin, M. D.
The Population Council
Center of Biomedical Research
1230 York Avenue
New York, NY 10021 (USA)

Prof. Dr. Alexander T. Teichmann
Klinikum Aschaffenburg
Frauenklinik und Hebammenschule
Am Hasenkopf 1
63739 Aschaffenburg

G. Virginia Upton, Ph. D.
Wyeth-Ayerst Research
P. O. Box 8299
and
Clinical Associate Professor of Medicine
Medical College of Pennsylvania
Philadelphia, PA 19101 (USA)

PD Dr. Ulrich H. Winkler
Universität Essen
Zentrum für Frauenheilkunde
Hufelandstraße 55
45147 Essen

Prof. Dr. Alfred S. Wolf
Universität Ulm
Institut für gynäkologische Endokrinologie
Frauenstraße 51
89073 Ulm

Inhaltsverzeichnis

Danksagung

Die Herausgeber bedanken sich für wissenschaftliche Impulse, kritische Ratschläge und organisatorische Hilfen, vor allem bei Herrn Dr. Schulte-Wintrop, Münster, ohne den in vielfacher Hinsicht die Levonorgestrel-Monographie nicht zustande gekommen wäre. Hervorzuheben ist die nicht immer ganz einfache Arbeit von Frau Quedenfeld, Münster, die oft dort einspringen mußte, wo zeitliche Verzögerungen vermieden werden sollten. Die exzellente Zusammenarbeit mit dem Thieme Verlag verdient eine nachdrückliche Hervorhebung.

Januar 1998   A. T. Teichmann
                                     A. Corbin

Einführung

Introduction

Alexander T. Teichmann

Je schneller das medizinische Wissen sich fortentwickelt, je weiter die Flut von Innovationen und Informationen wächst, desto notwendiger wird auch der Blick in die Vergangenheit. Die kritische Prüfung des „Neuen von gestern" fördert mitunter die erstaunliche Erkenntnis zutage, daß manches Neue keineswegs besser ist als das Alte. Manche Neuentdeckung ist im eigentlichen Sinne nur eine Wiederentdeckung von ehedem Bekanntem und Gewußtem.

Die irrige Annahme, Neues in Klinik und Wissenschaft sei stets auch das Bessere, beruht nicht nur auf einem allgemeinen Werturteil der heutigen Gesellschaft, sondern ganz wesentlich darauf, daß vielfach die empirisch wissenschaftliche Basis in einer exponentiell wachsenden Menge von Sekundärpublikationen verlorengegangen ist. Die Empfehlung, daß derjenige, der mehr und sorgfältiger liest, sich und seinen Zeitgenossen manches vermeintlich Neue zu schreiben und zu lesen erspart, trifft wohl in allen Bereichen, nicht nur in der Medizin zu. Wenn in den folgenden Kapiteln der Monographie eine **Substanz im Mittelpunkt** steht, die, wie keine andere, im Laufe ihrer Existenz Zielscheibe wissenschaftlich nicht begründbarer Umbewertungen geworden ist, so mag dies in der besonderen Situation hormonaler Kontrazeptiva unter den Arzneimitteln begründet sein. Den Weg zu wissenschaftlich-klinischen Primärinformationen zurückzufinden und die Position von LEVONORGESTREL als einem der am weitesten verbreiteten Inhaltsstoffe oraler Kontrazeptiva neu zu bestimmen, impliziert auch, künftige Entwicklungen aufzuzeigen, die angesichts der großen Fülle pharmakologischer, klinischer und epidemiologischer Daten als zuverlässig anzusehen sind.

Hormonale Kontrazeptiva sind keineswegs allein Gegenstand pharmakologisch medizinischer Betrachtung. Seit es gelungen ist, mit Hilfe von Hormonen eine sichere, verträgliche und damit breit praktisch anwendbare reversible Hemmung des weiblichen Reproduktionszyklus zu induzieren, hat es die unterschiedlichsten Versuche gegeben, die gesellschaftliche Rolle einer solchen Methode unter Zugrundelegung differenzierender weltanschaulicher und ideologischer Standpunkte zu definieren. Die Hoffnung, es könne ein wichtiger Beitrag zur gesellschaftlichen Emanzipation der Frau sein, ihre Sexualität vom Zwange zur Fortpflanzung zu trennen, wie dies einer der Visionen Sigmund Freuds entsprach, wurde sehr schnell verkehrt in die Befürchtung, die Frau könne nun uneingeschränkt zum Opfer männlicher Fremdbestimmung werden. Der Möglichkeit zur individuellen Lebensplanung durch Vermeidung unerwünschter Nachkommenschaft aus persönlichen, sozialen oder ökonomischen Gründen wurde alsbald die Befürchtung entgegengesetzt, Kontrazeption in einer leicht verfügbaren und sicheren Form könne zu ungehinderter Promiskuität und einem nie geahnten Verfall der Sitten führen. Der Chance, mit hoher Effizienz und Zuverlässigkeit den sprunghaften Anstieg der Weltbevölkerung und damit unsagbares globales Leid zu begrenzen, wurde das Odium der keineswegs gottgefälligen Widernatürlichkeit entgegengesetzt. Paradoxerweise fand gerade die Bewertung der in der bekannten Enzyklica Humanae Vitae zum Ausdruck kommenden Einheit von Sexualität und Fortpflanzung als natürlich und damit unbezweifelbar sinnvoll Unterstützung aus einer ganz anderen ideologischen Richtung, welche aus ökologischer Sicht künstliche Eingriffe in die Physiologie des Menschen zur Regelung biologischer und sozialer Prozesse grundsätzlich ablehnt.

Der zugrundeliegende **Irrtum,** Kontrazeption könnte etwas Natürliches sein, betrifft ein gerade heute wenig reflektiertes Problem. Die Tatsache, daß jede Form der Planung etwas spezifisch Menschliches, keineswegs aber Natürliches, sondern Ausdruck kulturellen Schaffens ist, wird auch in der Bewertung der Hl. Glaubenskongregation nicht hinreichend berücksichtigt. So gesehen besteht kein prinzipieller Unterschied zwischen Fertilitätsregulierung mittels Errechnen der fruchtbaren und unfruchtbaren Tage und einer solchen, die sich mechanischer oder chemischer Mittel bedient. Auch die Ablehnung hormonaler Kontrazeption als pharmakologisch und damit unnatürlich verkennt, daß Medizin ihrem Charakter nach stets eine kulturelle Leistung ist und damit nie Bestandteil der Natur sein kann. Die natürliche Folge von Schwangerschaften als Produkt auch eines dem Menschen eigenen triebhaften Verhaltens ist es eben gerade, welche mit Mitteln, die in jeder Weise kultureller Art sind, verhindert werden soll. Der Begriff der Natürlichkeit ist somit als Kriterium zur Bewertung von Kontrazeption und im besonderen hormonaler Empfängnisverhütung gänzlich untauglich.

Ein weiteres **Problem,** welches die objektiv wissenschaftliche Auseinandersetzung mit Substanzen und Präparaten zur hormonalen Kontrazeption erschwert, ist der Umstand, daß in der Vergangenheit des öfteren Marketing-Strategien eine kritische Würdigung objektiver Studiendaten nicht nur ignoriert, sondern erschwert haben und sogar an deren Stelle getreten sind. Dies trifft im besonderen für die Einschätzung unterschiedlicher Gestagene, deren pharmakologischer Eigenschaften und klinischer Effekte zu. Sie haben wesentlichen Anteil daran, daß eine Rückbesinnung auf die tatsächliche Datenlage, gerade im Falle von LEVONORGESTREL, notwendig geworden ist und entsprechende Richtigstellungen zu erfolgen haben.

Aufgrund weltanschaulicher, ökonomischer und medizinischer Implikationen hormonaler Kontrazeption haben sich auch die **Medien** bis heute besonders gern scheinbar spektakulärer Befunde und Entdeckungen in diesem Bereich angenommen. Angelpunkt der Berichterstattung war nicht das Streben nach Aufklärung über Wirkungsweise, Anwendung und Effekte der hormonalen Kontrazeptiva, sondern vielmehr der Bericht über tatsächliche oder vermeintliche Risiken. Innerhalb des heutigen Verständnisses der **Öffentlichkeit** steht stets der Begriff des Risikos an erster Stelle. Dabei wird zu Recht davon ausgegangen, daß bei Arzneimitteln, deren Aufgabe nicht die Heilung von Krankheiten, sondern die Prävention zwar nicht primär pathologischer, jedoch unerwünschter Zustände ist, wie im speziellen einer Schwangerschaft, die Unbedenklichkeit im Vordergrund steht. Solche Präparate, die

überwiegend gesunden Frauen aus präventiven und im allgemeinen nicht streng medizinischen Gründen verabreicht werden, müssen sich naturgemäß einer härteren **Prüfung** unterziehen, als dies im Falle lebensrettender Arzneien bei bedrohlichen Erkrankungen notwendig sein mag. Allerdings werden gerade die ovulationshemmerassoziierten **Risiken** in aller Regel anders bewertet als Risiken, die sich außerhalb des medizinischen Bereiches alltäglich und überwiegend unbewußt durch simple Entscheidungen einstellen. Dabei drängt sich nicht nur in erster Linie der Vergleich mit dem Zigarettenrauchen auf, sondern auch mit vielen anderen Aktivitäten aus dem Bereich des Sports, der Freizeitgestaltung, der Diätetik und des Verkehrs. Wenig Beachtung finden die durch orale Kontrazeptiva fast vollständig mögliche Vermeidung schwangerschafts- und geburtsassoziierter Morbidität und Mortalität sowie auch die bekannte Reduktion onkologischer Risiken, namentlich des Ovarial- und Endometriumkarzinoms. Zumeist wird auch versäumt, eine Beziehung zu der natürlichen Inzidenzrate von Ereignissen herzustellen, die wohl für die wesentlichen Gruppen, thromboembolische Erkrankungen und Mammakarzinom, in hohem Maße altersabhängig sind.

Würde man sich tatsächlich der Mühe einer differenzierenden Betrachtung unterziehen, so wäre das erstaunliche Ergebnis, daß man sich angesichts der extrem niedrigen **Erkrankungsrate,** welche mit einer zumeist auf 100 000 Frauen entsprechenden Alters und den Zeitraum eines Jahres berechnet wird, sich in einem so niedrigen Bereich befände, daß Häufigkeiten dieser Art im Alltagsleben überhaupt nicht entscheidungsrelevant wären. Auch eine **Steigerung eines Risikos** um den Faktor 1–4 in Abhängigkeit von der zu kalkulierenden Erkrankungsgruppe würde an dieser Sicht nichts Entscheidendes ändern. Der Betrachtung sei noch der Hinweis hinzugefügt, daß, je schlechter die sozioökonomischen Bedingungen und damit die medizinische Versorgung in einer Population ist – dies bezieht sich vor allem auf die Situation in den Entwicklungsländern – um so weniger die Vermeidung reproduktionsassoziierter Morbidität und Mortalität in vernünftigem Verhältnis zur in diesen Ländern ohnehin geringeren Gefährdung, z.B. durch thromboembolische Erkrankungen und das Mammakarzinom, steht. Gleichwohl ist natürlich das methodenbezogen jeweils geringste Risiko zu fordern.

Die **Geschichte** der Risiken oraler Kontrazeptiva begann in den späten 60er Jahren mit den ersten Mitteilungen zu einer möglichen Häufung thromboembolischer Erkrankungen und den ersten Daten der großen Kohortenstudien. Seither ist eine unübersehbare Fülle von epidemiologischen und metabolischen Studien erschienen, welche die Weiterentwicklung und Modifizierung der Präparate zur oralen Kontrazeption begleitet haben. Eine der wesentlichen Strategien zur Minimierung unerwünschter Nebenwirkungen war die konsequente **Dosisreduktion,** deren Langzeiteffekte noch nicht abschließend in prospektiven Untersuchungsansätzen geklärt werden konnten. Mehr noch als die niedrige Dosis, hat die Entwicklung und Vermarktung neuer Gestagene die gängigen Auffassungen von hormonaler Kontrazeption bis heute dominiert.

Ihren Ausgang nahm die Fokussierung des Interesses auf Gestagene in der März-Ausgabe des American Journal of Obstetrics and Gynecology des Jahres 1982. Hier wurde die bis dahin alleinig vertretene Sicht, daß Ethinylestradiol für die wesentlichen unerwünschten Wirkungen der Präparate verantwortlich sei, dergestalt modifiziert, daß nun auch Gestagene, vor allem für arterielle **Zwischenfälle,** als Ursache zu betrachten seien. Besonderes der Beitrag von Clifford R. Kay, in dem ansteigende Raten arterieller Todesfälle für LEVONORGESTREL und NORETHISTERON mit abfallenden Konzentrationen des HDL-Cholesterins in Beziehung gesetzt wurden, hat den Anfang einer Odyssee von Irrtümern bedeutet. Es wurde durch zahlreiche Autoren der Analogieschluß gezogen und elaboriert, Gestagene seien in der Lage, entsprechend dem mutmaßlichen Ausmaß ihrer **androgenen Partialwirkung,** den Fettstoffwechsel so zu beeinflussen, daß vor allem arteriosklerotische Veränderungen an der Gefäßwand entstünden, welche letztlich verantwortlich für arterielle Erkrankungen, namentlich den Myokardinfarkt, seien. Diese Hypothese, die schon sehr bald aufgrund der tatsächlichen Datenlage hätte verlassen werden müssen, kam einigen pharmazeutischen Unternehmen, die im Begriff waren, neue Gestagene auf den Markt zu bringen, entgegen. Diese Gestagene wurden als weniger oder gar nicht androgen, als selektiv den Progesteronrezeptor stimulierend und hinsichtlich ihrer metabolischen Wirkungen als neutral dargestellt. Die gewählte Strategie wurde beibehalten, nachdem schon längst aufgrund epidemiologischer Daten, der Kenntnis des tatsächlichen Metabolismus und zahlreicher klinischer Befunde sowie auch durch Tierexperimente gut belegt war, daß es eine **pilleninduzierte Arteriosklerose** gar nicht gibt.

Obwohl damit die Bedeutung von Veränderungen des peripheren Fettstoffwechselprofils für die Frage der Arzneimittelsicherheit geklärt war, wurde der **Irrtum** aus naheliegenden Gründen bis zum heutigen Tag perpetuiert, da auf ihm das gesamte Konzept der Gestagengenerationen beruhte. Es kann daher nicht deutlich genug festgestellt werden, daß keines der in oralen Kontrazeptiva enthaltenen Gestagene in kontrazeptiven Dosierungen über eine androgene Restwirkung verfügt, sondern sehr viel mehr **antiestrogene** Eigenschaften besitzt, welche fehlerhaft mit dem Begriff androgen versehen wurden. Die Einteilung der Gestagene in Generationen, unter Zugrundelegung pharmakologischer Kriterien, die bei genauer Betrachtung eine Unterscheidung in der intendierten Weise überhaupt nicht zulassen, wird sich aus dem Sprachgebrauch nicht ohne weiteres eliminieren lassen. Dennoch sollte jedem klar sein, daß diese Begriffsbildung kein Qualitätsurteil impliziert und Begriffe wie „Selektivität", „Stoffwechselneutralität" und „Kardioprotektivität" keineswegs stoffliche Eigenschaften der Gestagene sind, die eine qualitative Unterscheidung ermöglichten, sondern primär der vom Marketing her bestimmten Produktprofilierung dienen.

Daß sich derartige Bewertungen nicht auszahlen, zeigt die jüngste Vergangenheit. Unterschiede der Odds-Ratios für thromboembolische Ereignisse, zuungunsten von Desogestrel und Gestoden – von Norgestimat, das auch zur 3. Generation gezählt wird, ist an keiner Stelle die Rede – haben besonders zu Problemen geführt, weil über Jahre der Eindruck hervorgerufen worden ist, daß hinsichtlich gerade kardiovaskulärer Nebenwirkungen die *neuen* Gestagene den *alten,* im besonderen LEVONORGESTREL, überlegen seien. Daß gerade im Gerinnungssystem eine höhere antiestrogene Potenz vorteilhaft sein kann, stellt ebenso eine hypothetische Erklärung der gefundenen Unterschiede dar wie die Deutung, daß aufgrund der nachhaltigen Werbung für die höhere Unbedenklichkeit der neuen Gestagene diese bevorzugt Patienten mit primär erhöhtem Risiko für thromboembolische Erkrankungen verschrieben worden sind. Jedoch ist erstere plausibler, denkt man an neue Untersuchungen zur APC-Resistenz unter verschiedenen Gestagenen, wenngleich diese Ergebnisse aus ex vivo-Tests stammen und eine klinische Bestätigung erfordern.

Die Frage, ob ein möglicherweise erhöhtes Thromboembolierisiko durch Desogestrel und Gestoden einem durch LEVONORGESTREL induzierten erhöhten Risiko, einen Myokardinfarkt zu erleiden, entgegenstehe, läßt sich aufgrund empirischer Daten heute nicht abschließend beurteilen. Alle Befunde, die zur Zeit verfügbar sind, sprechen gegen eine solche Annahme, wobei die Inzidenz von Myokardinfarkten im Falle von Frauen reproduktionsfähigen Alters insgesamt extrem niedrig und für Einnehmerinnen oraler Kontrazeptiva insgesamt gegenüber der Kontrollgruppe als nicht erhöht angesehen werden muß.

Die Verordnung hormonaler Kontrazeptiva muß bestimmten Grundsätzen folgen, sie stellt jedoch auch eine, auf **persönlicher Empirie** beruhende, Aufgabe dar. Ein wichtiges Prinzip ist der allgemein pharmakologische Grundsatz, stets die **minimal effektive Dosis** eines Medikamentes zu verordnen. Insofern ist das Bemühen um niedrige, kontrazeptiv wirksame Hormondosen in den auf dem Markt befindlichen Präparaten als Eingangskriterium vernünftig. Wie sich das Spektrum nichtkontrazeptiver Wirkungen bei Dosisminimierung verändert, ist Gegenstand klinischer Untersuchungen, über die in dieser Monographie berichtet wird. Welche Langzeitimplikationen bestehen, kann zur Zeit nur spekuliert werden. Tatsache ist jedoch, daß das Konzept der möglichst kompletten ovariellen Suppression mit dem Ziel einer Ovulationshemmung zugunsten einer differenzierteren Betrachtungsweise modifiziert werden muß. Mit abnehmenden Dosen kontrazeptiv wirksamer Steroide kommt es, wie auch bei mittelhoch dosierten Präparaten, nachweisbar zu einer residualen ovariellen Aktivität mit Entwicklung von Follikeln als morphologischem Ausdruck einer persistierenden endogenen Estradiolproduktion, jedoch ohne Nachweis von Ovulationen. Da der kontrazeptive Effekt eine Summation aus ovariellen, tubaren, endometrialen und zervikalen Mechanismen darstellt, ist trotz inkompletter Hemmung der Ovarialtätigkeit eine **verläßliche Empfängnisverhütung** zu erzielen. Entscheidend, auf Ebene der Regulation, ist die Störung der für einen fertilen Zyklus fein aufeinander abgestimmten Prozesse auf sämtlichen Ebenen, deren physiologisches Zusammenwirken erst zur Entstehung einer befruchtungsfähigen Oozyte führen kann. Der Nachweis mehr oder weniger ausgeprägter ovarieller Restaktivität ist somit kein Kriterium für die Zuverlässigkeit einer hormonellen empfängnisverhütenden Methode und sollte auch nicht in der Diskussion um die notwendigen Hormondosen in diesem Sinne verwendet werden.

Die vorliegende Monographie befaßt sich zentral mit einer Substanz, über die eine beachtliche Menge pharmakologischer, experimenteller, klinischer und epidemiologischer Daten vorliegt. Kein Gestagen verfügt über ein so **breites Spektrum** verschiedener Dosierungsschemata und Anwendungsmöglichkeiten wie LEVONORGESTREL. Insofern bietet die LEVONORGESTREL-„Familie" den größten Spielraum für eine **individuelle Verordnung** eines oralen Kontrazeptivums mit der Möglichkeit der primären und sekundären Anpassung von Dosis und Dosierungsschema nach **individuellen Bedürfnissen,** die in gleichem Umfang mit keinem der nach LEVONORGESTREL entwickelten Gestagene möglich ist. Daß LEVONORGESTREL in diesem Sinne keine alte oder überholte Substanz ist und entsprechende Bewertungen pharmakologisch nicht haltbar sind, soll anhand einer detaillierten Auseinandersetzung mit allen wesentlichen Facetten der Substanz gezeigt werden. Vom Laborversuch über das Tierexperiment bis hin zu klinischen Daten soll gezeigt werden, daß die dem LEVONORGESTREL, wie allen „älteren" Gestagenen attributierte Androgenität im klinischen Sinne nicht existiert und die Fokussierung und gleichzeitig Einengung des therapeutischen Spektrums auf neuere Substanzen weder aus nachvollziehbaren pharmakologischen, noch klinischen, noch epidemiologischen Gründen betrieben worden ist. Eine Rückkehr zu objektivierbaren Messungen der Beurteilung von Hormonen bedeutet im Falle des LEVONORGESTREL gleichzeitig die Möglichkeit der **Weiterentwicklung** von Präparaten mit einem Gestagen, welches bisher alle kritischen Prüfungen ohne Einschränkung bestanden hat.

Gleichzeitig soll deutlich gemacht werden, daß Marketingaktivitäten pharmazeutischer Unternehmen den Boden der wissenschaftlichen Datenlage nicht auf Dauer verlassen können, ohne bei Anwenderinnen, und auch innerhalb der Ärzteschaft, Ansehen und Glaubwürdigkeit zu riskieren.

Pharmakodynamik von Levonorgestrel

Pharmacodynamic Assessment of Levonorgestrel

Das präklinische pharmakologische Profil von Levonorgestrel

The Preclinical Reproductive Pharmacological Profile of Levonorgestrel

Alan Corbin, Michael Gast

▨ Die qualitativen und quantitativen reproduktionspharmakologischen Eigenschaften von Levonorgestrel wurden durch ein breites Spektrum von Untersuchungen an Kaninchen, Ratten und Mäusen sorgfältig erarbeitet. Die grundlegende und nützliche Eigenschaft von Levonorgestrel ist die eines hochwirksamen, fruchtbarkeitshemmenden Gestagens. Die Ergebnisse dieser präklinischen Untersuchungen zeigten, daß Levonorgestrel die primären Eigenschaften von Progesteron insofern nachahmt, als es an den Progesteronrezeptor bindet und nach subkutaner oder oraler Gabe zur glandulären Proliferation des Endometriums führt. Im geeigneten Tierexperiment hält Levonorgestrel die Schwangerschaft aufrecht und verzögert die Nidation der Blastozyste.

Levonorgestrel hemmt auch die Sekretion der Gonadotropine und wirkt vielfach fertilitätshemmend, wie in mehreren biologischen Systemen gemessen wurde. Diese Anzeichen beinhalten: Suppression der FSH- und LH-Konzentrationen im Serum, Verminderung der kompensatorischen Ovarhypertrophie im Modell des unreifen Männchens, sowohl Verzögerung als auch Hemmung der Ovulation, Störung des Zyklus, Verzögerung des Follikelwachstums, verminderter Größenzuwachs des Uterus und geringere Keratinisierung des Vaginalepithels. Die fertilitätshemmenden Wirkungen von Levonorgestrel werden weiterhin durch seine Fähigkeit, durch Störung des Endometriums/der Blastozyste eine bestehende Schwangerschaft zu unterbrechen, bestätigt.

Obwohl Levonorgestrel alleine das Uterusgewicht steigern kann, bindet es nicht an den Estrogenrezeptor und kann die Keratinisierung des Vaginalepithels nicht auslösen. Das Fehlen dieser Aktivitäten zeigt, daß Levonorgestrel auch in hohen Dosen weder intrinsische Estrogenwirkungen aufweist, noch nach oraler Gabe zu einem Estrogen umgewandelt wird. Ein Estrogenantagonismus ist eine weitere Eigenschaft von Levonorgestrel, das sich ähnlich wie Progesteron verhält, indem es die Estrogenwirkung auf das Vaginalepithel und das Uterusgewicht hemmt.

Levonorgestrel bindet an den Androgenrezeptor und hat begrenzte androgene Wirkung. Im Vergleich mit dem Referenzandrogen (Testosteronpropionat) wirkt es eher anabol als androgen. Die Ovulationshemmung duch Levonorgestrel tritt bereits bei Dosen auf, die deutlich niedriger liegen, als für klassische androgene und anabole Reaktionen entsprechender Zielgewebe erforderlich sind. Zusätzlich weist Levonorgestrel in einem Tiermodell der Osteopenie knochenschützende Eigenschaften auf, die auf anabole Wirkungen hinweisen. Levonorgestrel hat keine antiandrogene Wirkung.

In ausgewählten Untersuchungen zur Endokrinologie, die über die reproduktiven Aspekte hinausgehen, zeigte Levonorgestrel, obwohl es an den Glukokortikoidrezeptor der Ratte (Aldosteron) bindet, *in vivo* keine glukokortikoide, mineralokortikoide oder antimineralokortikoide Wirkung. ▨

▨ The qualitative and quantitative reproductive pharmacological properties of levonorgestrel have been carefully established during a broad spectrum of evaluations in rabbits, rats, and mice. The basic and utilitarian property of levonorgestrel is that of a highly effective progestational/antifertility agent. The results of these preclinical determinations have demonstrated that levonorgestrel mimics the primary properties of progesterone in that it binds to the progesterone receptor, and produces glandular proliferation of the uterine endometrium upon subcutaneous or oral administration. In addition, levonorgestrel will maintain pregnancy as well as delay implantation of the blastocyst in the appropriate test animal.

Levonorgestrel also inhibits gonadotropin secretion and produces broad antifertility effects as measured in a number of biological systems. These indices include the following: suppression of serum FSH and LH levels; reduction in ovarian compensatory hypertrophy in hemicastrated or parabiotic animals; testicular reduction in the immature male model; both delay and inhibition of ovulation; disruption of the estrous cycle, retardation of follicular growth, and decrease in uterine ballooning and vaginal keratinization. Levonorgestrel's antifertility effects are further confirmed by its ability to disrupt pregnancy via endometrial/blastocystic interference.

While levonorgestrel alone can increase uterine weight, it does not bind to the estrogen receptor and is incapable of producing a keratinized vaginal epithelium. The absence of this activity indicates that, even at very high doses, levonorgestrel is neither inherently estrogenic nor does it convert to an estrogen upon oral administration. Estrogenic antagonism is another property of levonorgestrel that mimics progesterone, inhibiting the effects of an estrogen on the vaginal epithelium and on uterine weight.

Levonorgestrel binds to the androgen receptor and possesses limited androgenic activity; its comparison to the reference androgen (testosterone propionate) is primarily anabolic rather than androgenic. The antiovulatory activity of levonorgestrel occurs with doses considerably below those required to produce classical androgenic and anabolic responses from appropriate target tissues. Additionally, levonorgestrel possesses bone-sparing activity in an animal model of osteopenia that suggests anabolic effects. Levonorgestrel is devoid of antiandrogenic activity.

In selected non-reproductive endocrine evaluation, levonorgestrel, while binding to the rat glucocorticoid and mineralocorticoid receptor, is devoid of in vivo glucocorticoid, mineralocorticoid, and antimineralocorticoid activity. ∎

Einleitung

Während der letzten 35 Jahre kamen 3 Generationen synthetischer Gestagene im Rahmen der weiblichen Kontrazeption zur Anwendung. In allen Fällen handelte es sich um 19-Nortestosteronderivate (im Gegensatz zu den C-21-Progesteronderivaten). Norethindron (Norethisteron), ein Derivat von Ethisteron (17-α-Ethinyltestosteron) ist für die Gestagene der *1. Generation* repräsentativ. Levonorgestrel repräsentiert die *2. Generation,* Gestoden, Desogestrel und Norgestimat repräsentieren die *3. Generation.* Die jeweiligen Strukturformeln sind in Abb. **1** dargestellt, wobei

die für Steroide übliche Numerierung entsprechend der Cholesterin-Strukturformel angegeben wird.

Interessanterweise stellen alle Gestagene der 3. Generation **G-18-Homologe** des Levonorgestrel dar (charakterisiert durch eine Ethylgruppe). **Gestoden** unterscheidet sich von Levonorgestrel nur durch eine Doppelbindung zwischen C 15 und C 16; **Desogestrel** weist eine 11-Methylengruppe auf, 3-Desoxy-Levonorgestrel, und **Norgestimat** stellen das 3-Oxim von Levonorgestrelazetat dar. Die chemischen Wurzeln von Levonorgestrel reichen bis in die 60er Jahre zurück, als Herchel Smith u. Mitarb. (1968) eine Reihe neuer Steroide (13-Alkyl-Gonane) und deren Vorläufer (19-Norsteroid-Hormonanaloga) vollständig chemisch synthetisierten (Abb. **2**).

Das Racemat, **Norgestrel,** war eine der damals in präklinischen und klinischen Prüfungen neu eingeführten Substanzen. Später wurde daraus das pharmakologisch aktive Enantiomer **Levonorgestrel** isoliert.

Diese Erfolge führten zu den modernen oralen Kontrazeptiva der 2. Generation, in denen Norgestrel oder Levonorgestrel mit **Ethinylestradiol kombiniert** war. Diese Präparate wurden Mitte bis Ende der 60er Jahre auf den Markt gebracht (Richard 1968, Peel 1974). Die Weiterentwicklung von Levonorgestrel als Kontrazeptivum führte nicht nur zu **monophasischen** und **triphasischen Kombinationspräparaten,** sondern auch zu einer nur Levonorgestrel enthaltenden **Minipille,** einem über mehrere Jahre wirksamen **Implantat** und einem Levonorgestrel freisetzenden **Intrauterinpessar,** letzteres für den Langzeitgebrauch.

🛈 Levonorgestrel stellt das erste in Position 13 modifizierte 19-Nortestosteronderivat dar, das im Vergleich zu Gestagenen der Norethisteron-Gruppe sehr wirksam ist.

Es wurde im Tierversuch und beim Menschen hinsichtlich Sicherheit und Wirksamkeit zum klassischen Standard kontrazeptiv wirkender Steroide.

Dieses Kapitel faßt die Ergebnisse der wesentlichen präklinischen pharmakodynamischen Studien mit Levonorgestrel zusammen, wobei das besondere Augenmerk auf der Charakterisierung seiner endokrinen reproduktiven Wirkungen liegt.

Die präklinischen Daten wurden aus der internen Dokumentation der Wyeth-Ayerst Laborato-

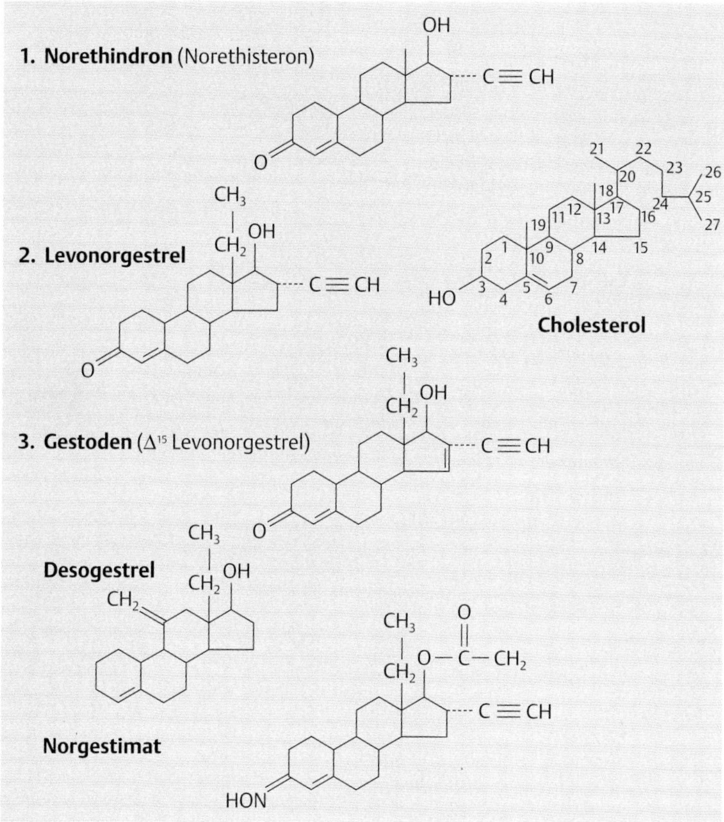

Abb. **1** Die Generationen der Gestagene.

1. **Norethindron** (Norethisteron)

2. **Levonorgestrel**

3. **Gestoden** (Δ^{15} Levonorgestrel)

Desogestrel

Norgestimat

Cholesterol

rien sowie Veröffentlichungen, in denen die pharmakologische Wirksamkeit und Wirkstärke der neueren synthetischen Gestagene (3. Generation) mit denen von Levonorgestrel verglichen werden, zusammengestellt.

Wissenschaftlicher Hintergrund

Nomenklatur

Der internationale Eigenname Levonorgestrel (d[-]-17β-ethyl-17α-ethynyl-17β-hydroxygon-4-en-3-one) wurde von der WHO für das biologisch aktive Enantiomer, das früher als d-Norgestrel bezeichnet wurde, ausgewählt. In der Primär- und Sekundärliteratur, die in diesem Bericht berücksichtigt ist, wurden für Norgestrel und seine Enantiomere verschiedene Bezeichnungen verwendet. In Tab. **1** sind diese jeweils Namen und Kodenummern zugeordnet.

Tab. **1** Nomenklatur von Norgestrel/Levonorgestrel

Aktuelle Bezeichnung	Ursprüngliche Bezeichnung	Kodenummer
Norgestrel	dl-Norgestrel	Wy-3707
Levonorgestrel	d-Norgestrel	Wy-3707-d
	d-Enantiomer	Wy-5104
Rechtsdreher	l-Norgestrel	Wy-3707-1
Norgestrel-Enantiomer	l-Enantiomer	Wy-5107

🔲 Alle Studien zeigen, daß nur Levonorgestrel hormonell aktiv ist.

Das rechtsdrehende Norgestrel-Enantiomer erwies sich in allen Experimenten als biologisch inaktiv (Jones u. Mitarb. 1979).

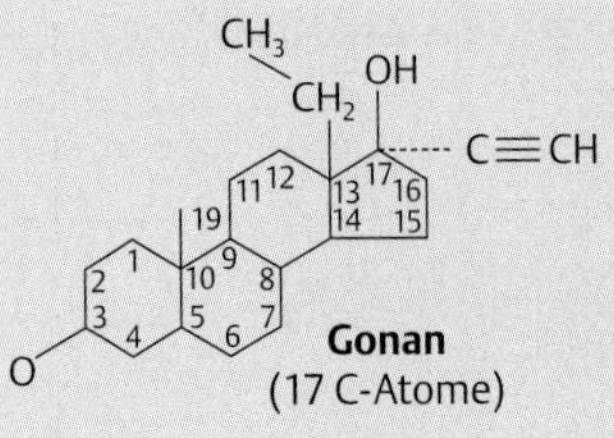

13-Ethyl-Gonan
Keine Methyl-Gruppe bei C10;
eine Ethyl-Gruppe bei C13.
Beispiel: Norgestrel, Desogestrel
Norgestimat
Gestoden

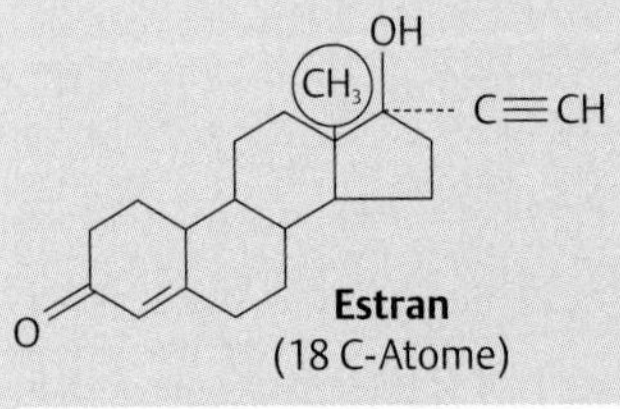

Gonan
(17 C-Atome)

Estran
Methyl-Gruppe bei C13
Beispiel: Norethisteron
Norethynodrel

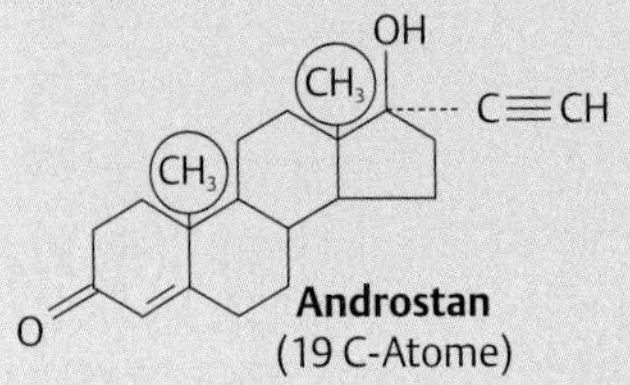

Estran
(18 C-Atome)

Androstan
Methyl-Gruppen bei C10 und C13;
keine Seitenkette.
Beispiel: Ethisteron

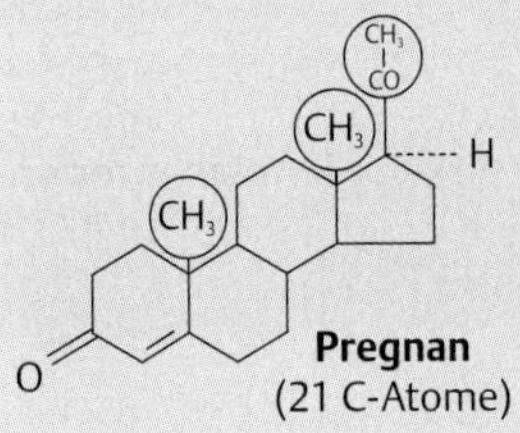

Androstan
(19 C-Atome)

Pregnan
Methyl-Gruppen bei C13 und C10
plus eine Kohlenstoffkette mit
2 C-Atomen bei C17.
Beispiel: Progesteron

Pregnan
(21 C-Atome)

Abb. **2**   Einteilung der Gestagene anhand ihrer Struktur.

Pharmakologische Betrachtungen

Die physiologische Rolle von Progesteron beschränkt sich primär auf die *peri-* und *postovulatorische* **Zyklusphase** und **Schwangerschaft** von Säugetieren. Die biologische Grundlage für die Einteilung bestimmter synthetischer Steroide als Gestagene beruht auf ihrer Fähigkeit, die endokrine Wirkung von Progesteron, wenn auch in unterschiedlicher Qualität, nachzuahmen. Nur wenige Substanzen imitieren sämtliche Wirkungen von Progesteron, die pharmakologisch wünschenswert sein könnten. Die beiden besonders wichtigen klinischen Wirkungen, in denen sich die Substanz von Progesteron nicht unterscheiden sollten, sind:

Wichtige klinische Wirkungen von Progesteron

1. Proliferation der Drüsen (Arborisation) des Endometriums, d.h. die sekretorische Transformation des durch Estrogen vorbereiteten Endometriums in die Sekretionsphase,
2. Aufrechterhaltung der Schwangerschaft.

Diese beiden Wirkungen sind die entscheidenden Kriterien für ein potentiell nutzbares Gestagen und die Basis für den Bioassay von Gestagenen. Eine Substanz, die, verglichen mit bereits vorhandenen Gestagenen, in einer in etwa entsprechenden Dosierung nur diese beiden Eigenschaften aufweist, könnte als „reines" Gestagen angesehen werden.

Weitere Wirkungen von Progesteron

1. Hemmung der Gonadotropine,
2. Beeinflussung des Estrogen- bzw. des Menstruationszyklus,
3. Hemmung und/oder Verzögerung der Ovulation,
4. Hemmung der Uteruskontraktilität,
5. Verzögerung der Nidation,
6. Verzögerung der Geburt,
7. Abbruch der Schwangerschaft,
8. Antagonisierung der Estrogenwirkungen auf die Vaginalzytologie, Endometriumhistologie und Enzymologie sowie den Zervixschleim,
9. unspezifische metabolische Veränderungen infolge kataboler (glukokortikoider), natriuretischer und chloruretischer Wirkungen (mineralo-/antimineralokortikoider Wirkungen),
10. Erhöhung der basalen Körpertemperatur,
11. estrogene, androgene/anabole und antiandrogene Wirkungen.

Alle diese Effekte tragen dazu bei, die unter Umständen große Wirkungsbreite eines Gestagens zu definieren. Progesteron kann, besonders in pharmakologischen Untersuchungen, neben seiner typischen und primären Gestagenwirkung weitere Wirkungen zeigen. So hat Progesteron im Tiermodell z. B. eine antialdosteronartige (natriuretische) Wirkung. Dieser zusätzliche Effekt ist anzumerken, da synthetische Gestagene unabhängig davon, ob sie zu den Progesteron- oder Testosteronderivaten (z. B. Ethisteron) gehören, viele Wirkungen zeigen, die hinsichtlich klinischer Sicherheit (Begleiterscheinungen, Nebenwirkungen) und ihrer Eignung (d. h. kontrazeptive Sicherheit) eingeordnet werden müssen. Ein günstiges **Nutzen-/Risikoverhältnis** (Selektivität) ist für die Beurteilung des therapeutischen Wertes eines Gestagens wesentlich. Diese Betrachtungsweise wird komplexer, sobald das Gestagen mit einem Estrogen kombiniert wird. Die in oralen Kontrazeptiva enthaltenen Estrogendosen wurden in den letzten Jahren erheblich gesenkt, ohne daß die therapeutische Wirksamkeit gefährdet wurde, um ein ausgewogenes, klinisch akzeptables Präparat zu schaffen.

Als physiologisches Modell für die Entwicklung synthetischer Gestagene dient das natürliche Ovarialhormon Progesteron. Die Synthese immer neuer Generationen gestagenähnlicher 19-Nortestoron-Steroide war ein Versuch, die zur Kontrazeption erforderliche **Dosis** zu vermindern (d. h. die Wirkung zu steigern), und gleichzeitig mögliche **unerwünschte** biologische **Wirkungen,** wie z. B. androgene Effekte oder Flüssigkeitsretention, zu minimieren oder ganz zu vermeiden. Eine derartig zielgerichtete Trennung von pharmakologischer Wirkung, d. h. **Selektivität** für den Progesteronrezeptor zuungunsten des Androgenrezeptors zu erzielen, welcher auch *in vivo* nachweisbar ist, wurde in gewissem Umfang erreicht. Diese Selektivität kann abhängig von der Interpretation tierexperimentell in verschiedenen Laboratorien gewonnener Daten (Stärke der androgenen Reaktion, die auf Potenz und Aktivität basiert), von unterschiedlichen Standards, von der Übertragbarkeit der am Tier erhobenen Daten auf klinische Verhältnisse bezüglich ihrer relativen Stärke von der Kombination mit einem Estrogen in Kontrazeptiva, vom fraglichen Auftreten und Ausmaß klinisch relevanter oder bemerkter androgener Wirkungen schwanken (Elger u. Mitarb. 1982, Phillips 1990, Collins 1993, Upton u. Corbin 1989). Die klinische Bedeutung einer im Tiermodell beobachteten androgenen Reaktion ist umstritten. Die unter klinischem Aspekt insgesamt dominierende antiandrogene Wirkung kombinierter oraler Kontrazeptiva schwächt ab oder beseitigt mögliche inhärente androgene und daraus abgeleitete metabolische Wirkungen des Gestagens (Grimes u. Mitarb. 1996). Das sich daraus ergebende Gleichgewicht stellt eine Summation der Effekte sowohl des Gestagens als auch des Estrogens auf Parameter (endpoints), wie sexualhormonbindendes Globulin (SHBG) oder endogene Androgen- und Lipidkonzentrationen im Blut usw., dar. Einige orale Kontrazeptiva beeinflussen z. B. Akne günstig, was klinisch Ausdruck einer positiven Estrogendominanz ist, die jedwede androgene Wirkung neutralisiert (Upton u. Mitarb. 1989, Darney 1995, Grimes u. Mitarb. 1996).

Bei der Entwicklung neuer Gestagene waren und sind weiterhin verschiedene klinische Prinzipien von wesentlicher Bedeutung:

Prinzipien bei der Entwicklung neuer Gestagene

1. Minimierung der Dosis ohne Verlust der Wirksamkeit,
2. Minimierung der Nebenwirkungen in Relation zur wirksamen Dosis,
3. Aufrechterhaltung der Zykluskontrolle,

4. Minimierung oder Vermeidung komplexer Verstoffwechselung der betreffenden Substanz, infolge derer es zu veränderten pharmakologischen Effekten kommen kann, je nachdem, ob diese Substanz allein oder in Kombination mit einem Estrogen gegeben wird.

Um den letzten Punkt zu erläutern, seien Desogestrel und Norgestimat erwähnt, welche als „prodrugs" zu verschiedenen Substanzen mit unterschiedlicher Gestagen- und/oder Estrogenwirkung verstoffwechselt werden. Insbesondere muß Desogestrel in das pharmakologisch aktive 3-Keto-Desogestrel (11-Methylen-Levonorgestrel) umgewandelt werden. Im Gegensatz dazu sind Levonorgestrel und Gestoden biologisch **aktive Steroide.** Ihre Metabolite sind pharmakologisch inaktiv. Außerdem kann – bei Kombinationspräparaten – jedes einzelne Steroid Enzymsysteme beeinflussen, die für den Stoffwechsel des Kombinationspartners wichtig sind (Gestagene wirken z.B. auf das P450 CYP34 A-Enzymsystem, das für den Abbau des Estrogens verantwortlich ist).

Aus der Breite dieser biologischen Wirkungen wird klar, daß viele unterschiedliche Gewebe auf Progesteron und auf synthetische Gestagene ansprechen können. Die folgende Diskussion betrifft im wesentlichen pharmakologische *in vivo* (begrenzt auch *in vitro*) Wirkungen (z.B. Rezeptorwirkung) von Levonorgestrel und anderen Gestagenen auf Reproduktions- und andere Gewebe.

Präklinische Daten

Die reproduktiven Wirkungen von Progesteron dienen als Bezugsgröße, anhand derer synthetische Gestagene charakterisiert und untereinander verglichen werden. Die einzelnen Generationen der Gestagenentwicklung dienen auch als Basis für Vergleiche. Viele *in vivo*-Bioassays werden routinemäßig eingesetzt, um diese Wirkungen zu erkennen, z.B. Tests zur Endometriumproliferation, zur Aufrechterhaltung einer Schwangerschaft in ovariektomierten Tieren, zur Verzögerung der Nidation und Hemmung oder Verzögerung der Gonadotropinausschüttung, bzw. Ovulation. Andere *in vivo*- oder *in vitro*-Testverfahren dienen dazu, das pharmakologische Profil einer Substanz als androgen-agonistisch/-antagonistisch bzw. anabol oder estrogen einzustufen. Viele der oben genannten Eigenschaften wurden bei unterschiedlichen Tierspezies analysiert, um das Wirkprofil von Levonorgestrel festlegen zu können (Edgren u. Mitarb. 1968, Bex u. Mitarb. 1986, Corbin 1990, Edgren 1994). Beachtenswert ist, daß die meisten 19-Nortestosteronderivate im Tiermodell *oral* schlecht bioverfügbar sind und nur kurze Halbwertszeiten aufweisen. Deshalb werden die Substanzen in präklinischen Studien generell *subkutan* verabreicht.

Im folgenden werden die wichtigsten **Ergebnisse** bezüglich der Beeinflussung der Reproduktionsorgane durch Levonorgestrel vorgestellt (Corbin 1990). Die Protokolle zur Bestimmung der gestagenen Aktivität können sich ebenso wie die quantitative Auswertung von Daten von Labor zu Labor unterscheiden, woraus sich Unterschiede in Aktivität und Stärke eines Liganden ergeben können.

Es ist bemerkenswert, daß bisher, aber auch zukünftig, klassische *in vivo*-Tierversuche eingesetzt werden, um das pharmakologische Spektrum eines Gestagens zu validieren und zu bestimmen. Die wesentlichen **Fortschritte** der ausgefeilten intrazellulären *Rezeptortechnologie* und der molekularen, sowie genetischen *Endokrinologie,* tragen zum Design von Medikamenten, einem hohen Durchsatz im Screening neuer Moleküle auf erwünschte Wirkung und Aufklärung des Wirkmechanismus bei. Diese Methoden werden ungeachtet dessen eingesetzt, ob es sich bei einer Substanz um ein Steroid handelt, sie chemisch/strukturell einer anderen, nicht steroidalen Gruppe zuzuordnen ist, oder ein Steroidmimetikum darstellt. Wir fassen das breite Spektrum der mit Levonorgestrel durchgeführten präklinischen reproduktiven Studien zusammen, wobei vor allem *in vivo*-Untersuchungen berücksichtigt werden. Zusätzlich sollen selektive endokrine Untersuchungen ohne Zusammenhang mit den reproduktiven Eigenschaften (glukokortikoide, mineralo-/antimineralokortikoide Effekte) kurz diskutiert werden.

In vitro-Studien zur Bindung am Steroidrezeptor

Ergebnisse zur Rezeptorbindung der Substanzen können als Surrogat einer möglichen biologischen Aktivität *in vivo* genutzt werden. Die Rezeptorbindung wurde in Cytosolfraktionen vieler steroidabhängiger Gewebe gemessen. Die kompetitive Proteinbindung wurde mittels ^{3}H-markierter Steroide bestimmt. Die Gewebe und Tra-

Tab. **2** Relative Bindung von Levonorgestrel, Gestoden und 3-Keto-Desogestrel* an Rezeptoren

Rezeptornachweis	Progestagen	Androgen	Estrogen	Glukokortikoid
(^{3}H) Referenz	(Progesteron = 1)	(DHT = 1)	(Estradiol = 1)	(Dexamethason = 1)
Gewebe	Uterus Kaninchen	Prostata Ratte	Uterus Ratte	Thymus Ratte
Gestoden	1,0	3	k. K.	1,8
3-Keto-Desogestrel	0,6	6,3	k. K.	2,5
Levonorgestrel	0,8	1,8	k. K.	2,7

k. K. = keine Kompetition; DHT = Dihydrotestosteron
* höhere Werte deuten auf schwächere Bindung hin

cer, mittels derer Levonorgestrel, Gestoden und 3-Keto-Desogestrel untersucht wurden (Corbin 1991) und die Ergebnisse der Rezeptorbindungsstudien sind in Tab. 2 zusammengefaßt.

Diese Daten zeigen, daß alle 3 Substanzen mit unterschiedlicher **Affinität** an den Progestagen-, den Androgen- und den Glukokortikoidrezeptor binden. Keine dieser Substanzen bindet an den Estrogenrezeptor. Die Affinitäten von Gestoden, 3-Keto-Desogestrel und Levonorgestrel zu den getesteten Steroidhormon-Rezeptoren unterscheiden sich offensichtlich nicht voneinander.

Obwohl in verschiedenen Laboratorien möglicherweise unterschiedliche experimentelle Bedingungen herrschen, kann zusammenfassend aus mehreren Studien geschlossen werden, daß alle diese Gestagene an den Progesteronrezeptor binden, wenn auch mit unterschiedlicher Affinität. Die Bindung von Gestoden, Levonorgestrel und 3-Keto-Desogestrel war am stärksten, die von Norgestimat am schwächsten. Im Vergleich zu Dihydrotestosteron zeigen alle 4 Substanzen eine schwache Affinität zum Androgenrezeptor wobei Gestoden, Levonorgestrel und 3-Keto-Desogestrel etwas stärker binden (Elger u. Mitarb. 1986, Phillips u. Mitarb. 1990, Corbin 1991).

Bestimmung der gestagenen Wirkung

Das reproduktive Profil synthetischer Gestagene beruht auf den typischen Primäreigenschaften von Progesteron. Diese können in einigen Routineuntersuchungen unterschiedlich gemessen werden. Es handelt sich um die Endometriumtransformation (Clauberg-Test), die Aufrechterhaltung der Schwangerschaft in kastrierten, trächtigen Tieren und die Verzögerung der Nidatin bei zuvor ovariektomierten Tieren (Corbin 1990). Üblicherweise erfolgen diese Routineuntersuchungen der Gestagene nach oraler oder subkutaner Applikation. Als spezielle Tests wur-

den die Wirkdauer (z.B. intramuskuläre Gabe) und die Wirkung nach direkter Instillation in den Uterus geprüft. Progesteron wird dabei wegen seiner schwachen Wirkung nach oraler Gabe subkutan gegeben.

Clauberg-Test

Der Clauberg-Test ist die am meisten anerkannte Methode, um die Gestagenwirkung eines Medikamentes zu prüfen. Mit diesem speziellen, seit langem bewährten Test wurden die **relativen Aktivitäten** und **Wirkstärken** von Progesteron und synthetischen Gestagenen klinisch untersucht. Der Test beruht auf der Transformation des Endometriums durch 5 Tage lang gegebenes Progesteron oder Gestagen bei unreifen, mit Estrogen vorbehandelten (6 Tage) Kaninchen. Die Tiere werden 24 Stunden nach der letzten Behandlung getötet. Der Grad der Drüsenveränderungen im Endometrium (Arborisation) wird histologisch bestimmt und in McPhail-Einheiten von 1 – 4 angegeben. Ein Score von 0 steht für fehlende, ein Score von 4 für maximale Transformation des Endometriums. Ein derartig bestimmter McPhail Score von mindestens 1,5 wird als Hinweis auf eine Gestagenwirkung angesehen.

Im *Clauberg-Test* (Tab. 3) zeigten Levonorgestrel und Gestoden in Dosen von täglich 10 – 100 µg sowohl bei subkutaner als auch bei oraler Gabe deutliche Gestagenwirkung. Im höheren Dosisbereich ging die Dosis-Wirkungs-Kurve in ein Plateau über. Progesteron war deutlich weniger wirksam. Unabhängig vom Applikationsweg wurden mit Gestoden im Dosisbereich von 10 – 100 µg, aber auch bei der kleinsten Dosis von täglich 3 µg, höhere McPhail-Scores erreicht. Die mit dieser geringen Levonorgestreldosis durchschnittlich erzielten McPhail-Score-Werte zeigen, daß diese Substanz nach beiden Applikationsweisen keine Gestagenwirkung entwickelt.

Tab. **3** Wirkungen von Levonorgestrel und Gestoden auf die Proliferation des Endometriums im Kaninchen-Modell

Tägliche Dosis µg/Kaninchen	McPhail-Score[a] N[b]	Progesteron	N	Levonorgestrel	N	Gestoden
Subkutan						
300	4	3,4 (3,1–3,6)[c]				
100	4	2,3 (0,8–3,1)	3	3,5 (3,4–3,6)	4	3,8 (3,6–3,9)
30	4	0,4 (0,1–1,1)	4	3,3 (2,9–3,7)	4	3,4 (3,3–3,8)
10			4	2,4 (1,6–3,1)	4	3,4 (3,0–3,8)
3			4	0,03 (0,0–0,1)	4	2,0 (0,9–3,5)
Oral						
100			4	2,5 (1,9–3,1)	4	3,0 (2,5–3,4)
30			4	2,6 (2,3–2,7)	4	3,2 (2,5–3,6)
10			4	2,2 (1,2–2,7)	4	3,0 (2,8–3,3)
3			4	0,6 (0,0–2,2)	4	1,1 (0,1–2,5)

[a] Der McPhail Score der Kaninchen, die subkutan Maisölvehikel erhielten, war 0,0
[b] Anzahl der Kaninchen pro Dosis
[c] ( ) = Spannweite

Tab. **4** Aufrechterhaltung der Schwangerschaft ovariektomierter Ratten durch Levonorgestrel und Gestoden

Dosis µg/Ratte/ Tag/sc	Levonorgestrel Gesamtzahl lebender Feten	Mittlere Anzahl Feten/ trächtige Ratte	Anzahl trächtige Ratten/ Gesamtzahl Ratten	Gestoden Gesamtzahl lebender Feten	Mittlere Anzahl Feten/ trächtige Ratte	Anzahl trächtige Ratten/ Gesamtzahl Ratten
1 000	49	12,3	4/5	55	13,8	4/5
300	19	6,3	3/5	17	8,5	2/5
100	10	5,0	2/5	25	8,3	3/5
30	2	2,0	1/5	2	2,0	1/5
10	0	0,0	0/5	1	1,0	1/5
3	0	0,0	0/5	1	1,0	1/5
1	0	0,0	0/5	0	0,0	0/5

5 Ratten pro Gruppe (alle Ratten erhielten zusätzlich zum Progestagen täglich 1,0 µg Estrogen subkutan)

Sowohl Gestoden als auch Levonorgestrel können das Endometrium transformieren und entwickeln dadurch starke *Gestagenwirkung*. Gestoden scheint im Clauberg-Test ungefähr 3mal so stark wie Levonorgestrel zu wirken.

Aufrechterhaltung der Schwangerschaft

Die Aufrechterhaltung der Schwangerschaft von Tieren, die kurz nach der Nidation ovariektomiert wurden, ist eine **primäre biologische Wirkung** von Progesteron. Dieser Test wird als einziger anerkannt, um eine essentielle Gestagenaktivität zu messen und gilt als einziges Kriterium, ein echtes Gestagen zu definieren. Der Test wird mit trächtigen Ratten durchgeführt, die am Tag 8 der 21–22tägigen Tragzeit ovariektomiert werden. 10 Tage lang wird mit dem Gestagen (+ Estrogen) behandelt. Die Lebensfähigkeit der Feten wird am 18. Tag der Schwangerschaft bestimmt.

Beim Test zur Aufrechterhaltung der Schwangerschaft (Tab. **4**) waren weder Dosen von 1 µg Gestoden noch von Levonorgestrel aktiv. Bei Tieren, die mit Gestodendosen zwischen 3 und 1000 µg behandelt wurden, wurde bei der Autopsie wenigstens ein lebender Fetus gefunden. Unter Levonorgestrel wurden lebensfähige Feten nur gesehen, wenn Dosen zwischen 30 und 1000 µg eingesetzt wurden. Die Zahl lebender Feten nahm proportional zur Dosis jeder der gegebenen Substanzen zu.

Sowohl Levonorgestrel als auch Gestoden zeigten unter Studienbedingungen deutliche Gestagenwirkungen. Beide Substanzen hielten in Dosen von 30 µg bei wenigstens einer Ratte die Trächtigkeit aufrecht. Insgesamt scheint Gestoden über den gesamten Dosisbereich die Zahl lebender Feten trächtiger Ratten etwas stärker zu erhöhen und Schwangerschaften ovariektomierter Ratten etwas besser als Levonorgestrel zu erhalten.

Verzögerung der Nidation

Gestagenartig wirkende Substanzen sichern die **Lebensfähigkeit von Blastozysten** in Ratten, wenn Estrogen während des ersten Trimesters der Trächtigkeit (z. B. durch bilaterale Ovariektomie) ausgeschaltet wird. Die Blastozysten verbleiben frei in der Uterushöhle, bis Estrogen zugeführt wird. Danach erfolgt die Nidation innerhalb von ca. 48 Stunden, wobei Anzahl und Größe der Nidationsstellen, die bei der Autopsie gefunden werden, gewissen Schwankungen unterliegen. Somit halten Gestagene die Fähigkeit der Blastozysten zur Nidation aufrecht und verlängern die Empfänglichkeit des Endometriums für Blastozysten, bevor noch eine Nidation erfolgt ist. Bei diesem Test werden Ratten am Tag 3 der Tragzeit ovariektomiert und 5 Tage lang mit Ge-

stagen (+ Estrogen) behandelt. Die Autopsie mit Untersuchung der Nidationsstellen erfolgt am Tag 18.

Die Ergebnisse der 3 verschiedenen Testverfahren zeigt Tab. 3 (Clauberg), Tab. 4 (Aufrechterhaltung der Schwangerschaft) und Tab. 5 (Verzögerung und Nidation), wobei Vergleiche mit Progesteron und/oder Gestoden berücksichtigt werden.

Im Test zur Verzögerung der Nidation (Tab. **5**) bei Ratten sicherten sowohl Levonorgestrel als auch Gestoden in jeder eingesetzten Dosis die Überlebensfähigkeit wenigstens einer Blastozyste. Die Wirkungen waren jedoch unterschiedlich. Insgesamt nahm die Zahl trächtiger Ratten und der Nidationen mit steigender Dosis jeder Substanz zu, jedoch sicherte Gestoden die Lebensfähigkeit von jeweils mehr Blastozysten als Levonorgestrel in den einzelnen Dosierungsstufen. Bei unbehandelten ovariektomierten Ratten wurde in der Autopsie keine Nidation gefunden. 4 der nur mit Progesteron behandelten Ratten waren trächtig.

Sowohl Levonorgestrel, als auch Gestoden zeigten im Test zur Verzögerung der Nidation starke Gestagenwirkung. Durch Gestoden wurden jedoch in den eingesetzten Dosen im Vergleich mit dem chemisch verwandten Steroid Levonorgestrel mehr Ratten trächtig, und es er-

Tab. **5** Verzögerung der Nidation bei Ratten durch Levonorgestrel und Gestoden

Dosis µg/Ratte/ Tag/sc	Levonorgestrel Anzahl trächtiger Ratten/ Gesamtzahl Ratten	Gesamtzahl Nidationen	Mittlere Anzahl Nidationen/trächtige Ratte	Gestoden Anzahl trächtiger Ratten/ Gesamtzahl Ratten	Gesamtzahl Nidationen	Mittlere Anzahl Nidationen/trächtige Ratte
16	5/5	52	10,4	5/5	57	11,4
8	4/5	40	10	3/5	28	9,3
4	4/5	17	4,3	4/5	35	8,8
2	3/5	14	4,7	3/5	40	13,3
1	2/5	11	5,5	2/5	21	19,5
0,5	4/5	21	5,3	2/5	26	13,0
0,25	2/5	19	9,5	4/5	31	7,8
0,125	4/5	21	5,3	3/5	35	11,7
0,0625	3/5	9	3,0	4/5	33	8,3
0,03125	2/5	4	2,0	4/5	27	6,8
0,01562	1/5	1	1,0	2/5	13	6,5
Progesteron 5,0 mg	4/5	53	13,3			
Öl, ovariektomierte Kontrolle	0/5	0	0			

folgten mehr Nidationen. Gestoden scheint zwei- bis viermal stärker zu wirken als Levonorgestrel. Es ist durchaus möglich, daß Gestoden in höheren Dosen eine intrinsische Estrogenwirkung zeigt und dadurch die Nidation direkt auslösen kann.

Zusammenfassend gilt, daß im Rahmen der in der Literatur beschriebenen Gestagentests (Elger u. Mitarb. 1986, Phillips u. Mitarb. 1987, Phillips u. Mitarb. 1990, Anderson 1992) alle Gestagene (Levonorgestrel, Gestoden, Desogestrel, der aktive Hauptmetabolit von Desogestrel, 3-Keto-Desogestrel, Norgestimat und dessen Metaboliten) dosisabhängig progesteronähnlich wirken. Im klassischen Clauberg-Test, in dem alle Substanzen geprüft wurden, um einen gemeinsamen Nenner zu haben, erscheint *Norgestimat* als das schwächste Gestagen. Alle anderen Substanzen wirken stark progestagen.

Postkoitale Hemmung der Schwangerschaft (Claudogen-Test)

Geschlechtshormone, die trächtigen Ratten (21 – 22 Tage) gegeben werden, unterdrücken die Schwangerschaft. Norethisteron zeigte claudogene Wirkung (Terminierung der Schwangerschaft innerhalb der ersten 7 Tage vor Nidation). (Bex u. Mitarb. 1986, Corbin 1990).

Weibliche Ratten wurden am Abend der Vorbrunst mit fertilen Männchen zusammengebracht. Wurden am nächsten Morgen Spermien nachgewiesen, wurde dieser Tag als Tag 1 (D1) der Trächtigkeit bezeichnet. Verschiedene Levonorgestrel- und Gestodendosen wurden von Tag 1 bis Tag 7 der Trächtigkeit täglich subkutan gegeben. Die Autopsie zur Bestimmung der **Zahl der Nidationen** und die orientierende anatomische Untersuchung erfolgten am Tag 14. Eine Trächtigkeit wurde dann dokumentiert, wenn wenigstens 1 normalentwickelter Fetus gefunden wurde.

Sowohl Levonorgestrel, als auch Gestoden verhinderten bei allen Ratten die Schwangerschaft zuverlässig, wenn während des ersten Trimesters der Trächtigkeit (Tag 1 bis Tag 7 entspricht bei der Ratte der Pränidationsphase) 100 – 1000 µg/Ratte/Tag subkutan gegeben wurden. Oral appliziertes Levonorgestrel (1000 µg/Ratte/Tag) hemmte die Nidation nur zu 80%. Diese Ergebnisse zeigen, daß bei der Ratte verschiedene, postkoital vor der Nidation gegebene Gestagene kontrazeptiv wirken.

Hemmung der Gonadotropine und der Ovulation

Modelle der Hemikastration, Parabiose und testikulären Hemmung

Verschiedene Modelle stehen zur Verfügung, um zentral (Hypothalamus/Hypophyse) hemmende Effekte der Sexualsteroide zu untersuchen (Corbin 1990). Die **Hemikastration** weiblicher oder männlicher Ratten führt infolge der gesteigerten Gonadotropinsekretion der Hypophyse zu kompensatorischer Hypertrophie der verbleibenden Gonaden. Die **Parabiose,** eine operative Gefäßverbindung von nicht kastrierter (z. B. weiblicher) Ratte und kastrierter (z. B. männlicher) Ratte, bewirkt beim kastrierten Partner eine Gonadotropinhypersekretion. Die Gonadotropine stimulieren über das gemeinsame Gefäßbett die Gonaden des nicht kastrierten Partners.

Sowohl im Modell der Hemikastration (14tägige Gabe) als auch in dem der Parabiose (12tägige Gabe) hemmt Levonorgestrel dosisabhängig die in diesen Modellen typische kompensatorische Hypertrophie. Im Modell der Hemikastration lag die oral applizierte Wirkdosis zwischen 500 und 5000 µg/Ratte/Tag. Im Parabiosemodell waren Dosen von 10 – 30 µg/Ratte/Tag subkutan und von 30 – 100 µg/Ratte/Tag oral wirksam.

Im Modell der **testikulären Hemmung** verminderte subkutan verabreichtes Levonorgestrel 14 Tage lang in Dosen von 1 – 30 µg/Ratte/Tag bei unreifen, männlichen Ratten dosisabhängig das Testisgewicht. Diese Ergebnisse deuten darauf hin, daß die *Gonadotropinsekretion* gehemmt wird. In höheren Dosen nimmt das Testisgewicht jedoch zu, was für eine direkte anabole Wirkung auf die Gonaden spricht. Eine frühere Studie (Corbin 1985a) bestätigt diese biphasische und duale Wirkung auf die akzessorischen Geschlechtsorgane. In geringeren Dosen hemmten sowohl Levonorgestrel als auch Gestoden die Gonadotropine, zeigten jedoch in höheren Dosen auf periphere Gewebe stimulatorische androgene Effekte (Samenbläschen, Prostatavorderlappen).

Ovulationshemmung

Hemmung der Spontanovulation

Wenn Progesteron oder ein synthetisches Gestagen wie Levonorgestrel während der normalen 4tägigen Estrogenphase der Ratte am Abend vor der Ovulation akut gegeben wird, kann der Ei-

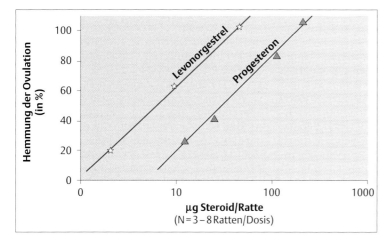

Abb. **3** Hemmung der Ovulation durch akute Gabe einer Levonorgestrel- (LNG) oder Progesterondosis um 13.00 Uhr am Tag der Ovulation.

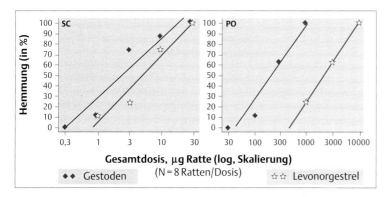

Abb. **4** Wirkung von Levonorgestrel und Gestoden auf die Hemmung der spontanen Ovulation menstruierender Ratten.

sprung verhindert werden (Beattie u. Corbin 1975). Diese Wirkung beruht darauf, daß der die Ovulation auslösende Anstieg der Gonadotropine verhindert wird.

🔰 Levonorgestrel hemmt die Ovulation dosisabhängig, wenn es während der, im Zyklus der Ratte 4 Tage dauernden, Estrogenphase subkutan gegeben wird.

Eine vollständige Hemmung wurde mit einer Dosis von 50 µg/Ratte erreicht (Abb. **3**). Diese Dosis lag ungefähr 10fach niedriger als diejenige, in der Progesteron die Ovulation hemmte.

In einer später durchgeführten Studie wurden Levonorgestrel und Gestoden direkt miteinander verglichen. Beide Substanzen hemmten die Ovulation nach subkutaner Gabe ähnlich effektiv: eine 100%ige Wirkung wurde bei beiden Gestagenen mit einer Dosis zwischen 10 und 30 µg/

Ratte erreicht. Oral waren deutlich höhere Dosen (3000–10 000 µg/Ratte Levonorgestrel und 300–1000 µg/Ratte Gestoden) erforderlich. Nach oraler Gabe ist Gestoden demnach 10mal potenter als Levonorgestrel. (Abb. **4**).

Hemmung der durch das gondadotropinfreisetzende Hormon (GnRH) induzierten Ovulation

Um zu prüfen, ob exogen zugeführtes GnRH die durch Gabe von Levonorgestrel oder Gestoden hervorgerufene Hemmung des endogenen Gonadotropinanstiegs verhindern kann, wurde eine der beiden Substanzen einmalig subkutan am *Tag vor der Ovulation* nachmittags injiziert. Am nächsten Nachmittag wurde bei jeweils der Hälfte der Ratten jeder Gruppe versucht, die Ovulation durch venöse Injektion der minimaleffektiven 100%-Dosis von GnRH (2 µg/Ratte) auszulösen. *Am nächsten Morgen* wurde untersucht, ob sich Oozyten im Eileiter befanden. War nur ein einziges Ei vorhanden, ging man davon aus, daß eine Ovulation erfolgt war.

Wie bereits erwähnt, unterdrücken sowohl Levonorgestrel als auch Gestoden die spontane Ovulation der Ratte, wenn sie einen Tag vor dem präovulatorischen Gonadotropinanstieg gegeben werden. Als Mechanismus kommen Interferenzen mit der hypothalamischen GnRH-Bildung oder der Stimulierbarkeit der Hypophyse durch dieses Signal in Frage. Diese Studie prüfte den relativen Anteil beider Möglichkeiten, mit Hilfe eines exogenen GnRH-Stimulus Gonadotropin freizusetzen. Gestagene waren in höheren Dosen erforderlich, die (durch exogen zugeführtes GnRH) *induzierte* Ovulation zu hemmen, als die *spontane* Ovulation zu verhindern. 25 µg Levonorgestrel oder 10 µg Gestoden konnten die spontane Ovulation signifikant (ca. 100%) unterdrücken. Die 5–10fach höhere Dosis dieser Steroide (250 µg bzw. 50 µg) war erforderlich, die Häufigkeit der GnRH-induzierten Ovulation um nur 50–60% zu senken. Die Möglichkeit, mit GnRH die Wirkung der Hemmdosis dieser Gestagene zu überspielen, unterstreicht die Bedeutung des Hypothalamus für den Mechanismus der gestagenvermittelten Ovulationshemmung. Da die Wirkungen der Steroide durch GnRH nicht vollständig antagonisiert werden, könnte eine Hemmung der Hypophysenfunktion oder sogar direkt der Follikel im Ovar (abhängig von Dosis und Dauer der Gestagenbehandlung) die Wirkung ergänzen.

Korrelation zwischen dem Estralzyklus und ovulatorisch wirkenden Hormonen

In der Studie, die akut die Hemmung der Ovulation durch eine einzelne subkutane Levonorgestrel- oder Progesterondosis während der Estrogenphase verglich, wurden auch die Gonadotropinkonzentrationen im Blut gemessen. Die Ergebnisse zeigen, daß Levonorgestrel im Vergleich zu Progesteron die am Nachmittag des Tages vor der Ovulation sequentiell gemessenen FSH- und LH-Konzentrationen im Serum deutlicher senkt (Beattie u. Corbin 1975).

In einer späteren, erweiterten Studie wurden Levonorgestrel und Gestoden verglichen. Sowohl unter akutem, wie auch subakutem Dosisregime veränderte Levonorgestrel (20 bis 50 µg/Ratte subkutan) bzw. Gestoden (20 µg/Ratte subkutan) die von Estralmustern (estrous pattern) abhängige Vaginalzytologie, verzögerte die Estrogenphase des Zyklus, verlangsamte das Follikel-

wachstum, hemmte die FSH- und LH-Freisetzung aus der Hypophyse und verzögerte oder hemmte die Ovulation. Die Vergrößerung des Uterus und die Keratinisierung der Vagina, beides Hinweise auf eine Estrogenwirkung, nahmen um so weniger zu, je höher die Dosen waren. Diese Ergebnisse könnten vermuten lassen, daß die Estrogenkonzentration im Serum sekundär vermindert ist. Dies ist jedoch bei näherer Betrachtung nicht der Fall. Die Tatsache, daß sich die Zytologie des Vaginalabstrichs von einem estrogendominanten verhornten Epithel in ein gestagendominantes kernreiches und/oder von Leukozyten infiltriertes Epithel verwandelte und daß die Uterusvergrößerung unterdrückt wurde, mag der Beleg dafür sein, daß dem Levonorgestrel und dem Gestoden eine periphere lokale Wirkung im Sinne estrogen-antagonistischer Eigenschaften zuzuschreiben ist.

Bestimmung der androgenen bzw. anabolen Wirkung

Infolge ihrer Strukturähnlichkeit mit 19-Nortestosteron und Testosteron könnten synthetische Gestagene androgene und/oder anabole Wirkungen haben (Jones u. Mitarb. 1979, Corbin 1985a, 1990, Bex u. Mitarb. 1986, Elger u. Mitarb. 1986).

Hershberger-Test

Der Hershberger-Test ist der klassische Bioassay, um die androgenen Eigenschaften einer Substanz zu prüfen. Als Parameter dient eine **Gewichtszunahme** der Samenbläschen und des Prostatavorderlappens (androgene Wirkung) sowie des Levator ani (anabole Wirkung) noch nicht geschlechtsreifer, kastrierter Ratten nach 7tägiger Gabe der Testsubstanz. Die Samenbläschen reagieren jedoch nicht spezifisch auf Androgene, sondern auch auf Estrogene. Testosteronpropionat dient als Referenz für androgene/anabole Wirkungen.

Sowohl Levonorgestrel, als auch Gestoden führten, wie Testosteronpropionat, nach subkutaner Gabe dosisabhängig zu einer Gewichtszunahme der **androgenabhängigen Gewebe** (Abb. **5**). Beide synthetischen Gestagene schienen diesbezüglich gleich stark zu wirken, waren aber stets weniger wirksam als das Referenzandrogen. Auf den Prostatavorderlappen und auf die Samenbläschen entfalteten sie nur 3–4% der Wirkung von Testosteronpropionat. Oral stimulierte Levonorgestrel die androgenabhängigen

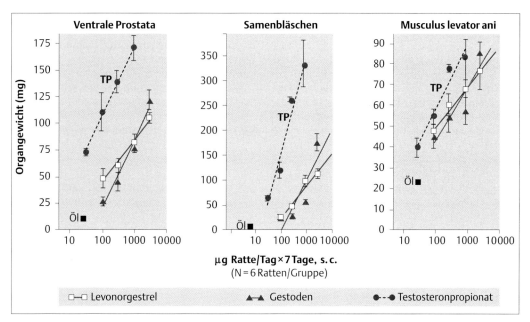

Abb. **5**   Vergleich von Levonorgestrel und Gestoden hinsichtlich ihrer androgenen bzw. anabolen Wirkungen.

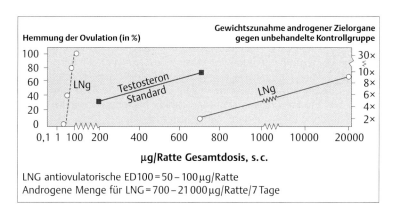

Abb. **6**   Dosisunterschiede zwischen ovulationshemmender und androgener Wirkung.

LNG antiovulatorische ED100 = 50 – 100 μg/Ratte
Androgene Menge für LNG = 700 – 21 000 μg/Ratte/7 Tage

Zielorgane deutlich weniger als subkutan. Beide Gestagene sind dem Testosteronpropionat hinsichtlich *anaboler* Wirkungen (23 % – 30 % der Wirkung) ähnlicher, wie die Gewichtszunahme des M. levator ani zeigt. Im Gegensatz dazu, werden natürliches Progesteron und seine Azetoxyderivate in der Literatur als grundsätzlich inaktiv beschrieben (Edgren 1994).

Den Unterschied, der zur Hemmung der Ovulation und der zur Entfaltung androgener Wirkungen erforderlichen Levonorgestreldosen (Selektivität) zeigt die Abb. **6** für Ratten (Upton u. Corbin 1989). Levonorgestrel hemmt die Ovulation in niedrigen Dosen (geschätzte ED_{100}: 50 – 100 μg/Ratte, subkutan) und stimuliert den Gewichtszuwachs androgener und anaboler Zielgewebe (nicht dargestellt) erst in wesentlich höheren Dosierungen (700 – 21 000 μg/Ratte, subkutan). Die Ovulation wird demnach bereits in Dosen gehemmt, die deutlich niedriger sind, als für eine androgene und anabole Wirkung auf entsprechende Zielgewebe erforderlich wären.

🛡 Weder Levonorgestrel, noch Gestoden zeigen antiandrogene Wirkungen (Corbin 1985 b).

Beeinflussung der Osteopenie nach Ovariektomie

Gestagene scheinen die Knochenmasse zu stabilisieren (Prior 1990), wobei sie selbst in Abwesenheit estrogener Eigenschaften anabol wirken. Die erwachsene, ovariektomierte Ratte ist ein geeignetes Tiermodell für die Osteopenie der Postmenopause (Bex 1991, Kharode 1993). Reife Ratten wurden beidseits ovariektomiert und erhielten 8 Wochen lang subkutan Levonorgestrel, Gestoden oder Metroxyprogesteronazetat. In zwei unterschiedlichen Studien erfolgte eine Knochenhistomorphometrie (Mineralisationsfläche der primären [1°] und sekundären [2°] Spongiosa der Tibia). In einer dieser Studien wurden zusätzlich statische und dynamische Parameter des Knochenstoffwechsels gemessen.

⚠ Die Gabe von Levonorgestrel oder Gestoden (jeweils 1 mg/Ratte/Tag subkutan) verhinderte bei ovariektomierten Ratten signifikant und in gleichem Umfang den Knochenverlust.

Beide Gestagene führten in dieser Dosis auch zu signifikanten Gewichtszunahmen des Uterus. Estradiol (2 µg/Ratte/Tag, subkutan) schützte den Knochen der ovariektomierten Ratte jedoch besser und steigerte das Uterusgewicht mehr als eines dieser Gestagene.

In einer Begleitstudie wurden die Zusammenhänge zwischen Dosis und Wirkung von Levonorgestrel (0,1, 0,5 oder 2 mg/Tag subkutan) und Medroxyprogesteronazetat (0,1, 0,5 oder 2 mg/Tag subkutan) untersucht. Levonorgestrel (2 mg/Tag subkutan) verhinderte die Abnahme der Knochendichte nach Ovariektomie, wie die Histomorphometrie zeigte. Anhand statischer Parameter konnte gezeigt werden, daß im Vergleich zu den Kontrollwerten das *Knochenvolumen* der proximalen Tibia signifikant zunahm, das Osteoidvolumen, die Osteoidoberfläche und die Zahl der Osteoklasten dagegen signifikant abnahmen. Der Aktivierungsgrad des Knochenstoffwechsels der ovariektomierten Ratte ist ein dynamischer Index des Knochenverlustes. Die Auswertung der sekundären Spongiosa zeigte, daß die Mineralisationsoberfläche und die Knochenbildungsrate durch Levonorgestrel dosisabhängig vermindert wurden. Medroxyprogesteronazetat bewirkte auch hoch dosiert (2 mg/Tag) keine dem Levonorgestrel (2 mg/Tag) vergleichbare Zunahme des Knochenvolumens. Auch Medroxyprogesteronazetat verminderte in hohen Dosen die statischen und dynamischen Parameter der Knochenbildung signifikant.

Insgesamt zeigen diese Ergebnisse, daß Gestagene den Knochenverlust mindern, was durch protektive Veränderungen sowohl statischer, als auch dynamischer Parameter des Knochenstoffwechsels deutlich wird.

⚠ Sowohl Levonorgestrel, als auch Gestoden scheinen den Knochen stärker zu schützen als Medroxyprogesteronazetat.

Solche Wirkungen könnten auf anabolen Wirkungen beruhen. Progestine können den Knochenabbau aber auch dadurch vermindern, daß sie an den Glukokortikoidrezeptor des Knochens binden, dadurch die Bindung der Glukokortikoide hemmen und somit deren bekannte osteopenische Wirkung aufheben.

Estrogenwirkung

Estrogene erhöhen das **Uterusgewicht** und die **Keratinisierung** des **Vaginalepithels.** Der Uterus spricht aber auch auf Substanzen an, die nicht notwendigerweise estrogen wirken. Verschiedene synthetische, chemisch vom 19-Nortestosteron abgeleitete Gestagene bewirken in Labormodellen Veränderungen, anhand derer Estrogenwirkungen untersucht werden können. Einige Substanzen zeigen intrinsische Estrogenwirkungen, während andere nach oraler Gabe zu Estrogenen metabolisiert werden.

Anhand klassischer Tiermodelle wird untersucht, wie stark die Estrogenität einer Substanz ist. Als Modell dienen unreife oder reife, ovariektomierte oder unreife, nicht ovariektomierte Mäuse und Ratten, an denen Häufigkeit und Ausmaß der Verhornung des Vaginalepithels histologisch oder durch Vaginalabstrich und die Gewichtszunahme des Uterus nach akuter oder subakuter (3–14 Tage) oraler oder subkutaner Gabe von Testsubstanzen gemessen werden. Die **Verhornung** des Vaginalepithels der Ratte wird anhand verhornter Epithelzellen im Vaginalabstrich bestimmt (Allen Doisy-Test), wobei als Positivkontrolle meist als natürliches Estrogen Estron gegeben wird (Corbin 1985 b, 1990).

Ein verhorntes Vaginalepithel kann beim Versuchstier mit Estrogenmangel nur durch estrogene oder durch *in vivo* klassische Estrogenwirkungen zeigende Substanzen erzielt werden. Androgene und Gestagene, einschließlich Progesteron, können in relativ hohen Dosen bei flach verlaufender Dosis-Wirkungs-Kurve in der Vagina eine Schleimbildung und am Uterus eine geringe Gewichtszunahme auslösen, führen jedoch zu keiner Verhornung. Die Verhornung des Vaginalepithels ist der spezifischste biologische Test, um estrogene Wirkungen nachzuweisen. Zusätzlich können androgene oder anabole Wirkungen, die ebenfalls das Uterusgewicht erhöhen können, differenziert werden (Jones u. Mitarb. 1973).

Bei vielen Untersuchungen, bei denen Levonorgestrel alleine oder im direkten Vergleich mit Gestoden untersucht wurde, zeigten die Daten, daß es nach oraler und subkutaner Gabe (akut: 3–10 mg/Tier, subakut: 5–500 µg/Tier) keine estrogenen Wirkungen entfaltet, was dadurch deutlich wird, daß das Vaginalepithel nicht verhornt.

Diese Ergebnisse zeigen, daß Levonorgestrel und Gestoden keine intrinsische estrogene Wirkung aufweisen und – nach oraler Anwendung – auch in keine derartig wirkenden Metaboliten umgewandelt werden.

Auch Progesteron bewirkt keine Verhornung des Vaginalepithels.

Im Test der **Uterusstimulation** verursachten Levonorgestrel, Gestoden und Progesteron in sehr hohen Dosen, d.h. >500fach der den Uterus stimulierenden Estrondosis, unterschiedlich starke Gewichtszunahmen des Uterus. Die in diesen Studien verwendeten Dosen sind erheblich höher als die, die für die gestagenen Wirkungen erforderlich sind. In vergleichsweise hohen Dosen können sich bei verschiedenen Gestagenen intrinsische estrogene Wirkungen fraglicher pharmakologischer Bedeutung zeigen, wie bereits in der Diskussion der Studien zur Verzögerung der Nidation dargestellt. Es wurde vermutet, daß synthetische, als Kontrazeptiva eingesetzte Gestagene (d.h. 19-Nortestosteron-Derivate) ihre estrogenen Wirkungen über den Estrogenrezeptor ausüben (Jordan u. Mitarb. 1993). Diese Meinung widerspricht früheren Veröffentlichungen, die zeigen, daß diese Gestagene nicht an den Estrogenrezeptor binden und daher in klassischen *in vivo*-Tests keine Estrogenwirkung provozieren.

Überpüfung der Estrogen antagonisierenden Wirkung

Die Gruppe der Gestagene kann biologische Estrogenwirkungen hemmen oder abschwächen. Dies gilt auch für Androgene und echte Estrogenantagonisten, wie Tamoxifen. Gestagene werden jedoch nicht als echte Estrogenantagonisten betrachtet (McDonell 1995), da sie nicht durch kompetitive Bindung an den Estrogenrezeptor wirken. Wie bereits dargestellt, bindet keines der untersuchten Gestagene im kompetitiven Bindungstest an den Estrogenrezeptor des Rattenuterus.

Gestagene vermindern Funktion und Anzahl der **Estrogenrezeptoren** („down regulation"). Zusätzlich konkurriert der durch Gestagen stimulierte Gestagenrezeptor mit dem aktivierten Estrogenrezeptor um Signalübermittlungsfaktoren, deren Verfügbarkeit limitiert ist, so daß die Estrogenwirkung unterdrückt wird. Außerdem stimulieren Gestagene die Synthese der **Estradiol-17-β-Dehydrogenase,** und damit die **Umwandlung** von Estradiol in das weniger wirksame Estrogen, das Estron. Diese estrogenmodifizierenden Gestageneffekte haben erheblichen Nutzen in der Prävention von Endometriumhyperplasien und Karzinomen im Rahmen der hormonellen Substitutionstherapie im Klimakterium. Diese Wirkungen sind auch für die Entwicklung integrierter, pharmakologisch ausgeglichener Ovulationshemmer-Regime wichtig.

Der derzeitigen Vorstellung zufolge, beruht die **antiestrogene Wirkung** der Gestagene primär darauf, daß der Gestagenrezeptor in 2 Isoformen vorliegt (PR-A und PR-B). Die B-Isoform könnte der gewebsspezifischen Hemmung oder der Interferenz mit der Expression des durch Estrogen aktivierten Gens dienen.

Die **Hemmung der Estrogenwirkungen** durch Gestagene kann im Tiermodell ähnlich der oben beschriebenen Prüfung estrogener (agonistischer) Eigenschaften untersucht werden. Unter diesen Bedingungen wird die pharmakologische Wirkung von Estrogen durch Gestagen angeregt (Corbin 1985 a, 1990).

Levonorgestrel verhindert nach *oraler* oder *subkutaner* Gabe im Test des Vaginalabstriches der ovariektomierten Maus dosisabhängig die estroninduzierte **Verhornung** des Vaginalepithels gut, und zwar deutlich stärker als Progesteron (Tab. **6**). In einer weiteren Studie verhinderte oral gegebenes Levonorgestrel ebenfalls die Ver-

Tab. 6 Beeinflussung der Verhornung des Vaginalepithels bei der sterilisierten Maus durch 2 µg Estron

Behandlung	Gesamtdosis (µg/Maus)	Wirkung* (%)
Estron (E₁) subkutan	2	81
E₁ + Progesteron subkutan	100	76
	300	55
	1 000	11
E₁ + Levonorgestrel subkutan	1	80
	3	100
	10	50
	30	70
	40	10
E₁ + Levonorgestrel oral	1	100
	3	80
	10	65
	30	55
	150	50
	500	10

n = 10 – 80 Mäuse/Gruppe
* Prozent der Mäuse mit Verhornung des Vaginalepithels

hornung des Vaginalepithels und antagonisierte Ethinylestradiol in vergleichbaren Dosen.

Im **Wachstumstest des Uterus** der noch nicht geschlechtsreifen Maus verminderte Levonorgestrel nach oraler oder subkutaner Gabe dosisabhängig die durch Estron bzw. Ethinylestradiol induzierte Gewichtszunahme des Uterus. Eine Levonorgestrel und Gestoden vergleichende Studie zeigte, daß beide Gestagene die estroninduzierte Gewichtszunahme des Uterus der noch nicht geschlechtsreifen Maus gering, aber in gleichem Umfang verzögern. Die *niedrigste* subkutan gegebene Gesamtdosis (3 µg/Maus) hemmte die Gewichtszunahme des Uterus bereits *maximal*.

In einer anders angelegten Studie wurde subkutan gegebenes Levonorgestrel mit Gestoden hinsichtlich seiner Beeinflussung des Sialinsäuregehaltes in der Vagina ovariektomierter, geschlechtsreifer Mäuse, denen Estradiol-17-β gegeben wurde, verglichen (Corbin 1985 a). Estrogene vermindern den Sialinsäuregehalt der Vagina. Jede Zunahme des Sialingehaltes deutet daher auf eine estrogen-antagonisierende Wirkung der applizierten Substanz hin. Sowohl Levonorgestrel als auch Gestoden erhöhten dosisabhängig den Sialinsäuregehalt in der Vagina (Dosisspannbreite: 0,1 – 30 µg/Maus/Tag, 5 Tage lang appliziert), wobei Gestoden 5mal stärker wirkte als Levonorgestrel.

🛑 Aufgrund aller, mittels der genannten Testsysteme erarbeiteten Daten, ist Levonorgestrel als wirksamer Estrogenantagonist anzusehen.

Untersuchungen selektiver nichtreproduktiver endokriner Effekte

Progesteron und einige synthetische Gestagene wurden mit glukokortikoiden und mineralo-/antimineralokortikoiden Wirkungen in Verbindung gebracht. Die Untersuchung derartiger Wirkungen im Tiermodell ist wichtig, um Substanzen dieser pharmakologischen Gruppe hinsichtlich ihres endokrinen Profils möglichst weitreichend zu charakterisieren (Losert u. Mitarb. 1985, Elger u. Mitarb. 1986, Corbin 1990, Edgren 1994, Wilde u. Balfour 1995).

Glukokortikoide Wirkung

Azetoxyprogesteron-Derivate (z. B. Medroxyprogesteronazetat) und, im geringeren Umfang, Progesteron, zeigen Glukokortikoidaktivität, was dadurch deutlich wird, daß die Nebennierenfunktion von Ratten supprimiert wird. 19-Nortestosteronderivate (d.h. Levonorgestrel, Gestoden und 3-Keto-Desogestrel) binden zwar an den Glukokortikoidrezeptor des Thymus der Ratte, zeigen aber *in vivo* **keine** pharmakologischen **Glukokortikoidwirkungen.**

Mineralo-/antimineralokortikoide Wirkung

Progesteron und andere Gestagene binden an den Mineralokortikoidrezeptor der Niere. Gestoden besitzt eine relativ hohe Bindungsaffinität und hemmt Aldosteron kompetitiv. Bei adrenalektomierten, mit Aldosteron substituierten Ratten entwickelten Gestoden und Progesteron eine antimineralokortikoide Wirkung, was durch gesteigerte Diurese und Natriumausscheidung deutlich wurde. Beide Steroide zeigten keine mineralokortikoide (d.h. aldosteronähnliche) Wirkung.

🛑 Im Gegensatz dazu, wirkten Levonorgestrel und 3-Keto-Desogestrel weder mineralokortikoid- noch antimineralokortikoid, obwohl sie an tierische und menschliche Mineralokortikoidrezeptoren binden.

Zusammenfassend gilt, daß Untersuchungen zu glukokortikoiden und mineralo-/antimineralokortikoiden Wirkungen mittels Rezeptorbindung und Tiermodellen manchmal widersprüchliche Ergebnisse zeigen und dazu verführen können, auch beim Menschen pharmakologische Wirkungen zu unterstellen.

Übersicht

Tab. 7 gibt eine qualitative Übersicht über das Wirkprofil von Levonorgestrel unter dem Gesichtspunkt der Sexualfunktion.

Tab. 7 Qualitatives präklinisches pharmakologisches Profil von Levonorgestrel unter dem Gesichtspunkt der Sexualfunktionen

Test	Aktivität
Gestagenähnliche Wirkung	
In vivo	+
Rezeptorbindung	+
Schwangerschaftsverhütung	
In vivo	+
Fertilitätshemmung	
Hemmung der Gonadotropine	+
Ovulationshemmung	+
Zyklusveränderung	+
Androgenartige/anabole Wirkung	
In vivo	±
Rezeptorbindung	±
Antiandrogene Wirkung	
In vivo	–
Estrogene Wirkung	
In vivo	–
Rezeptorbindung	–
Estrogenantagonismus	
In vivo	+
Rezeptorbindung	–

Zusammenfassung

Die qualitativen und quantitativen Parameter zur Reproduktionspharmakologie von Levonorgestrel wurden im Rahmen breit angelegter Untersuchungen bei Kaninchen, Ratten und Mäusen sorgfältig erarbeitet.

■ Die grundlegende und vorteilhafte Eigenschaft von Levonorgestrel ist seine hochwirksame gestagene und kontrazeptive Wirkung.

Die Ergebnisse dieser präklinischen Untersuchungen haben gezeigt, daß Levonorgestrel nach *subkutaner* oder *oraler* Gabe die primären Eigen-

schaften von Progesteron nachahmt, indem es an den Progesteronrezeptor bindet und eine **Proliferation** der Drüsen im Endometrium hervorruft. Außerdem hält Levonorgestrel im geeigneten Tiermodell eine **Schwangerschaft** aufrecht und verzögert die Nidation der Blastozysten.

Levonorgestrel hemmt auch die Gonadotropinsekretion und wirkt auf vielen Ebenen kontrazeptiv, wie in einer Reihe von biologischen Systemen gezeigt werden konnte. Dazu gehören:

Kontrazeptive Wirkung von Levonorgestrel

1. Unterdrückung von FSH und LH,
2. Verminderung der kompensatorischen Ovarhypertrophie hemikastrierter oder parabiotischer Tiere,
3. Verminderung der Testisgröße im Modell der noch nicht geschlechtsreifen männlichen Ratte,
4. Verzögerung und Hemmung der Ovulation,
5. Störung des Estrogenzyklus,
6. Verlangsamung des Follikelwachstums,
7. Verminderung der Uterusvergrößerung,
8. Reduktion der Verhornung des Vaginalepithels.

Die kontrazeptive Wirkung von Levonorgestrel wird auch dadurch bestätigt, daß es eine Schwangerschaft durch Beeinflussung von Endometrium/Blastozysten unterbrechen kann.

Levonorgestrel kann das **Uterusgewicht** vergrößern, bindet aber nicht an den Estrogenrezeptor und führt nicht zur Verhornung des **Vaginalepithels**. Da diese Wirkung fehlt, liegt es nahe, daß Levonorgestrel selbst in sehr hohen Dosen *keine* intrinsische *Estrogenwirkung* hat und nach oraler Gabe nicht in Estrogen umgewandelt wird. Der *Estrogenantagonismus* ist eine weitere Eigenschaft von Levonorgestrel, der es progesteronähnlich wirken läßt, und dazu führt, daß Estrogenwirkungen auf das Vaginalepithel und die Gewichtszunahme des Uterus gehemmt werden.

Levonorgestrel bindet an den Androgenrezeptor und besitzt gewisse androgene Wirkungen. Die dem Referenzandrogen (Testosteronpropionat) entsprechende Wirkung ist eine eher anabole als androgene.

■ Levonorgestrel hemmt bereits in deutlich geringeren Dosen die Ovulation, als sie für androgene und anabole Wirkungen an geeigneten Zielgeweben erforderlich wären.

Außerdem schützt Levonorgestrel in einem Tiermodell der Osteopenie die Knochenmasse, was auf anabole Wirkungen hinweist. Levonorgestrel wirkt *nicht antiandrogen*.

In ausgewählten nichtreproduktiven Untersuchungen zu endokrinen Wirkungen, zeigt Levonorgestrel **keine** *in vivo* nachweisbare **glukokortikoide, mineralokortikoide,** und **antimineralokortikoide** Wirkung, obwohl es an den Glukokortikoid (Aldosteron)-Rezeptor der Ratte bindet.

Literatur

Andersen, F. D.: Norgestimate: a preclinical profile. Int. J. Fertil. 37, Suppl. 1 (1992) 27–35

Beattie, C. W., A. Corbin: The differential effects of diestrous progestogen administration on progestous gonadotrophin levels. Endocrinology 97 (1975) 885–890

Bex, F., R. C. Jones, A. Corbin: Unveröffentlicht

Bex, F.: Unveröffentlicht

Collins, D.: Selectivity information on desogestrel Am. J. Obstet. Gynecol. 168 (1993) 1010–1016

Corbin, A.: Unveröffentlicht

Darney, P. D.: The androgenicity of progestins. Amer. J. Med. 98, Suppl. 1 A:1 A (1995) 1045–1115

Edgren, R. A., R. C. Jones, D. Clancy Peterson, C. C. Nagra: The biological effects of norgestrel alone and in combination with ethinyloestradiol. J. Reprod. Fertil., Suppl. 5 (1968) 13–45

Edgren, R. A.: Issues in animal pharmacology. Pharmacology of The Contraceptive Steroids. Goldzieher, J. W. (ed.). Raven Press, N. Y. 1994 (pp. 81–91)

Elger, W., S. Beier: Thoughts on the significance of the different spectrums of hormonal activity of gestogens. Int'l Sym. Curr. Aspects Hormonal Contraception. Berlin, Feb. 1982. Excerpta Medica, Amsterdam

Elger, W., H. Steinbeck, E. Schillinger, W. Losert, S. Beier: Endocrine – pharmacological profile of gestodene. Adv. Contracept. Del. Sys. 2 (1986) 182–197

Grimes, D. A. (ed.): Metabolic effects of oral contraceptives: fact vs. fiction. The Contraceptive Report VI (1996) 4–14

Jones, R. C., R. A. Edgren: The effects of various steroids on the vaginal histology in the rat. Fertil. Steril. 24 (1973) 284–291

Jones, R. C., A. C. Singer, R. A. Edgren: The biological activities of norgestrel and its enantiomers. Int. J. Fertil. 24 (1979) 39–43

Jordan, V. C., M. H. Jeng, W. H. Catherino, C. J. Parker: The estrogenic activity of synthetic progestins used in oral contraceptives. Cancer 71 (1993) 1501–1505

Kharode, Y.: Unveröffentlicht

Losert, W., J. Casals-Stenzel, M. Buse: Progestogens with antimineralocorticoid activity. Arzneim. Forsch./Drug. Res. 35 (1985) 459–471

McDonnell, D. P.: Anti-estrogens: discovering a new paradigm in hormonal therapy. Endocrine News 20 (1995) 2–3

Peel, J., D. V. I. Fairweather, N. F. Morris (eds.): The second international norgestrel symposium. Some metabolic considerations of oral contraceptive usage. Proc. Sym. Roy. Coll. Physicians, London, England 1974 (pp. 1–125). Excerpta Medica (Amsterdam)

Phillips, A., D. W. Hahn, S. Klimek, J. L. McGuire: A comparison of the potencies and activities of progestogenes used in contraceptives. Contraception 36 (1987) 181–192

Phillips, A.: The selectivity of a new progestin. Acta Obstet. Gynecol. Scand., Suppl. 152 (1990) 21–24

Phillips, A., K. Demerest, D. W. Hahn, F. Wong, J. G. McGuire: Progestational and androgenic receptor binding affinities and in vivo activities of norgestimate and other progestins. Contraception 41 (1990) 399–410

Prior, J. C.: Progesterone as a bone-trophic hormone. Endocrin. Rev. 11 (1990) 386–398

Richards, D. J. (ed.): Aspects of the chemistry, pharmacology and clinical use of new progestogen-norgestrel (Wy-3707). Proc. Sym. Roy. Coll. Physicians, London, England. J. Reprod. Fertil., Suppl. 5 (1968) 1–124

Smith, H.: Total synthesis of steroids and novel 13-alkylgonane derivatives including norgestrel. J. Reprod. Fertil., Suppl. 5 (1968) 3–12

Upton, G. V., A. Corbin: The relevance of the pharmacologic properties of a progestational agent to its clinical effects as a combination oral contraceptive. Yale J. Biol. Med. 62 (1989) 445–457

Wilde, M. I., J. A. Balfour: Gestodene – A review of its pharmacology, efficacy and tolerability in combined contraceptive preparations. Drugs 50 (1995) 364–395

Der Mythos der Androgenität von Levonorgestrel

Myth of the Androgenicity of Levonorgestrel

Kenneth Fotherby

Eine sorgfältige Auswertung aktueller Ergebnisse aus klinischen und tierexperimentellen Studien zur Androgenität von Gestagenen zeigt, daß Levonorgestrel als kombiniertes orales Kontrazeptivum in den verfügbaren klinischen Dosen keinerlei androgene Wirkung zeigt. Obwohl es üblicher Sprachgebrauch ist, von androgenen Wirkungen oraler Gestagene aus der Reihe der 19-Nortestosteron-Derivate zu sprechen, sollten diese besser als Antiestrogene bezeichnet werden. Deshalb ist ein Bezug auf diese Gestagenklasse als Träger einer Restandrogenaktivität klinisch nicht gerechtfertigt. ■

A careful analysis of current results from clinical and animal experimental investigations on the subject of the androgenicity of gestagens reveals that levonorgestrel, as a combined oral contraceptive at available clinical doses, does not exhibit any androgenic property. Although it is common usage to speak of the androgenic effects of oral contraceptives containing gestagens from the series of 19-nortestosterone derivatives, these should rather be referred to as anti-estrogenic substances. Therefore, reference to this class of gestagens as bearing residual androgenic activity is without clinical justification. ■

Einleitung

Die Vorstellung, daß die in kombinierten oralen Kontrazeptiva enthaltenen Gestagene androgen wirken, entsprang ursprünglich zweierlei Quellen. Zum einen zeigten Screeninguntersuchungen, daß einige Gestagene im Bioassay den ventralen Prostatalappen der Ratte stimulierten, ein gängiger Test, um androgene Wirkungen zu prüfen. Obwohl die Wirkung selten 10 % der des Testosterons überschritt, wurde die **Übertragbarkeit** dieser Befunde auf den Menschen nie angezweifelt; zum anderen wurden einige der in klinischen Studien beobachteten Nebenwirkungen (z. B. Gewichtszunahme) den anabolen androgenen Wirkungen des Gestagens zugeschrieben, und andere Ursachen wurden meist nicht bedacht. Gleichzeitig wurde in diesen Studien der Gewichtsverlust anderer Frauen inkonsequenterweise nicht einer antianabolen/antiandrogenen Wirkung zugeschrieben.

Im Ratten-Bioassay erwies sich **Levonorgestrel** als ungefähr doppelt so wirksam wie Norethisteron, weshalb es stärker androgen wirkend als andere Gestagene eingestuft wurde. Die Vorstellung einer androgenen Wirkung der Gestagene hat sich bis heute gehalten. Bei der Entwicklung neuerer Gestagene wurde der Begriff „Selektivität" verwendet, um klarzumachen, daß sie stärker progesteronartig und weniger androgen wirken als ältere Gestagene. Worauf gründet sich denn dann die angenommene androgene Wirkung von Levonorgestrel und anderen Gestagenen? Zwei Aspekte müssen beachtet werden:

Fragen bezüglich der Androgentität

1. Wirken überhaupt einige Gestagene androgen?
2. Falls sie androgen wirken, wie stark androgen wirkt das jeweilige Gestagen in Kombination mit Ethinylestradiol in oralen Kontrazeptiva?

Ergebnisse aus Tierversuchen

Der gebräuchlichste Bioassay auf Androgenität untersucht, ob eine Substanz das Prostatagewicht der noch nicht geschlechtsreifen Ratte steigert. Alle vom 19-Nortestosteron abgeleiteten Gestagene entfalten hier geringe androgene Wirkungen, wobei die von Levonorgestrel weniger als 10 % der Aktivität von Testosteron ausmacht.

Die mittels Bioassay bestimmte relative Wirkstärke hängt ab von:

Faktoren, die die relative Wirkstärke beeinflussen

1. Eingesetzter Test,
2. Applikationsweg,
3. verwendete Spezies,
4. unterschiedliche Ergebnisse verschiedener Untersucher bei gleichem Assay.

Diese Variabilität zeigt, daß die Ergebnisse nur als qualitativ betrachtet werden können. Es ist auch zweifelhaft, ob sie auf den Menschen übertragen werden können.

Ergebnisse von in vitro-Untersuchungen

Auch *in vitro* gewonnene Ergebnisse sollten die **Hypothese** stützen, daß Gestagene androgen wirken. Steroidhormone wirken biologisch hauptsächlich über Interaktionen mit zellulären Rezeptoren. Deshalb wurde bestimmt, in welchem Ausmaß Gestagene an Androgenrezeptoren binden (Tab. **8**) (1). Die **Ergebnisse** verschiedener Labors weichen deutlich voneinander ab und sind abhängig davon, aus welchem Gewebe die Rezeptoren isoliert wurden, welche Zellpräparation, welches Referenzsteroid und welche Inkubationsbedingungen gewählt werden. Steroide interagieren mit den Zellrezeptoren auf mehreren Stufen. Bei *in vitro*-Studien wird meist nur der erste Schritt gemessen. Die Bedeutung der Ergebnisse der *in vivo*-Bindungsstudien für die *in vivo*-Wirkung dieser Steroide ist fraglich und stellt nur einen **Teilaspekt** dar, da viele andere Faktoren außer acht gelassen werden.

Zur pharmakologischen Wirkung der Gestagene gehört auch deren Bindung an sexualhormonbindendes Globulin (SHBG). Das Ausmaß dieser Bindung kann *in vitro* bestimmt werden. Einige typische Werte sind in Tab. **8** zusammengestellt. Auch hier zeigt sich, abhängig von der eingesetzten Methode, eine große **Schwankungsbreite** der Ergebnisse verschiedener Studien (2).

Befunde pharmakodynamischer Untersuchungen am Menschen

Die Bioassays und die *in vitro*-Bestimmungen spiegeln die Aktivität des Gestagens als solches wider. Abgesehen von wenigen Ausnahmen wurden die Studien zur Pharmakodynamik am Menschen mit **Kombinationen** aus Gestagen und Estrogen durchgeführt. Dadurch kam erschwerend hinzu, daß die pharmakologische Wirkung von den relativen Verhältnissen der Gestagen- und der Estrogendosis abhängt. Falls das Gestagen selbst nicht androgen wirkt, ist es unwahrscheinlich, daß es in Kombination mit Estrogen eine derartige Wirkung zeigt. Geringe androgene Wirkungen würden wahrscheinlich sogar durch das Estrogen vermindert.

In-vivo-Bindung von Gestagenen an sexualhormonbindendes Globulin

Im Serum sind Gestagene unterschiedlich stark an Albumin und an sexualhormonbindendes Globulin gebunden, das auch als androgenbindendes Protein bezeichnet wird, da es hauptsächlich **Androgene** bindet. Da auch **Estrogene** an das sexualhormonbindende Globulin binden können, dürfen nicht alle an das sexualhormonbindende Globulin gebundene Steroide als Androgene be-

Tab. **8** Wechselwirkung von Gestagenen mit Androgenrezeptoren und sexualhormonbindendem Globulin

| Rezeptorpräparation | Relative Bindungsaffinität | | | | | | | Literatur |
	P	T	NET	LNG	DSG	MPA	GSD	
MCF-7 > Zytosol, 4 °C	15	100	51	72	51	87	–	1
MCF-7 > Zellen, 37 °C	1	100	17	45	22	22	–	1
Prostata der Ratte								
– Inkubationszeit 0,5 h	20	100	75	110	–	40	–	2
– Inkubationszeit 2,0 h	5,5	100	45	85	–	50	–	2
Sexualhormonbindendes Globulin	0	100	2,5	13	5	0	17	3

P = Progesteron; T = Testosteron; NET = Norethisteron; LNG = Levonorgestrel; DSG = Desogestrel; (3-keto-aktive Region); MPA = Medroxyprogesteronazetat; GSD = Gestoden, MCF-7 = Michigan Cancer Foundation breast tumor cell line.

Tab. **9** Bindung der Gestagene im Serum

Bindung im Serum (%)	Norethisteron	Levonorgestrel	Desogestrel	Gestoden
an Albumin	61	50	64	23
an SHBG	35,5	47,5	32	75,5
ungebunden	3,5	2,5	4	0,5

Außer Norethisteron wurden alle Gestagene mit 30 µg Ethinylestradiol, Norethisteron wurde mit 35 µg Ethinylestradiol kombiniert.

zeichnet werden. Nur zu einem geringen Teil liegen die Gestagene frei im Serum vor, wobei, wie bei endogen gebildeten Hormonen, dieser kleine Teil die biologisch aktive Fraktion darstellt. Typische Werte für die **Gestagene,** die zusammen mit Estrogenen gegeben werden, sind in Tab. **9** zusammengestellt. Diese Konzentrationen wurden im Serum hauptsächlich nach einmaliger Applikation kombinierter oraler Kontrazeptiva bestimmt. Sie sollten nur als Annäherung betrachtet werden, da sie auf einer kleinen Zahl von Messungen beruhen und wahrscheinlich starken individuellen **Schwankungen** unterliegen. Ferner hängen die gemessenen Konzentrationen von der verwendeten Methode ab.

Da kombinierte orale Kontrazeptiva in praxi länger eingenommen werden, können die Konzentrationen duch mindestens 2 wichtige Veränderungen beeinflußt werden:

Konzentrationsveränderungen der Gestagene

1. Während der ersten Tage der Einnahme steigen die Gestagenkonzentrationen im Serum bis zum steady state an;
2. wahrscheinlich ändern sich auch die Konzentrationen des sexualhormonbindenden Globulins im Serum, was die Verteilung der Gestagene auf die einzelnen Serumfraktionen beeinflußt.

Estrogene steigern dosisabhängig die Konzentrationen des sexualhormonbindenden Globulins im Serum. Dieser Anstieg kann durch gleichzeitige Gabe eines Gestagens, abhängig von dessen Dosis und Struktur, verändert werden. Durch 30 µg Ethinylestradiol wird die Konzentration des sexualhormonbindenden Globulins im Serum um 200 % erhöht. Typische Steigerungen der Konzentration sind für verschiedene kombinierte orale Kontrazeptiva:

Konzentrationssteigerung des SHBG

- Desogestrel 150 µg + Ethinylestradiol 30 µg: 200 %,
- Gestoden 75 µg + Ethinylestradiol 30 µg: 200 %,
- Norethisteron 1 mg + Ethinylestradiol 35 µg: 100 %,
- Levonorgestrel (triphasisch): 90 %,
- Levonorgestrel 150 µg + Ethinylestradiol 30 µg: < 10 %.

Die Ergebnisse schwanken *inter*individuell stark, was neben unterschiedlicher Methodik für die voneinander abweichenden Ergebnisse veröffentlichter Studien verantwortlich ist. Die höhere Konzentration des sexualhormonbindenden Globulins nach Einnahme kombinierter oraler Kontrazeptiva führt zu 2 wichtigen Konsequenzen:

Konsequenzen der Erhöhung des SHBG

1. An sexualhormonbindendes Globulin bindende Gestagene werden *in vivo* vermehrt daran gebunden, wodurch der an Albumin gebundene Anteil und möglicherweise auch die freie Fraktion abnehmen;
2. auch endogenes Testosteron bindet vermehrt, so daß die Konzentration des freien Testosterons im Serum und damit die Androgenwirkung abnimmt.

Alle kombinierten oralen Kontrazeptiva senken sowohl die Gesamtmenge als auch die freie Fraktion des Testosterons (3).

Zahlreiche Studien (3) zeigten, daß die Gabe eines triphasischen oder monophasischen Levonorgestrelpräparates (Levonorgestrel 150 µg + Ethinylestardiol 30 µg) die **Gesamtkonzentration** des **Testosterons** im Serum, noch stärker allerdings die Konzentration des **freien** Testoste-

Tab. 10   Bindung von Gestagenen und Androgen im Serum

Bindung (%)	Desogestrel		Levonorgestrel	
	B	A	B	A
an SHBG	32,1	61,9	49	50
an Albumin	63,5	35,7	48,7	48
Freie Fraktion	4,5	2,4	2,5	2,4
Konzentrationen im Serum				
SHBG (nmol/l)	47	150	50	60
Gesamttestosteron (nmol/l)	2,5	1,7	2,9	2,2
Freies Testosteron (pmol/l)	35	10	35	24

Die Konzentrationen wurden bei Frauen, die mit Desogestrel oder Levonorgestrel behandelt wurden (Werte vor [B] und nach [A] 3monatiger kombinierter Gabe von Desogestrel (150 µg) und Ethinylestradiol (30 µg) oder Levonorgestrel (150 µg) und Ethinylestradiol (30 µg). Die Daten wurden der Literatur entnommen (4).

rons senkt. Diese Abnahmen erfolgen, obwohl Levonorgestrel in triphasischen Präparaten die Konzentration des sexualhormonbindenden Globulins nur wenig und in monophasischen Präparaten kaum meßbar, wenn überhaupt, steigert. Dies zeigt die in Tab. **10** zusammengefaßte Studie gut (4), in der Kombinationen aus einem monophasischen levonorgestrelhaltigen Präparat oder Desogestrel (150 µg) mit Ethinylestradiol (30 µg) 2 Gruppen von Frauen während 3 Zyklen gegeben wurden. Da bei Frauen, die Desogestrel einnahmen, die Konzentration des sexualhormonbindenden Globulins ansteigt, wird trotz schwacher Bindung ein größerer Teil dieses Gestagens an sexualhormonbindendes Globulin gebunden, weshalb der an Albumin gebundene Teil sowie die freie Fraktion abnimmt (Tab. **8**). Levonorgestrel bindet zwar stärker an sexualhormonbindendes Globulin, es verteilt sich aber unverändert auf die 3 Serumfraktionen, da die Konzentrationen des sexualhormonbindenden Globulins unter monophasischen levonorgestrelhaltigen Präparaten nicht zunehmen. Tab. **10** zeigt auch die Veränderungen der Konzentrationen des sexualhormonbindenden Globulins und des Testosterons im Serum. Erwartungsgemäß nahm unter Desogestrel und Ethinylestradiol die Konzentration des **sexualhormonbindenden Globulins** stark zu, während sie unter Levonorgestrel und Ethinylestradiol gleich blieb. In beiden Gruppen nahmen sowohl die Gesamtkonzentration als auch die Konzentration des nicht an Protein gebundenen Testosterons ab, die Abnahme war aber bei Desogestrel deutlicher als bei Levonorgestrel.

Neben der Konzentration des Testosterons sinken auch die Konzentrationen mehrerer anderer **C-19-Steroide** im Serum, die mit der Androgensekretion zusammenhängen und nicht an sexualhormonbindendes Globulin binden (3). Daher sind veränderte Bindung von Testosteron an sexualhormonbindendes Globulin und höhere Konzentrationen des sexualhormonbindenden Globulins nach Gabe eines oralen Kombinationskontrazeptivums nicht alleine dafür verantwortlich, daß die Androgenkonzentrationen im Serum abnehmen. Ebenso wichtig müssen dafür andere Mechanismen, z.B. Hemmung der Androgensekretion im Ovar oder in der Nebennierenrinde sein.

Wegen ihrer die Testosteronkonzentration im Serum senkenden Wirkung haben sich kombinierte orale Kontrazeptiva zur **Aknebehandlung** und anderer Erkrankungen mit erhöhter Androgenwirkung als nützlich erwiesen. Es wurde vermutet, daß kombinierte orale Kontrazeptiva, die zum Anstieg der Konzentration des sexualhormonbindenden Globulins führen und die ein nichtandrogen wirkendes Gestagen enthalten, zur Behandlung derartiger Erkrankungen bevorzugt eingesetzt werden sollten. Mehrere Studien zeigten allerdings, daß dreiphasische oder monophasische Levonorgestrelpräparate in über 60% solcher androgenen Störungen eine klinische Verbesserung erzielten.

Niedrig dosiertes Levonorgestrel (30–37,5 µg), wie im Fall einer **reinen Gestagenpille,** entfaltet nur geringe pharmakologische Wirkungen. Es verändert die *Lipid*-Konzentrationen im Serum nicht – eventuell abgesehen von einer geringen Senkung der *Triglyzerid*-Konzentration – und die *Glukose*-Konzentration im Blut, sowie die Ergebnisse des oralen Glukosetoleranztestes kaum (6). Reine Gestagenpillen verändern die Serumkonzentrationen von *SHGB* nur geringfügig.

Kommentare

Die hier vorgestellten Ergebnisse bieten **keine** schlüssigen Hinweise darauf, daß Levonorgestrel beim Menschen **androgen** wirkt, sondern sprechen vielmehr für das Fehlen einer Androgenität. Es ist zwar theoretisch vorstellbar, daß Levonorgestrel auf andere Art androgen wirkt, dafür sprechende Befunde liegen allerdings nicht vor.

Als weiterer möglicher Mechanismus für eine androgene Wirkung von Gestagenen wurde ihre Fähigkeit, an **Androgenrezeptoren** zu binden, angeführt. Wie bereits dargestellt kann dieser Befund nicht auf Menschen übertragen werden. Seit Jahren ist bekannt, daß biologische Wirkungen von Steroidhormonen durch andere Steroidhormone nachgeahmt, gesteigert oder vermindert werden können. Die Charakteristika dieser Wechselwirkung wurden in einer Übersicht insbesondere für Gestagene und Androgene dargestellt (7).

Neben anderen sind 2 Merkmale für diese Wechselwirkungen von Bedeutung:

Wechselwirkungen der Steroide

1. Normalerweise sind hohe Steroiddosen erforderlich,
2. das Ausmaß der Wechselwirkung ist nicht nur zwischen verschiedenen Spezies, sondern auch zwischen verschiedenen Geweben derselben Spezies unterschiedlich.

Die in Kontrazeptiva eingesetzten Gestagendosen erfüllen wahrscheinlich schon das erste Kriterium nicht.

Diese Überlegungen deuten auch darauf hin, daß Gestagene, die in kontrazeptiv wirkenden Dosen mit oder ohne Estrogenkomponente gegeben werden, keine androgene Wirkung entfalten, die mit dem SHBG zusammenhängt. Es liegen nur wenige Daten zur Pharmakodynamik allein gegebener Gestagene vor. Gestagendosen, wie sie in reinen Gestagenpillen üblich sind, verändern die Konzentration des sexualhormonbindenden Globulins im Serum kaum, obwohl höhere Dosen Levonorgestrel (150 µg: 5fache Minipillen-Dosis [8]) oder Norethisteron (1,5 oder 3 mg: 3- oder 6fache Minipillen-Dosis) die Konzentration des sexualhormonbindenden Globulins um ca. 50% bzw. 15% und 23% senken (9,10). Diese Veränderungen sind weitaus geringer als nach kombinierter Gabe von Gestagen und Estrogen.

Wenn **Levonorgestrel** (150 µg) zusammen mit **Ethinylestradiol** (30 µg) gegeben wird, wird die Verdoppelung der Konzentration des sexualhormonbindenden Globulins im Serum, die durch diese Ethinylestradioldosis allein hervorgerufen würde, verhindert (d.h. 100% Abnahme), während die alleinige Gabe von Levonorgestrel (150 µg) die Konzentration des sexualhormonbindenden Globulins um 50% senkt. Analog senkt Norethisteron (1 mg) in Kombination mit Ethinylestradiol (35 µg) den durch diese Ethinylestradioldosis bedingten Anstieg der Konzentration des sexualhormonbindenden Globulins im Serum um ca. 60%, während es alleine gegeben dessen Konzentration um 15% senkt. Die durch Ethinylestradiol induzierte Zunahme der Konzentration an sexualhormonbindendem Globulin im Serum scheint empfindlicher auf die antagonisierenden Wirkungen von Gestagen anzusprechen, als endogen gebildetes sexualhormonbindendes Globulin.

⚠ Dies deutet darauf hin, daß Gestagene hauptsächlich als Antiestrogen wirken.

Die geringe Abnahme der Konzentration des sexualhormonbindenden Globulins bei Frauen, die die Minipille einnehmen, stellt wahrscheinlich ebenfalls eine Antiestrogenwirkung dar. Es ist bekannt, daß eine derartige Therapie die Synthese von Estrogen vermindert und in über 50% keine Ovulation auftritt (6).

Die durch Gestagene bewirkte unterschiedlich starke Verminderung der estrogeninduzierten Zunahme der **HDL-C-Konzentration** wurde ebenfalls der androgenen Wirkung des Gestagens zugeschrieben. In dieser Hinsicht ist Levonorgestrel das stärkste der in oralen Kombinationskontrazeptiva verwendeten Gestagene. Gestoden, das im Tiermodell und im Rezeptor-Bindungsassay fast gleich starke androgene Wirkungen zeigt wie Levonorgestrel, verhindert die Zunahme der HDL-C-Konzentration weniger stark (3). Auch die estrogeninduzierten Anstiege der **Triglyzeridkonzentrationen** im Serum werden durch Levonorgestrel stärker als durch andere Gestagene verhindert. Die den Gestagenen zugeschriebene Androgenität ist teilweise daraus abgeleitet worden, daß Androgene bekanntermaßen einige Aspekte des Fettstoffwechsels unterdrücken – allerdings generell nur in hohen Dosen. Es ist nur wenig bekannt über Veränderungen bei alleiniger Gabe hoher Gestagendosen. In Studien, in denen allein Norethisteron 14 Tage lang in Dosen von 5,3 oder 1,5 mg gegeben wurde, veränderten sich die HDL-C- oder Triglyzeridkonzentrationen im Serum nicht, obwohl die Konzentration des sexualhormonbindenden Globulins um 43 %, 26 % bzw. 15 % abnahm (9,10). Die gleichzeitige Gabe von 1 mg Norethisteron und 35 µg Ethinylestradiol verminderte die allein durch Ethinylestradiol induzierte Zunahme der HDL-C-Konzentration fast um 100 %. Analog zur Konzentration des sexualhormonbindenden Globulins scheint die durch Estrogen induzierte Zunahme der HDL-C- und Triglyzeridkonzentrationen durch Gestagene leichter unterdrückt zu werden als deren endogene Synthese.

Die als androgen beschriebene Wirkung von Levonorgestrel und anderen Gestagenen müßte korrekter als *antiestrogene Wirkung* bezeichnet werden. Für die meisten Frauen implizieren Ausdrücke wie androgen und Androgenität biologische Effekte, die sie davon abhalten können, kombinierte orale Kontrazeptiva einzunehmen. Ein derart irreführender Gebrauch dieser Begriffe sollte daher unterbleiben.

Literatur

[1] Bergink, E. W., F. van Meel, E. W. Turpijn, J. van der Vies: Binding of progestogens to receptor proteins in MCF-7 cells. J. Steroid Biochem. 19 (1983) 1563 – 1570

[2] Ojasoo, T., J. P. Raymond, J. C. Dore: Affiliations among steroid receptors, steroid binding data. J. Steroid Biochem. Molec. Biol. 48 (1994) 31 – 46

[3] Fotherby, K., A. D. S. Caldwell: New progestogens in oral contraception. Contraception 49 (1994) 1 – 32

[4] Hammond, G. L., M. S. Langley, P. A. Robinson, S. Nummi, L. Lund: Serum steroid binding protein concentrations. Fertil. Steril. 42 (1984) 44 – 45

[5] LeMay, A., S. D. Dewailly, R. Grenier, J. Huard: Attenuation of mild hyperandrogenic activity in postpubertal acne by a triphasic OC. J. Clin. Endocrin. Metab. 71 (1990) 6 – 14

[6] McCann, M. E., L. S. Potter: Progestin-only oral contraception. Contraception 50, suppl. 1 (1994) 1 – 95

[7] Bardin, C. W., G. A. Janne: Steroids of one class can mimic the biological effects of other steroids. In Gregoire, A., R. T. Blye (eds.): Contraceptive steroids, pharmacology and safety. Plenum Press, New York 1986 (pp. 123 – 148)

[8] Fotherby, K.: Interaction of contraceptive steroids with binding proteins and the clinical implications. Ann. N. Y. Acad. Sci. 538 (1988) 313 – 324

[9] Song, Si., J. K. Chen, C. H. Lu et al.: Effect of different doses of NET on ovarian function, SHBG and HDL-C. Contraception 47 (1993) 527 – 537

[10] Song, Si., J. K. Chen, P. F. Yang, D. H. Chang, W. Y. Liu, K. Fotherby: Pharmacokinetic and pharmacodynamic studies with norethisterone. Contraception 34 (1986) 269 – 282

Die physiologische Rolle von Androgenen bei der Frau

Physiological Role of Androgens in Women

Johannes C. Huber

Zur Diskussion steht die mögliche endokrinologische Rolle der Androgene bei Frauen. Im besonderen können bei einigen Frauen Befindlichkeitsstörungen mit einem möglichen Androgenmangel zusammenhängen, der durch kombinierte orale Kontrazeptiva ausgelöst wurde. Die klinische Bedeutung einer endogenen Androgenverminderung unter Einnahme oraler Kontrazeptiva und die Implikationen verschiedener Klassifizierungen einer Androgensubstitution werden angesprochen. ■

The presumptive role of androgens in the endocrine physiology of the female is discussed. In particular, in some women, disorders of well-being may be related to a possible androgen deficiency induced by combined oral contraceptives (COC). The clinical relevance of an endogenous androgen decrement under COC use and the implications of various classifications of androgen supplementation are addressed. ■

Einleitung

Solange die Frau im *gebärfähigen Alter* ist, bilden die Ovarien nicht nur 17-β-Estradiol und Progesteron, sondern auch die C-19-Steroide Testosteron, Androstendion und Dehydroepiandrosteron, die neben ihren Wirkungen im Ovar auch *außerhalb* der Geschlechtsorgane vielfältige Wirkungen haben. Durch orale Kontrazeptiva wird die Steroidsynthese im Ovar stark unterdrückt.

🛈 Die sich daraus ergebende Verminderung der endogen gebildeten weiblichen Geschlechtshormone Estradiol und Progesteron wird durch die hormonell aktiven Bestandteile der Pille, insbesondere Ethinylestradiol und ein Gestagen, ausreichend ausgeglichen.

Die 3. Gruppe der in den Thekazellen gebildeten Steroide, insbesondere die **Androgene,** werden durch die Bestandteile der Pille nicht direkt ersetzt. Ihre verminderte Konzentration im Blut könnte für verschiedene *Befindlichkeitsstörungen* verantwortlich sein (1,2).

Einige *Gestagene,* die derzeit in oralen Kontrazeptiva enthalten sind, stellen *19-Nortestosteronderivate* dar. Fehlinterpretierte Tierexperimente führten zu der irrtümlichen Annahme, daß sie eine androgene Restwirkung aufweisen würden. Deshalb wurde diesen Derivaten eine partielle, wenn auch geringe „Androgenwirkung" als molekülimmanente Eigenschaft zugeschrieben. Da sie chemische Abkömmlinge des Muttermoleküls Testosteron darstellen, wurde daraus eine mögliche klinische Bedeutung abgeleitet.

🛈 Die Auswertung der humanpharmakologischen Daten zeigt jedoch keinerlei klinisch relevante Androgenwirkung (3 – 5).

Trotzdem bestand in den letzten beiden Dekaden in der Wissenschaft und in der Industrie die Ansicht, daß bei der *Entwicklung neuer Kontrazeptiva* die Verminderung dieser vermeintlichen „androgenen" Restwirkung synthetischer Gestagene höchst wünschenswert wäre. Diese Ansicht wurde durch die Beobachtung unterstützt, daß C-19-Steroide und die davon abgeleiteten Gestagene die Konzentration von Lipoproteinen niedriger Dichte (LDL) erhöhen, womit sie atherogen wären.

Wissenschaftliche Beobachtungen der letzten Jahre führen zu einer etwas anderen Schlußfolgerung hinsichtlich dieser partiellen Hormonwirkung. Die gering veränderten **LDL-Konzentrationen** stehen in keinem Zusammenhang mit klinischen Ereignissen infolge arteriosklerotischer Veränderungen, was zunächst vermutet wurde. Die erhöhte LDL-Konzentration ist nicht die Ursache endothelialer oder subendothelialer Plaquebildung; diese wird vielmehr durch oxidiertes LDL verursacht.

⚠ Estradiol wirkt, ebenso wie das in oralen Kontrazeptiva enthaltene Ethinylestradiol, als Antioxidans und damit antiatherogen.

Daher sind die beobachteten erhöhten LDL-Konzentrationen kaum von klinischer Bedeutung.

Eine weitere Überlegung ist, ob eine der 3 in oralen Kontrazeptiva enthaltenen Gestagen-Generationen der 19-Nortestosteron-Derivate (Norethisteron, Levonorgestrel, Desogestrel, Gestoden, Norgestimat) als Androgenersatz wirken könnte. Es liegen weder präklinische, noch klinische Daten vor, die zeigen würden, daß eines dieser Moleküle eine pharmakologisch relevante Restandrogenwirkung hat, noch daß die Androgenwirkung und -aktivität annähernd der von Testosteron und verwandten Hormonen (z. B. DHT, Androstendion) entspricht. Es ist irreführend, diesen drei Gestagengenerationen eine „androgene Restwirkung" zuzuschreiben; die schwache Bindung an den Androgenrezeptor und die geringe, tierexperimentell gezeigte in vivo-Aktivität wurden unangemessen dahingehend interpretiert, daß eine Androgenwirkung vorläge, was durch klinische Daten nicht gestützt werden konnte (6).

⚠ Wenn überhaupt, dann besitzen diese Gestagene unterschiedliche antiestrogene und anabole Wirkungen.

Einige klärende Anmerkungen sollten zur vermutlichen Bedeutung der Androgene für die endokrine Physiologie der Frau gemacht werden. Der vorliegende Artikel soll die mögliche Bedeutung der Androgene, die über eine Wirkung auf die weiblichen Geschlechtsorgane hinausgehen, darlegen, um die Möglichkeit aufzuzeigen, daß manche **Befindlichkeitsstörungen,** die von Frauen, die orale Kontrazeptiva einnehmen, angegeben werden, durch einen *Androgenmangel* verursacht sein könnten. Außerdem soll er kurz auf die Androgensubstitution als mögliches korrigierendes Vorgehen eingehen (7 – 9).

Blutfette und Androgene (10 – 14)

Der Transport des lebenswichtigen Cholesterin erfolgt im menschlichen Blut in Form des LDL, das etwa 2000 Cholesterin- und 1000 Phospholipidmoleküle enthält und wie eine Schnur um

ein großes Protein, das Apolipoprotein B100, gewunden ist. Wenn sich Apolipoprotein A und Apolipoprotein B100 zusammenlagern, wird das LDL zum Lipoprotein (a) (Lp[a]). Diesem kommt eine weitaus größere Bedeutung für die Arteriosklerose zu als dem LDL, das nur in oxidierter Form atherogen wirkt. Apolipoprotein A ist dem Plasminogen sehr ähnlich, mit dem es um Bindungsstellen konkurriert. Eine hohe Lp(a)-Konzentration verhindert deshalb die Fibrinolyse, wodurch das Gleichgewicht der Gerinnung in Richtung Hyperkoagulabilität verschoben wird. Zusätzlich wird Lp(a) von Schaumzellen phagozytiert, womit es einen weiteren atherogenen Stimulus darstellt.

Androgene können die LDL-Konzentration tatsächlich erhöhen, weshalb sie bisher als pathogen angesehen wurden; einige Androgene können allerdings die deutlich gefährlicheren Lp(a)-Konzentrationen im Blut *senken.*

⚠ Androgene scheinen daher eine duale Wirkung auf die Atherogenese zu haben, wobei ihre Lp(a)-senkende Wirkung erheblich ihre LDL-steigernde Wirkung zu überwiegen scheint.

Die Lp(a)-Konzentration scheint genetisch determiniert und damit therapeutisch schwer beeinflußbar zu sein. Daher erscheint die Fähigkeit der Androgene, diesen relevanten Risikofaktor zu vermindern und damit eine prophylaktische Wirkung gegen Atherosklerose zu bieten, sehr wichtig.

Knochen und Gestagene (15 – 17)

Epidemiologische Daten zeigen deutlich, daß Testosteron eine knochenanabole Wirkung hat. Die Inzidenz der Osteoporose ist bei Männern signifikant geringer als bei Frauen nach der Menopause. Während 17-β-Estradiol und Ethinylestradiol die Knochenresorption verhindern können, zeigen Androgene sowohl resorptionshemmende als auch anabole Wirkung. Es gibt klare Hinweise dafür, daß Gestagene knochenschützende Eigenschaften haben. Dies könnte Ausdruck einer anabolen Wirkung bei fehlender Estrogenwirkung sein. Die Wirkung oraler Kontrazeptiva auf den Knochenstatus wurde in zahlreichen Studien untersucht und ergab widersprüchliche Ergebnisse. So scheinen z. B. 15 µg Ethinylestradiol allein Frauen nach der Menopause nicht vor einem Verlust an Knochenmasse zu schützen. Werden dagegen 15 μg Ethinylestradiol mit einem Norethisteronderivat kombiniert, nimmt die Knochenmasse zu.

⚠ Progesteron kann, wie synthetische Gestagene, die Knochenstruktur günstig beeinflussen.

Haut und Androgene (18)

Die oberhalb des Stratum basale liegenden Keratinozyten sind nicht nur an der *epidermalen Differenzierung,* sondern auch an der orthokeratotischen *Keratinisierung* beteiligt. Letztere wird auch durch Androgene beeinflußt. Die Zytokeratine werden von den Keratinozyten in einer spezifischen Kombination (beim Menschen umfaßt diese 7 Polypeptide) und in einer bestimmten Sequenz gebildet. Einerseits dienen sie dazu, die einzelnen Zellen der oberen Hautschicht über Desmosomen zu verbinden, andererseits stellen diese Zytokeratine den größten Bestandteil des Stratum corneum, der verhornenden Zellen, die die oberste Hautschicht bilden, dar. Die **Verhornung** wird durch Testosteron und durch Dihydrotestosteron beeinflußt. Die in der Dermis liegenden Mastzellen scheinen auch von Steroiden abhängig zu sein; unter dem Einfluß oraler Kontrazeptiva nimmt die Empfindlichkeit der Haut auf externe Stimuli zu. Die Freisetzung von **Histamin** aus den Mastzellen der Haut wird durch Estrogene gesteigert und durch Androgene vermindert. Der *Pruritus,* der unter Einnahme von Kontrazeptiva bis doppelt so häufig auftritt, könnte mit dem Verhornungsvorgang zusammenhängen, was aber weiterer Untersuchungen bedarf.

Androgene können auch eine **positive Wirkung** auf die Haut haben: sie begünstigen die Verhornung und modulieren immunkompetente Zellen der Haut. Die Bedeutung dieser Eigenschaften für Hautveränderungen, die manchmal während der Einnahme der Pille auftreten, muß jedoch noch geklärt werden. Es ist aber auch hinreichend bekannt, daß eine Hyperandrogenämie **kosmetische Probleme,** insbesondere Akne, Hirsutismus und Haarausfall verursachen kann, die durch Estrogene und antiandrogen wirkende Substanzen wie Cyproteronazetat günstig beeinflußbar sind.

Körpergewicht und Gestagene (19–22)

Seitdem Goldzieher seine placebokontrollierte Studie veröffentlichte, die zeigte, daß Frauen, die orale Kontrazeptiva einnehmen, weniger an Gewicht zunahmen als Frauen der Placebogruppe, wurde die wissenschaftliche Meinung vertreten, daß Ovulationshemmer das Körpergewicht nicht beeinflussen. Dies steht allerdings in gewissem Widerspruch zu den täglichen Erfahrungen. Die **Gewichtszunahme** während der Einnahme der Pille wurde von Ärzten bisher mit einem gesteigerten Appetit oder einem veränderten Eßverhalten erklärt, wobei allerdings die Beobachtungen von zufälligen Faktoren beeinflußt sein können.

Studien zu Gewichtsschwankungen von Frauen während der Perimenopause zeigen jedoch, daß die Sexualhormone tatsächlich die Fettzellen und den Energiestoffwechsel beeinflussen. Dies kann auch teilweise auf die Anwendung oraler Kontrazeptiva zutreffen.

⚠ Es ist bekannt, daß sowohl Estrogene als auch Progesteron in den glutealen Adipozyten eine Fettansammlung begünstigen.

Dabei handelt es sich um einen phylogenetisch wichtigen Vorgang, der an den Oberschenkeln und am Gesäß Energiespeicher für die Laktationszeit anlegt. Eine Fettzunahme an diesen Stellen des Körpers kann durch den Einfluß exzessiver Konzentrationen endogen gebildeten Estrogens, aber auch Progesterons, erklärt werden.

In der abdominellen Region stellt sich eine andere Situation dar. Hierbei werden wieder Androgene interessant, die indirekt **lipolytisch** wirken.

Testosteron bewirkt eine Hochregulierung der β_2- und der β_3-Adrenorezeptoren der abdominalen Fettzellen, wodurch hier eine adrenalininduzierte Lipolyse erfolgen kann. Fehlt Testosteron, nimmt die Zahl der β_3-Rezeptoren und damit die **Energiefreisetzung** aus den abdominalen Fettzellen ab.

Wenn Frauen, die orale Kontrazeptiva einnehmen oder sich in der Menopause befinden, über eine bevorzugte Gewichtszunahme *am Bauch* klagen, kann dies Folge einer **Hypoandrogenämie** sein.

Wie weit eine Androgenkomponente der Pille hierbei vorteilhaft sein könnte, muß natürlich in weiteren Studien untersucht werden.

Bindegewebe und Androgene (23)

Veränderungen des Bindegewebes treten vor allem bei Frauen auf, wobei hier eine besondere Form von Veränderungen des Bindegewebes, die Cellulite, vorkommt. Männer, die orchiektomiert sind, entwickeln jedoch ähnliche Veränderungen des Bindegewebes. Daraus kann gefolgert werden, daß Androgene die **Architektur** des subkutanen Fettgewebes beeinflussen. Der *geschlechtsspezifische* Unterschied der subkutanen Fettdepots ist ebenfalls endokrin bedingt. Unter dem Einfluß der Estrogene verlaufen die weißen Bindegewebssträngen im Fettgewebe parallel, in Bündeln angeordnet, und lassen bei Druck auf die Haut den Eindruck der Orangenhaut oder Cellulite entstehen.

⚠ Androgene vernetzen dagegen die subkutanen Bindegewebssträngen kreuzartig, wodurch die Fettzellen fester verankert werden und kein fettgewebstypisches Muster erkennbar ist.

Ob die antiestrogene Wirkung einiger Gestagene oder ein reines Androgen diese Strukturen ebenfalls beeinflußt, ist noch zu klären. Es ist jedoch bekannt, daß Frauen, die die Pille einnehmen, manchmal über derartige Veränderungen des Bindegewebes klagen und diese als Komplikation einer längerdauernden Einnahme oraler Kontrazeptiva empfinden.

Derartige Beobachtungen der Patientinnen liegen bisher nur als Kasuistiken vor. Sie wären es sicher wert, in größeren Studien untersucht zu werden. Es kann aber als bestätigt gelten, daß Androgene einen Effekt auf das Unterhautfettgewebe ausüben.

Libido und Androgene (8, 9, 24, 25)

Vorsicht ist geboten, wenn Störungen der Libido durch Hormonveränderungen erklärt werden sollen, da hierfür eine Fülle von Faktoren verantwortlich sein kann. Einige Studien mit Frauen in der Postmenopause zeigen allerdings, daß die Koitusfrequenz ebenso wie die Libido von der Testosteronkonzentration abhängen und durch eine Therapie mit Androgenen *gesteigert* werden können.

Androgene und Immunität (26)

Die geschlechtsabhängige Häufigkeit von Rheuma und anderen Autoimmunerkrankungen legt nahe, daß Androgene auch eine Wirkung auf das Immunsystem haben.

⚠ Nach aktuellem Wissensstand scheinen Androgene immunsuppressiv zu wirken.

Sie vermindern die Proliferation der T-Zellen als Reaktion auf Mitogene und die Bildung von γ-Globulinen durch aktivierte T-Zellen. Dehydroepiandrosteron scheint auch einen Schutz vor Lupus erythematodes zu bieten. Inwieweit die Gestagenkomponente bei der Verschreibung oraler Kontrazeptiva für Patientinnen mit derartigen Erkrankungen zu berücksichtigen ist, sollte Gegenstand weiterer Untersuchungen sein.

Schlußfolgerung

Zusammenfassend läßt sich sagen, daß verschiedene, möglicherweise aber miteinander in Zusammenhang stehende Aspekte betrachtet werden müssen:

Wichtige Aspekte der Androgene bei der Frau

1. Die vermutliche physiologische Bedeutung der Androgene für die Frau;
2. Die mögliche Verminderung weiblicher Geschlechtshormone (Estradiol und Progesteron) durch orale Kontrazeptiva;
3. Der Ersatz endogener Estrogen- und Gestagenwirkungen durch die beiden Komponenten der Pille;
4. Die Abnahme des endogen gebildeten Androgens, die von klinischer Bedeutung sein kann und durch keine Komponente derzeitig verfügbarer, oraler kombinierter Kontrazeptiva ausgeglichen wird;
5. Die mögliche klinische Notwendigkeit einer Androgensubstitution während der Einnahme oraler Kontrazeptiva bei bestimmten Frauen.

Falls ein Ersatz der Androgenwirkung tatsächlich medizinisch gerechtfertigt ist, kann dieser leicht durch *Gabe natürlichen Androgens* erfolgen. Ein orales Kontrazeptivum würde dann 3 verschiedene hormonell wirksame Komponenten enthalten. Es gibt jedoch keine biomedizinischen Befunde, die die Gabe von 19-Nortestosteronderivaten als Bestandteil oraler Kontrazeptiva zum Zwecke einer Androgensupplementierung begründen könnten.

Eine neue pharmakologische Klasse der **„androgenen Gestagene",** könnte synthetisiert werden, um eine solche duale Wirkung in einer neuen Generation kombinierter oraler Kontrazeptiva zu bieten.

Literatur

[1] Bancroft, J., B. B. Sherwin, G. M. Alexander, D. W. Davidson, A. Walker: Oral contraceptives, androgens and the sexuality of young women II. The role of androgens. Arch. Sex. Behav. 20 (1991) 121–136

[2] Royal College of General Practitioners: Oral contraceptives and health; an interim report from the oral contraceptive study of the Royal College of General Practitioners. Pitman, New York 1974

[3] Fotherby, K.: Myth of the androgenicity of levonorgestrel. Dieses Werk, S. 25–30

[4] Upton, G. V.: The clinical expression of shared biological properties: The importance of balance in oral contraceptives. Dieses Werk, S. 47–59

[5] LeMay, A., S. D. Dewailly, R. Grenier, J. Huard: Attenuation of mild hyperandrogenic activity in post pubertal acne by a triphasic OC. J. Clin. Endocrin. Metab. 71 (1990) 6–14

[6] Corbin, A., M. Gast: The preclinical reproductive pharmacological profile of levonorgestrel. Dieses Werk, S. 7–24

[7] Bhasin, S., W. J. Bremner: Clinical Review 85. Emerging Issues in Androgen Replacement Therapy. J. Clin. Endocrin. Metab. 82 (1997) 3–8

[8] Sherwin, B. B.: Androgen use in women. In: Bhasin, S., H. Gabelnick, J. M. Spieler, R. S. Swerdloff, C. Wang (eds.): Pharmacology, Biology, and Clinical Applications of Androgens. Wiley-Liss, New York 1996 (pp. 319–324)

[9] Mooradian, A. D., J. E. Morley, S. G. Korenman: Biological actions of androgens. Endocr. Rev. 8 (1987) 1–28

[10] Smith, S. C. Jr., S. N. Blair, M. H. Criqui, G. F. Fletcher, V. Fuster, B. J. Gersh, A. M. Gotto, K. L. Gould, P. Greenland, S. M. Grundy, M. N. Hill, M. A. Hiatky, N. HoustonMiller, R. M. Krauss, J. LaRosta, I. S. Ockene, S. Oparil, T. A. Pearson, E. Rapaport, R. D. Starke: Preventing Heart Attack and Death in Patients With Coronary Disease. Circulation 92 (1995) 2–4

[11] Collins, P., G. Rosano, P. M. Sarrel, L. Ulrich, S. Adamopoulos, C. M. Beale, J. G. McNeill, P. A. Poole-Wilson: 17β-Estradiol Attenuates Acetylcholine-Induced Coronary Arterial Constriction in Women but Not Men With Coronary Heart Disease. Circulation 92 (1995) 24–30

[12] Yue, P., K. Chatterjee, C. Beale, P. A. Poole-Wilson, P. Collins: Testosterone Relaxes Rabbit Coronary Arteries and Aorta. Circulation 91 (1995) 1154–1160

[13] Svensson, P. J., B. Dahlback: Resistance to activated protein C as a basis for venous thrombosis. The New England Journal of Medicine 330 (1994) 517–522

[14] Boers, C. H. J.: Hyperhomocysteinaemia: a newly recognized risk factor for vascular disease. The Netherland Journal of Medicine 45 (1994) 34–41

[15] Slemenda, C. W., S. L. Hui, C. Longcope, C. C. Johnston: Sex steroid and bone mass: a study of changes about the time of menopause. J. Clin. Invest. 80 (1987) 1261–1269

[16] Prior, J. C.: Progesterone as a bone-trophic hormone. Endocr. Rev. 11 (1990) 386–398

[17] Longcope, C., R. S. Baker, S. L. Hui, C. C. Johnston Jr.: Androgen and estrogen dynamics in women with vertebral crush fractures. Maturitas 6 (1984) 309–318

[18] Jung, E. G., Mitarb. F. Bahmer: Dermatologie. Hippokrates Verlag, Stuttgart 1991

[19] Xu Xuefan, Giovanni de Pergola, P. Bjorntorp: The Effects of Androgens on the Regulation of Lipolysis in Adipose Precursor Cells. Endocrinology 126 (1990) 1229–1234

[20] Warlrenberg, H., F. Lonnqvist, P. Arner: Mechanisms Underlying Regional Differences in Lipolysis in Human Adipose Tissue. J. Clin. Invest. 84 (1989) 458–467

[21] Rebuffe-Scrive, M., E. Lennart, N. Crona, P. Lonnroth, L. Abrahamsson, U. Smith, P. Bjorntorp: Fat Cell Metabolism in Different Regions in Woman: Effect of Menstrual Cycle, Pregnancy and Lactation. J. Clin. Invest. 75 (1985) 1973–1976

[22] Aloia, J. F., V. Ashek, L. Russo, M. Sheehan, E. Flaster: The influence of menopause and hormonal replacement therapy on body cell mass and body fat mass. Am. J. Obstet. Gynecol. 172 (1995) 896–900

[23] Lobo, R. A.: Treatment of the post-menopausal woman: Basic and clinical aspects. Raven Press, New York 1993

[24] Mooradian, A., V. Greiff: Sexuality in older women. Arch. Intern. Med. 150 (1990) 1033–1038

[25] Kinsey, A. C., W. B. Pomeroy, C. E. Mortin: Sexual behavior in human female. Saunders, Philadelphia 1953

[26] Morell, V.: Zeroing In on How Hormones Affect the Immune System. Science 269 (1995) 773–775

Klinische Pharmakologie von Levonorgestrel

Clinical Pharmacology of Levonorgestrel

Vergleichende Bestimmung hämostatischer Parameter unter besonderer Berücksichtigung von Levonorgestrel

Comparative Assessment of Hemostatic Variables with Focus on Levonorgestrel

John Bonnar, Lucy Norris, Brian L. Sheppard

■ Die Wirkungen von Levonorgestrel auf hämostaseologische Parameter wurden im Vergleich mit denen der sogenannten Drittgenerations-Gestagene, die in oralen Kontrazeptiva eingesetzt werden, untersucht. Insgesamt zeigten levonorgestrelhaltige Präparate eine geringere estrogene Wirkung auf die Blutgerinnung, während der estrogene Einfluß auf die Fibrinolyse vergleichbar war. Ob den Unterschieden, die sämtlich im Normbereich blieben, klinische Relevanz zukommt, und ob sie in Beziehung zu den kürzlich veröffentlichten Fall-Kontroll-Studien stehen, bleibt noch zu klären. ■

■ The effects of levonorgestrel on hemostatic variables have been investigated in comparison with those of the so-called third generation gestagens found in oral contraceptives. Overall, the levonorgestrel preparations exhibit a lower estrogenic effect on coagulation whereas similar changes occur in fibrinolysis. Any differences which do occur remain within the normal range. It remains to be clarified whether these differences are of clinical significance and related to the findings of recently published case-control studies. ■

Einleitung

Kurz nach Einführung der oralen Kontrazeptiva in den 60er Jahren wurden estrogen- und gestagenhaltige Kombinationspräparate mit einem erhöhten **Risiko** für **Thromboembolien** in Verbindung gebracht (Jordan u. Mitarb. 1961). Es wurde vermutet, daß das Risiko einer Thromboembolie von der Estrogenmenge des kombinierten oralen Kontrazeptivums abhängt (Meade u. Mitarb. 1988). Die Gestagenkomponente wirkt antiestrogen, wobei das Ausmaß dieser Wirkung von den individuellen Eigenschaften des jeweiligen Gestagens abhängt (Kloosterberg u. Mitarb. 1990).

Neuere orale Kontrazeptiva enthalten weniger Estrogene, um das Risiko von Thromboembolien zu minimieren.

Aktuelle Berichte zeigen, daß das relative Risiko einer venösen Thromboembolie bei Einnahme **moderner Gestagene** (Desogestrel, Gestoden) zwei- bis dreifach höher ist, als bei dem älteren **Levonorgestrel,** sofern sie mit gleich hohen Estrogendosen kombiniert werden (Poulter u. Mitarb. 1995). Gestagene könnten daher zum gesteigerten Thromboembolierisiko beitragen, obwohl auch eine bevorzugte Verschreibung eine Rolle gespielt haben könnte.

Veränderungen von Parametern des Gerinnungssystems werden mit einem gesteigerten Thromboembolierisiko in Verbindung gebracht (Meade u. Mitarb. 1988). Eine stärkere Aktivierung des **Gerinnungssystems** ohne gleichzeitigen Ausgleich im fibrinolytischen System kann die Thrombusbildung begünstigen und bei entsprechend prädisponierten Frauen zur Thromboembolie führen. Untersuchungen der Gerinnungsparameter können daher Einblicke in den Mechanismus ermöglichen, durch den bestimmte Hormonkombinationen das Gerinnungssytem stärker als andere aktivieren.

Das Gerinnungssystem besteht aus fein aufeinander abgestimmten, die Gerinnung begünstigenden (prokoagulatorischen) und das Blut im Gefäßsystem flüssig haltenden (fibrinolytischen) Faktoren. Bei der Thrombusbildung im Gefäß treten Gefäßwand, Thrombozyten und Gerinnungs- sowie Fibrinolysesystem miteinander in **Wechselwirkung.**

■ Es wurde gezeigt, daß estrogen- und gestagenhaltige orale Kontrazeptiva zahlreiche Komponenten des Gerinnungs- und des Fibrinolysesystems sowie die Thrombozytenfunktion beeinflussen.

Die durch orale Kontrazeptiva bedingten Veränderungen der Hämostase sind vor allem der **Estrogenkomponente** zuzuschreiben. Werden nur Gestagene eingenommen, treten keine Veränderungen des Gerinnungs- und des Fibrinolysesystems oder der Thrombozytenfunktion auf, die zu einer gesteigerten Gerinnungsneigung führen (Poller 1978, Beller u. Ebert 1985). Wir konnten jedoch zeigen, daß die in **kombinierten oralen Kontrazeptiva** enthaltenen Gestagene die Estrogeneffekte modifizieren (Sabra u. Bonnar 1983). Verschiedene orale Kontrazeptiva wurden geprüft, um die Wirkungen der **Gestagenkomponente** in monophasischen oder triphasischen Kombinationen zu vergleichen und um jene zu finden, die das Gerinnungssystem am wenigsten verändern. Während der letzten 10 Jahre wurden verschiedene Studien durchgeführt, um die Wirkungen oraler Kontrazeptiva, die die neueren Gestagene *Desogestrel* oder *Gestoden* enthalten, mit denen, die Levonorgestrel enthalten, hinsichtlich möglicher Beeinflussungen von Gerinnung, Fibrinolyse oder Thrombozytenfunktion zu vergleichen.

Gerinnung

Es wurde gezeigt, daß levonorgestrelhaltige orale Kontrazeptiva die Konzentrationen von Gerinnungsfaktoren, insbesondere von Faktor VII, Faktor X und Fibrinogen, erhöhen.

Die Konzentrationen der antikoagulatorisch wirkenden endogenen Faktoren, Antithrombin III, Protein C sowie Protein S, werden dagegen kaum verändert. In den 80er Jahren begann die Weltgesundheitsorganisation eine große, multizentrische Studie, um die Wirkungen von 4 oralen Kontrazeptiva auf Gerinnung, Fibrinolyse und Thrombozytenfunktion bei 622 Frauen aus 4 unterschiedlichen ethnischen Gruppen und Herkunftsgebieten zu vergleichen (Arbeitsgruppe Orale Kontrazeptiva 1991). 3 dieser oralen Kontrazeptiva enthielten Kombinationen aus 150 µg oder 250 µg **Levonorgestrel** und entweder 30 µg oder 50 µg **Ethinylestradiol.** Das 4. in dieser vergleichenden Studie eingesetzte Kontrazeptivum enthielt 1 mg **Norethisteron** in Kombination mit 50 µg Ethinylestradiol. Bei allen 4 Präparaten nahmen nach 12monatiger Einnahme die *Prothrombinzeit* ab und die *Faktor-X-Aktivität* sowie die *Fibrinogenkonzentration* zu. Unabhängig davon, ob die Präparate 50 oder 30 µg Ethinylestradiol enthielten, unterschieden sich die 3 levonorgestrelhaltigen Präparate von dem norethi-

steronhaltigen, indem sie die Faktor-VII c-Aktivität weniger stark bzw. überhaupt nicht steigerten und die Antithrombin-III-Konzentration weniger deutlich bzw. gar nicht senkten.

⚠ Außerdem traten bei Frauen, die das Präparat mit dem geringsten Levonorgestrel- und Ethinylestradiolgehalt einnahmen, tendenziell seltener ungünstige Veränderungen der Gerinnungsparameter auf als bei denen, die mit den anderen oralen Kontrazeptiva behandelt wurden.

Diese Befunde bestätigen die Ergebnisse von Bonnar u. Sabra (1986), die nicht nur zeigten, daß die Faktor-VII c-Aktivität bei vermindertem Estrogengehalt weniger ansteigt, sondern auch, daß das Präparat, das 30 µg Ethinylestradiol und 150 µg *Levonorgestrel* enthält, die Faktor-X-Konzentration sigifikant geringer erhöhte und die Antithrombin-III-Konzentration weniger veränderte als ein Präparat, das 30 µg Ethinylestradiol und 1,5 mg *Norethisteron* enthielt.

Eine danach durchgeführte vergleichende Studie mit 62 Frauen, die entweder triphasische levonorgestrel- oder norethisteronhaltige Präparate mit Ethinylestradiolkomponente einnahmen, zeigte bei beiden Präparaten ähnliche *Anstiege* der Faktor-X- und der Faktor-XII-Aktivität sowie der Fibrinogenkonzentration, geringe *Abnahmen* der Antithrombin-III-Aktivität und eine hochsignifikante *Zunahme* der Protein-C-Konzentration (Bonnar 1991). Da Protein C die Gerinnungsfaktoren V und VIII hemmt, wirkt ein Anstieg der Protein-C-Konzentration gerinnungshemmend. Eine weitere Studie zeigte ebenfalls, daß triphasische levonorgestrel- und norethisteronhaltige Präparate die Gerinnungsparameter gleichermaßen, die Antithrombin-III-Aktivität aber nicht verändern (Notelovitz u. Mitarb. 1992).

Der Vergleich von levonorgestrelhaltigen Präparaten mit solchen, die **neuere Gestagene** enthalten, zeigte, daß die Faktor-VII-Aktivität bei Frauen, die triphasische levonorgestrelhaltige Präparate einnehmen, weniger stark zunimmt als bei Frauen, die ein monophasisches (Bonnar u. Mitarb. 1988) oder ein kombiniertes, phasisches *desogestrel*haltiges Präparat einnehmen (Weinges u. Mitarb. 1995). In diesen Studien stiegen die Konzentrationen von Faktor X und Fibrinogen ähnlich stark an.

In einer Studie nahm die Antithrombin-III-Konzentration nach 12wöchiger Einnahme des desogestrelhaltigen Präparates signifikant ab,

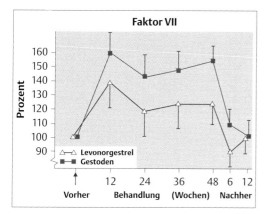

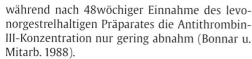

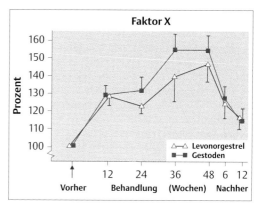

Abb. **7** Konzentrationen des Faktors VII vor, nach 12-, 24-, 36- und 48wöchiger Behandlung sowie 6 und 12 Wochen nach Abschluß der Behandlung. Untersucht wurden 60 Frauen, die randomisiert mit einem triphasischen levonorgstrel- oder gestodenhaltigen Präparat behandelt wurden. Die Faktor-VII-Konzentration steigt bei beiden Präparaten nach 12wöchiger Behandlung signifikant (p < 0,01) an. Die Zunahme ist allerdings unter dem gestodenhaltigen Präparat stärker. Nach der Behandlung kehrt die Faktor-VII-Konzentration innerhalb von 6 Wochen auf den Ausgangswert zurück (Bonnar u. Mitarb. 1992).

Abb. **8** Konzentrationen des Faktors X vor, nach 12-, 24-, 36- und 48wöchiger Behandlung sowie 6 und 12 Wochen nach Abschluß der Behandlung. Untersucht wurden 60 Frauen, die randomisiert mit einem triphasischen levonorgestrel- oder gestodenhaltigen Präparat behandelt wurden. Die Faktor-X-Aktivität steigt bei beiden Präparaten während der Behandlung signifikant (p < 0,01) an und bleibt bis zu 12 Wochen nach der Behandlung im Vergleich mit dem Ausgangswert erhöht (Bonnar u. Mitarb. 1992).

während nach 48wöchiger Einnahme des levonorgestrelhaltigen Präparates die Antithrombin-III-Konzentration nur gering abnahm (Bonnar u. Mitarb. 1988).

In einer anderen Studie war während der 3monatigen Behandlungszeit die Antithrombin-III-Konzentration im Plasma bei Einnahme desogestrelhaltiger Präparate höher als bei levonorgestrelhaltigen Präparaten (Weinges u. Mitarb. 1995).

In einer weiteren Studie mit 36 Frauen, die entweder monophasische desogestrelhaltige oder triphasische levonorgestrelhaltige Präparate einnahmen, konnten während eines Zeitraums von 6 Monaten zwischen beiden Präparaten keine unterschiedlichen Gerinnungsprofile gefunden werden. Deshalb wurden die Daten der Studien zusammengefaßt (David u. Mitarb. 1990). Diese Studie zeigte, ähnlich anderen, eine signifikante Zunahme der Konzentrationen des vernetzbaren Fibrinogen und der Faktoren VIIc und Xc. Während der Behandlungszeit veränderte sich die Antithrombin-III-Aktivität nicht signifikant, obwohl dessen Antigenkonzentration signifikant abnahm.

Vergleichende Studien mit triphasischen levonorgestrelhaltigen und triphasischen gestoden-

haltigen Präparaten in Kombination mit Ethinylestradiol von bis zu 12 Monaten Dauer zeigten gesteigerte Konzentrationen der Faktoren VII und X (Abb. **7** u. **8**), der Faktoren V und XII sowie des Fibrinogens bei gleichzeitig gering abnehmender oder unveränderter Antithrombin-III-Konzentration und anti-Faktor-X-Aktivität (Cohen u. Mitarb. 1988, Omsjo 1989, Bonnar u. Mitarb. 1992). Es wurde gezeigt, daß die Faktor-VII-Aktivität und die Fibrinogenkonzentration schon nach 12wöchiger Einnahme eines triphasischen gestodenhaltigen Präparates signifikant höher lag als nach Einnahme eines triphasischen levonorgestrelhaltigen Kontrazeptivums (Cohen u. Mitarb. 1988, Bonnar u. Mitarb. 1992). Ferner wurde gezeigt, daß die Protein-C-Konzentration nach 3 Zyklen des triphasischen gestodenhaltigen Präparates niedriger sind, als bei dem triphasischen levonorgestrelhaltigen Präparat (Cohen u. Mitarb. 1988). Diese Studien deuten darauf hin, daß die levonorgestrelhaltigen Kombinationspräparate die Gerinnungsfaktoren weniger aktivieren als die gestodenhaltigen. Insgesamt deuten die Wirkungen der triphasischen levonorgestrel- und gestodenhaltigen Pillen darauf hin, daß Gestoden etwas stärkere estrogene Wirkung zeigt.

Fibrinolyse

⚠ Orale levonorgestrelhaltige Kontrazeptiva steigern die Fibrinolyseaktivität signifikant.

Im Gegensatz zu den Gerinnungsfaktoren scheint die *Aktivierung der fibrinolytischen Enzymsysteme* bei levonorgestrelhaltigen Präparaten und bei oralen Kontrazeptiva, die andere Gestagene enthalten, sehr ähnlich zu sein. In der großen Studie der Weltgesundheitsorganisation (Arbeitsgruppe Orale Kontrazeptiva 1991) nahmen Fibrinolyse und Plasminogenkonzentration in ähnlicher Weise hoch signifikant zu, wenn Präparate mit 50 µg oder 30 µg Ethinylestradiol in Kombination mit 150 µg oder 250 µg Levonorgestrel bzw. 50 µg Ethinylestradiol in Kombination mit 1 mg Norethisteronazetat eingenommen wurden. Während sich bei levonorgestrelhaltigen Präparaten die alpha-2-Antiplasmin-Konzentrationen nicht signifikant veränderten, nahmen diese nach 12monatiger Anwendung des norethisteronazetathaltigen Präparates signifikant ab. Ähnliche Anstiege der Plasminogen-Konzentrationen wurden in vergleichenden Studien mit triphasischen levonorgestrel- bzw. norethisteronhaltigen Präparaten (Bonnar u. Mitarb. 1991, Notelovitz 1992) gefunden. Bonnar (1991) fand sowohl unter triphasischen levonorgestrel- als auch norethisteronhaltigen Präparaten eine hoch signifikante Abnahme der Antigenkonzentration des Plasminogen*aktivators* und der Konzentration des Plasminogen*inhibitors*. Dies deutet darauf hin, daß die gesteigerte Fibrinolyseaktivität bei Frauen, die orale Kontrazeptiva einnehmen, nicht auf einer Zunahme der Plasminogenaktivator-Konzentration im Blut beruht. Eine verminderte Konzentration des Plasminogenaktivator-*Inhibitors* würde die Fibrinolyseaktivität steigern. Die geringeren Konzentrationen des Plasminogenaktivator-*Antigens* könnten auch auf einem Verbrauch beruhen. Die in dieser Studie beobachtete geringe Zunahme der Fibrinspaltprodukte könnte auf eine Fibrinolyse hindeuten, die reaktiv durch Aktivierung des Gerinnungssystems entstand.
Eine vergleichende Studie mit einem triphasischen levonorgestrelhaltigen Präparat und einem monophasischen desogestrelhaltigen Präparat zeigte, daß die triphasische levonorgestrelhaltige Pille die Fibrinolyseaktivität – im Unterschied zur desogestrelhaltigen – signifikant steigerte (Bonnar u. Mitarb. 1988).

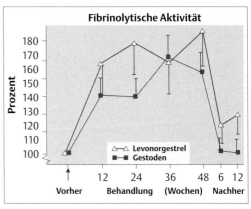

Abb. **9** Fibrinolytische Aktivität vor, nach 12-, 24-, 36- und 48wöchiger Behandlung sowie 6 und 12 Wochen nach Abschluß der Behandlung. Untersucht wurden 60 Frauen, die randomisiert mit einem triphasischen levonorgestrel- oder gestodenhaltigen Präparat behandelt wurden. Bei beiden Präparaten nimmt die basale fibrinolytische Aktivität ab der 12. Behandlungswoche signifikant ($p < 0{,}02$) zu und kehrt nach der Behandlung innerhalb von 6 Wochen auf die Ausgangswerte zurück. Obschon die Fibrinolyseaktivität bei gestodenhaltigen Präparaten weniger zunimmt als bei levonorgestrelhaltigen, waren die Unterschiede statistisch nicht signifikant (Bonnar u. Mitarb. 1992).

In ihrer Studie mit zwei phasischen oralen Kontrazeptiva fanden Weinges u. Mitarb. (1995) sowohl während der Behandlung mit desogestrel- als auch mit levonorgestrelhaltigen Präparaten eine ähnliche, signifikant erhöhte Plasminogenaktivität, Plasminogenkonzentration und Euglobulinthrombolyse. Während des Zyklus nach Absetzen des Kontrazeptivums waren jedoch die Plasminogenaktivitäten in der Desogestrelgruppe höher als in der Levonorgestrelgruppe.

Vergleichende Studien zeigten, daß sowohl dreistufige levonorgestrelhaltige als auch gestodenhaltige Präparate die Fibrinolyseaktivität (Abb. **9**) und die Plasminogenkonzentration hoch signifikant steigern (Bonnar u. Mitarb. 1992).

⚠ Diese Aktivierung des Fibrinolysesystems (um etwa 60%) gleicht die höheren Konzentrationen der Gerinnungsfaktoren und des Fibrinogens aus und erhält damit das Gleichgewicht von Gerinnung und Fibrinolyse.

Thrombozyten

Thrombozyten spielen bei der gesteigerten Gerinnungsaktivität von Frauen, die orale Kontrazeptiva einnehmen, eine wesentliche Rolle (Kunz u. Mitarb. 1990). *In vitro*-Studien zu den Wirkungen oraler Kontrazeptiva deuten darauf hin, daß Steroide die **Thrombozytenaggregation** nicht beeinträchtigen. *In vivo*-Studien zeigten jedoch, daß die Thrombozyten bei Frauen, die orale Kontrazeptiva einnehmen, aktiviert sind (Huch u. Mitarb. 1987). Dessen ungeachtet wurde sowohl eine verstärkte (Sabra u. Bonnar 1982, Daly u. Bonnar 1990), als auch eine unveränderte (David u. Mitarb. 1990) Aktivierung der Thrombozyten bei Frauen unter oralen Kontrazeptiva beschrieben. Die Widersprüchlichkeit dieser Ergebnisse spiegelt die **Schwierigkeiten** wider, die der Untersuchung von Thrombozyten außerhalb ihrer natürlichen Umgebung anhaften. Thrombozyten können *in vitro* während der Venenpunktion und während der Zentrifugation aktiviert werden. In den letzten Jahren wurden empfindliche Methoden entwickelt, die es ermöglichen, die Thrombozytenaggregation im Vollblut zu untersuchen (Fox u. Mitarb. 1982). Wir konnten zeigen, daß die Thrombozytenaggregation im Vollblut durch die Einnahme oraler Kontrazeptiva signifikant ansteigt (Norris u. Bonnar 1994), und daß dies verhindert werden kann, wenn die Zyklooxygenase oder die Thromboxan-Synthetase gehemmt werden (Norris u. Mitarb. 1996). Diese Befunde deuten darauf hin, daß die thrombozytären Prostanoide für die **Aktivierung** der **Thrombozyten** bei Einnahme oraler Kontrazeptiva wichtig sein könnten.

⚠ Für die gesteigerte Thrombozytenaggregation sind weitgehend die in den Kombinationspräparaten enthaltenen Estrogene verantwortlich. Das ebenfalls enthaltene Gestagen kann jedoch analog zu den Veränderungen des Gerinnungs- und Fibrinolysesystems die Estrogenwirkungen modifizieren.

1983 zeigten Sabra u. Bonnar, daß bei Frauen, die ein Kombinationspräparat mit 50 µg Ethinylestradiol und *Norethisteron* einnahmen, die **Gerinnungszeit** kürzer war als bei Frauen, die ein Kombinationspräparat mit 30 µg Ethinylestradiol und *Levonorgestrel* einnahmen. Die Thrombozytenaggregation erfolgte nach Einnahme eines Kombinationspräparates mit 50 µg Ethinylestradiol und Norethisteron und eines Kombinations-

präparates mit 30 µg Ethinylestradiol und Norethisteron gleich schnell (Sabra u. Bonnar 1983). In einer Studie, in der monophasische und triphasische levonorgestrelhaltige oder monophasische desogestrelhaltige Präparate miteinander verglichen wurden, war die **Thrombozytenaggregation** in allen Gruppen vergleichbar. Auch die Thrombozytenzahl war unverändert (Rackockzi u. Mitarb. 1985). Im Gegensatz dazu zeigte eine ähnliche Studie, daß die durch ADP, nicht aber die durch Kollagen induzierte Thrombozytenaggregation bei Frauen, die ein Kombinationspräparat mit Levonorgestrel und 30 µg Ethinylestradiol einnahmen, signifikant gesteigert ist. Eine gesteigerte Thrombozytenaggregation wurde auch bei Frauen, die monophasische desogestrelhaltige oder triphasische levonorgestrelhaltige Präparate einnahmen, beobachtet. Diese Veränderungen waren allerdings statistisch nicht signifikant (Prassad u. Mitarb. 1989). David u. Mitarb. (1990) untersuchten die Thrombozytenaggregation und die Freisetzung des in den dichten Granula der Thrombozyten enthaltenen **Beta-Thromboglobulins** bei 2 Gruppen von Frauen. Eine Gruppe nahm monophasische desogestrelhaltige, die andere monophasische levonorgestrelhaltige Präparate ein. Die Konzentrationen des Beta-Thromboglobulin und die Thrombozytenaggregation veränderten sich während der Studie in keiner der beiden Gruppen (David u. Mitarb. 1990). Ähnlich zeigten Weinges u. Mitarb. (1990), daß die Thrombozytenfunktion nach 12wöchiger Behandlung mit entweder einem triphasischen levonorgestrelhaltigen oder einem biphasischen desogestrelhaltigen Kontrazeptivum unverändert bleibt.

Die **Ergebnisse** dieser Studien zeigen, daß levonorgestrelhaltige Kombinationspräparate die Thrombozytenaggregation im Vergleich mit anderen Kombinationspräparaten mehr, weniger oder vergleichbar stark aktivieren. Unglücklicherweise wurden bei diesen Studien viele unterschiedliche Methoden zur Untersuchung der Thrombozytenaktivierung eingesetzt, weshalb die Ergebnisse *nicht direkt vergleichbar* sein mögen. Neuere Studien, die empfindlichere Methoden einsetzten, konzentrierten sich auf die Wirkungen der Gestagene der 3. Generation. Deshalb liegen nur wenige aktuelle Studien vor, in denen die Thrombozytenfunktion während der Einnahme levonorgestrelhaltiger Kombinationspräparate mit den neuen Methoden untersucht wurde.

Unsere Studien deuteten darauf hin, daß die Thrombozyten durch orale Kontrazeptiva aktiviert werden, indem das Gleichgewicht von Thromboxan A_2 und Prostacyclin (TXA_2/PG_2) zugunsten von Thromboxan A_2 verschoben wird (Norris u. Bonnar 1996). Ylikorkala u. Mitarb. (1982) zeigten, daß die Konzentration des Prostacyclinmetaboliten 6-Keto-$PGF_{1\,alpha}$ im Plasma von Frauen, die das monophasische levonorgestrelhaltige Präparat einnahmen, vermindert, die Konzentration von Thromboxan B_2 im Serum dagegen gesteigert war (Ylikorkala u. Mitarb. 1982). Bei Patientinnen, die gestagenhaltige Monopräparate (Minipille) einnahmen, waren die Thromboxan-B_2-Konzentrationen jedoch vermindert.

> Die Autoren schließen daraus, daß die Estrogenkomponente in oralen Kontrazeptiva das Verhältnis Thromboxan A_2/PGI_2 zugunsten von Thromboxan A_2 verschiebt, während die Gestagenkomponente dem entgegenwirkt. Allerdings könnten die verfügbaren Gestagene die Estrogenwirkungen unterschiedlich stark antagonisieren.

Durch die Bestimmung der im Urin ausgeschiedenen Prostacyclinmetaboliten können Prostanoide zuverlässiger als im Plasma oder im Serum bestimmt werden. In einer späteren Studie zeigten Ylikorkala u. Mitarb. (1987), daß durch desogestrelhaltige Kombinationspräparate die Ausscheidung von 6-Keto-$PGF_{1\,alpha}$ im Urin gesteigert wird. Dieser Anstieg trat nicht auf, wenn ein monophasisches levonorgestrelhaltiges Kombinationspräparat oder Gestagen alleine eingenommen wurden. Die Autoren vermuten, daß zwischen der Zunahme der Prostacyclinmetabolite und den HDL_2-Konzentrationen im Serum eine Beziehung besteht (Ylikorkala u. Mitarb. 1987).

Präparate, die Desogestrel und Gestoden enthalten, sind mit einem HDL-Anstieg verbunden, während zu levonorgestrelhaltigen Präparaten entweder unveränderte oder erhöhte HDL-Spiegel berichtet werden (Robinson 1994).

Methodische Diskrepanzen erschweren zwar eine korrekte Einschätzung der Unterschiede in der Wirkung von Levonorgestrel-Kombinationen und neueren Kombinationen, es ist aber anzunehmen, daß die prostanoidvermittelte Thrombozytenaktivierung bei Patientinnen, die levonorgestrelhaltige Kombinationen erhalten, etwas größer ist als bei solchen, denen andere niedrigdosierte Präparate verabreicht werden. Dies läßt sich nur in größeren Studien mit neueren und empfindlicheren Techniken verifizieren.

Schlußfolgerung

Obwohl orale Kontrazeptiva die Konzentrationen der Gerinnungsfaktoren signifikant verändern, wird jedoch die Aktivität des Fibrinolysesystems verstärkt, wodurch das dynamische Gleichgewicht aus Gerinnung und Fibrinolyse erhalten bleiben dürfte. Die klinischen Konsequenzen dieser Veränderungen lassen sich nicht genau einschätzen. Veränderungen der Gerinnungsvariablen sind überwiegend der Estrogendosierung zugeschrieben worden (Norris u. Bonnar 1996, Melis u. Mitarb. 1991). Auch ist der Estrogengehalt kombinierter oraler Kontrazeptiva mit dem Risiko erhöhter thromboembolischer Ereignisse in Verbindung gebracht worden (Meade u. Mitarb. 1988). Möglicherweise modifiziert das in Kombination gegebene Gestagen dieses Risiko.

Aus kürzlich veröffentlichten epidemiologischen Daten ließe sich der Schluß ziehen, daß bei oralen Kontrazeptiva mit gleichem Ethinylestradiolgehalt Levonorgestrel eine stärker modifizierende Wirkung ausüben könnte als Desogestrel und Gestoden (Poulter u. Mitarb. 1995, Jick u. Mitarb. 1995). Die meisten vergleichenden Hämostase-Studien mit Kontrazeptiva, die Levonorgestrel enthalten und solchen der dritten Generation umfaßten nur relativ wenige Patientinnen und ergaben sehr ähnliche Werte für die Aktivierung von Koagulation und Fibrinolyse. Im allgemeinen scheint bei Levonorgestrel-Präparaten die Erhöhung der Gerinnungsfaktoren ein wenig geringer zu sein; eine Verstärkung der Fibrinolyse scheint dagegen gleich stark ausgeprägt zu sein. Es besteht noch immer Unklarheit hinsichtlich des Zusammenhangs zwischen den geringen Differenzen in der Gerinnungsaktivität bei Frauen, die Levonorgestrel-Präparate einnehmen, und solchen, denen Präparate der dritten Generation verabreicht werden, und neueren Berichten, denen zufolge unter Kontrazeptiva der dritten Generation das Risiko einer Thromboembolie doppelt so hoch ist wie unter Levonorgestrel-Kombinationen (Jick u. Mitarb. 1995). Es ist jedoch möglich, daß in Situationen mit einer lokalen Aktivierung des hämostatischen Systems, d.h. bei einer Gefäßwandläsion oder einer örtlich begrenzten Zirkulationsstörung, die durch orale Kontrazeptiva induzierten Veränderungen eine synergistische Wirkung ausüben und damit eine Thrombusbildung begünstigen. Inauen u. Mitarb.

(1987) haben gezeigt, daß eine übermäßige Ablagerung von Fibrin und Thrombozyten erfolgte, wenn Blut von Patientinnen, die orale Kontrazeptiva einnahmen, mit geschädigtem Endothel in Berührung gebracht wurde. In einer solchen Situation könnten geringe Unterschiede zwischen der Wirkung levonorgestrelhaltiger Präparate und Kontrazeptiva der dritten Generation auf das hämostatische System wichtig sein. Die geringsten Veränderungen des Gerinnungssystems treten anscheinend bei oralen Kontrazeptiva auf, die 20 µg Ethinylestradiol enthalten (Norris u. Bonnar 1996). Es sind jedoch nur ungenügende epidemiologische Daten verfügbar, die beweisen könnten, daß bei solchen Kombinationen Thromboembolien weniger häufig sind.

Literatur

Beller, K. F., C. Ebert: Effects of oral contraceptives on blood coagulation. A review. Obstetric and Gynaecological Survey 40 (1985) 425 – 436

Bonnar, J.: Coagulation effects of oral contraception. Amer. J. Obstet. Gynaecol. 157 (1987) 1042 – 1048

Bonnar, J.: Changes in coagulation and fibrinolysis with low dose oral contraceptives. Advances in Contraception 7. Supplement 3 (1991) 285 – 291

Bonnar, J., L. Daly, A. Sabra, A. Carroll: Effects of oral contraception on blood clotting. In: Runnebaum, R., T. Rabe, L. Kiesel (Eds.): Female Contraception. Springer Verlag, Berlin, Heidelberg 1988 (56 – 59)

Bonnar, J., L. Daly, B. L. Sheppard: Effects of triphasic gestodene/ethinyl estradiol on coagulation, fibrinolysis and platelets. In: Triphasic Gestodene – A new concept in oral contraception. Parthenon Publishing 1992 (55 – 66)

Cohen, H., I. J. Mackie, K. Walshe, M. D. G. Gillmer, S. J. Machin: A comparison of the effects of two triphasic oral contraceptives on haemostasis. British Journal of Haematology 69 (1988) 259 – 263

Daly, L., J. Bonnar: Comparative studies of 30 µg ethinyloestradiol combined with gestodene and desogestrel on blood coagulation, fibrinolysis and platelets. Amer. J. Obstet. Gynecol. 163 (1990) 430 – 437

David, J. L., U. J. Gaspard, D. Gillian, R. Raskinet, M. R. Lepot: Haemostasis profile in women taking low dose oral contraceptives. Amer. J. Obstet. Gynecol. 163 (1990) 420 – 423

Fox, S. C., M. Burgess-Wilson, S. Heptinstall, J. R. A. Mitchell: Platelet aggregation in whole blood determined using the Ultra-flo-100 platelet counter. Thromb. Haemost. 48, 3 (1982) 327 – 329

Huch, K. M., M. B. Elam, C. M. Chesney: Oral contraceptive steroid induced platelet coagulant hyper-

activity: dissociation of *in vivo* and *in vitro* events. Thromb. Res. 48 (1987) 41 – 50

Inauen, W., H. R. Baumgartner, A. Haerberli, P. W. Straub: Excessive deposition of fibrin, platelets and platelet thrombi on vascular subendothelium during contraceptive drug treatment. Thromb. Haemost. 57, 93 (1987) 306 – 309

Jick, H., S. S. Jick, V. Gurewich, M. W. Myers Vasilaskis: Risk of idiopathic cardiovascular death and non fatal venous thromboembolism in women using oral contraceptives with differing progestagen components. Lancet 346 (1995) 1589 – 1593

Jordan, W. M.: Pulmonary Embolism. Lancet II (1961) 1146 – 1147

Kloosterberg, G., H. Rakers: Effects of three combined oral contraceptive preparations containing desogestrel plus ethinyloestradiol on lipid metabolism in comparison with two levonorgestrel preparations. Amer. J. Obstet. Gynecol. 163 (1990) 370 – 373

Kunz, F., C. Pechlaner, M. Taberelli, E. Solder, W. D. Zwierzina: Influence of oral contraceptives on coagulation tests in native blood and plasma. Amer. J. Obstet. Gynecol. 163 (1990) 417 – 420

Meade, T. W.: Risks and mechanisms of cardiovascular events in users or oral contraceptives. Amer. J. Obstet. Gynecol. 158 (1988) 1646 – 1652

Melis, G. B., F. Fruzzetti, I. Nicoletti, C. Ricci, P. Lammers, W. J. Atsma, P. Fioretti: A comparative study on the effects of a monophasic pill containing desogestrel plus 20 ug ethinoestradiol, a triphasic combination containing levonorgestrel and a monophasic combination containing gestodene on coagulatory factors. Contraception 43 (1991) 23 – 31

Norris, L. A., J. Bonnar: Effect of oestrogen dose on whole blood platelet activation in women taking new low dose oral contraceptives. Thromb. Haemost. 72, 6 (1994) 926 – 930

Norris, L. A., M. Devitt, J. Bonnar: The role of thromboxane A$_2$ in increased whole blood platelet aggregation in oral contraceptive users. Thromb. Res. 81, 4 (1996) 407 – 417

Norris, L. A., J. Bonnar: The effect of oestrogen dose and progestogen type on haemostatic changes in women taking low dose oral contraceptives. Br. J. Obstet. Gynecol. 103 (1996) 261 – 267

Notelovitz, M., C. S. Kitchens, F. Y. Khan: Changes in coagulation and anti-coagulation in women taking low-dose triphasic oral contraceptives: a controlled comparative twelve months clinical trial. Amer. J. Obstet. Gynecol. 167 (1992) 1255 – 1261

Omsjo, I. H., P. Oian, J. M. Maltau, B. Osterud: Effects of two triphasic oral contraceptives containing ethinyl estradiol plus levonorgestrel or gestodene on blood coagulation and fibrinolysis. Actor Obstetrica Gynecologica Scandinavica 68 (1989) 27 – 30

Poller, L.: Oral contraceptives, blood clotting and thrombosis. British Medical Bulletin 34 (1978) 151–156

Poulter, N. R., C. L. Chang, T. M. M. Farley: Venous thromboembolic disease and combined oral contraceptives: results of an international multicenter case control study. World Health Organisation Collaborative Study of Cardiovascular Disease and Steroid Hormone Contraception. Lancet 346 (1995) 1575–1582

Prassad, R. N. V., S. Koh, S. S. Ratnam: Effects of three types of combined oral contraceptive pills on blood coagulation, fibrinolysis and platelet function. Contraception 39, 4 (1989) 369–383

Rackoczi, I., G. Gero, J. Demeter, I. Gati: Comparative metabolic effects of oral contraceptive preparations containing different progestogens. Effects of desogestrel and ethinyloestradiol. Arzeimittelforsch. 35, 3 (1985) 630–633

Robinson, G. E.: Low dose combined oral contraceptives. Br. J. Obstet. Gynecol. 101 (1994) 1036–1041

Sabra, A., J. Bonnar: Haemostatic system changes induced by 50 microgram and 30 microgram estrogen/progestogen oral contraceptive. Modification of oestrogen effects by levonorgestrel. Journal of Reproductive Medicine 28 (1983) 85–91

Task Force on Oral Contraceptives – W.H.O. Special Programme on Research, Development and Research Training in Human Reproduction: A multicentre study of coagulation and haemostatic variables during oral contraception: variations with four formulations. Br. J. Obstet. Gynecol. 98 (1991) 1117–1128

Weinges, K. F., E. Wenzel, P. Hellstern, T. B. P. Geurts, T. O. M. Dieben: The effects of two phasic oral contraceptives on haemostasis and platelet functions. Advances in Contraception 11 (1995) 227–237

World Health Organisation Collaborative Study of Cardiovascular Disease and Steroid Hormone Contraception: Effect of different progestogens in low oestrogen oral contraceptives on venous thromboembolic disease. Lancet 346 (1995) 1582–1588

Ylikorkala, O., J. Poulakka, L. Viinikka: The effect of oral contraceptives on anti-aggregatory prostacyclin and proaggregatory thromboxane A_2 in humans. Amer. J. Obstet. Gynecol. 142 (1982) 573–576

Ylikorkala, O., T. Kuusi, M. J. Tikkanen, L. Viinika: Desogestrel and levonorgestrel containing oral contraceptives have different effects on urinary excretion of prostacyclin metabolites and serum high density lipoproteins. J. Clin. Endocrinol. Metab. 65 (1987) 1238–1242

Die klinische Manifestation gemeinsamer biologischer Eigenschaften: Die Bedeutung der Balance in oralen Kontrazeptiva

The Clinical Expression of Shared Biological Properties: The Importance of Balance in Oral Contraceptives

G. Virginia Upton

Das Ziel neuer kombinierter oraler Kontrazeptiva mit geringerem Wirkstoffgehalt ist es, das Nebenwirkungsprofil zu verbessern, ohne die Wirksamkeit und die Zykluskontrolle zu gefährden. Die levonorgestrel-/ethinylestradiolhaltigen Kontrazeptiva haben ein optimales Gleichgewicht durch Beibehaltung des Verhältnisses aus Gestagen und Estrogen erreicht. Daher werden neue niedriger dosierte Präparate aufgrund ihres verminderten Steroidgehalts ein günstigeres Nebenwirkungsprofil zeigen, aber gleichzeitig ihre ausgezeichnete Wirksamkeit und Zykluskontrolle wegen des weiterhin optimalen Verhältnisses der Steroide beibehalten.

Die Studien zur Akne unterstreichen die Bedeutung der Ausgewogenheit. Diese Daten unterstützen das Konzept, daß mono- und triphasische levonorgestrelhaltige Präparate in den in oralen Kontrazeptiva eingesetzten Dosen und Kombinationen (mit Estrogen) keine androgenen Wirkungen zeigen. Da ein Anstieg der Konzentration des sexualhormonbindenden Globulins (SHBG) eine spezifische Estrogenwirkung darstellt und da sowohl monophasische als auch triphasische levonorgestrelhaltige Präparate die Konzentration des sexualhormonbindenden Globulins erhöhen, sind diese Präparate als nicht androgen anzusehen. Die bei Akne, einer Erkrankung, die durch Androgen ausgelöst und unterstützt wird, beobachtete Verbesserung durch niedrig dosierte mono- und triphasische levonorgestrelhaltige Präparate sollte nicht als Hinweis darauf verstanden werden, daß diese Kontrazeptiva eine neuartige Therapie der Akne wären; vielmehr deuten diese Daten darauf hin, daß niedrig dosierte monophasische (Nordette, Stediril-30) und triphasische (Triphasil, Trinordiol) Präparate eine bevorzugte Behandlungsmöglichkeit für Frauen sind, die der Kontrazeption bedürfen und unter Akne leiden. ■

The aim of new, lower-dose OC's is to improve the side-effect profile without compromising efficacy and cycle control. The levonorgestrel/ethinylestradiol contraceptive products have achieved an optimum balance by maintaining the same ratio of progestagen to estrogen. Thus, new lower-dose products will deliver an improved side-effect profile by virtue of the reduced steroid content but will maintain the excellent efficacy and cycle control because of the consistent optimum balanced ratio of steroids.

The acne studies underline the importance of balance. These data lend support to the concept that levonorgestrel monophasic and triphasic preparations do not manifest androgenic properties at the doses and combinations (with estrogen) used in these low-dose OC's. Because an increase in SHBG levels is distinctly an estrogenic response, and because both low-dose monophasic and triphasic levonorgestrel products increase SHBG levels, these formulations are not considered androgenic. The improvement observed in acne, a disorder induced and supported by androgen, with the use of low-dose levonorgestrel monophasic/triphasic preparations, should not be interpreted as suggesting that these contraceptives are a new therapy for acne; rather, these data suggest that levonorgestrel low-dose monophasic (Nordette, Stediril-30) and triphasic (Triphasil, Trinordiol) preparations are a preferred treatment for women who require contraception and who also have acne. ■

Zerstörung der Mythen

In neueren Publikationen traten falsche Vorstellungen über das Rationale der Entwicklung neuer Kontrazeptiva auf. Diese nicht zu haltenden Vorstellungen haben einen so breiten Eingang in die Literatur gefunden, daß sie als Tatsachen angesehen werden. Es ist an der Zeit, die **Strategien** für

Neuentwicklungen zu überdenken. Bei der Suche nach besseren Methoden zur Schwangerschaftsverhütung wurde das Augenmerk weniger auf bestimmte biologische Wirkungen, als vielmehr darauf gerichtet, die **Nebenwirkungen** insgesamt zu verringern. Daher lassen sich die Strategien zur Verbesserung oraler Kontrazeptiva als Auswahl bei den Steroiden, des Anwendungsregimes, der Dosis und schließlich auch der Dosisverhältnisse oder der „Balance" der Hormone zusammenfassen.

Wahl der Steroide

In kombinierten oralen Kontrazeptiva finden sich am häufigsten als Gestagene die **19-Nortestosteronderivate,** zu denen auch die sogenannten Kontrazeptiva der 3. Generation (Gestoden, Desogestrel und Norgestimat) gehören. Als Gruppe weisen die 19-Nortestosteronderivate verschiedene, unterschiedlich starke biologische Wirkungen (sog. **Partialwirkungen**) auf. Zu nennen sind beispielsweise die progestagene, estrogene oder androgene, die antiestrogene oder anabole Partialwirkung. Die Eigenschaften eines 19-Nortestosteronderivates als kontrazeptive Komponente sind zu beurteilen auf Basis ihrer ovulationshemmenden Eigenschaften und dem Ausmaß einer Trennung seiner gestagenen Aktivität von anderen biologischen Aktivitäten. Das **Wirkprofil** eines Steroids wird zunächst in breiten Dosisbereichen in Tierversuchen untersucht, wobei nicht selten mehr als eine Wirkung beobachtet wird. Werden die Gestagene mit **Estrogenen** kombiniert und in kontrazeptiv wirkenden Dosen beim Menschen eingesetzt, kommt es sehr wahrscheinlich nur zur gestagenen Wirkung, da die dosisabhängigen, getrennten Wirkungen bereits ausschlaggebend für die Wahl des Gestagens waren. Die Eigenschaften, d.h. das **reproduktive Profil** eines Steroids und die Balance, also das Dosisverhältnis der in einem kombinierten Kontrazeptivum enthaltenen Steroide (z.B. Progestagen [P] und Estrogen [E]) sind extrem wichtig. Diese **Ausgewogenheit** bestimmt die Richtung der klinischen Ausprägung dieser Partialwirkungen. Bekanntlich wirken Gestagene biologisch qualitativ ähnlich, unterliegen aber in Art und Stärke ihrer Partialwirkungen einer Dosis-Wirkungs-Beziehung. Es ist schwer, einzelne Eigenschaften einer Substanz klinischen Wirkungen zuzuordnen, wenn ein Gestagen mehrere Partialwirkungen entfaltet, und außerdem noch mit einem Estrogen kombiniert wird, das die kli-

nische Wirkung zusätzlich beeinflußt. Die „biogebraische" Summation (algebraische Summierung biologischer Aktivitäten) bestimmt letztlich die klinische Wirkung (Upton 1990).

Z.B. wirkt Levonorgestrel (LNG) in Tierexperimenten niedrig dosiert stark gestagen und ovulationshemmend, hoch dosiert dagegen etwas anabol und androgen (Upton u. Corbin 1989). Im Tiermodell tritt keine androgene Wirkung auf, wenn geringe Dosen dieses Gestagens mit kontrazeptiv wirkenden Estrogendosen kombiniert werden.

🛈 Beim Menschen spricht die klinische Evidenz dafür, daß Levonorgestrel ein nicht-androgenes Profil hat, was die präklinischen Ergebnisse bestätigt.

Deshalb ist die schwache androgene Partialwirkung von LNG klinisch zu vernachlässigen, wenn es in Kombination mit Ethinylestradiol (EE) als Kontrazeptivum gegeben wird. Da in oralen Kontrazeptiva ein Gestagen mit einem Estrogen kombiniert ist, stellt die klinische Wirkung dieser Präparate eine **algebraische Summation** ihrer biologischen Partialwirkungen dar (biogebraisch) (Upton 1990). Dies gilt für alle Kombinationspräparate. Wenn ein gut ausgewogenes Gestagen/ EE-Verhältnis in einer gegebenen „Familie" von Kontrazeptiva beibehalten wird, können Arzt und Frau ein individuell optimales Präparat auswählen, wobei dessen pharmakologische Wirkung besser eingeschätzt werden kann.

Arzt und Patientin erleben keine Überraschungen, wenn gut bekannte Präparate verschrieben werden. So wurde z.B. das **Dosisverhältnis** von 5:1 bei allen levonorgestrelhaltigen, monophasischen Kombinationspräparaten beibehalten (Abb. **10**). Von (z.B.) Stediril-d® (250 µg LNG/50 µg EE) über (z.B.) Stediril-30 (150 µg LNG/30 µg EE) bis zu den neuen Präparaten (z.B.) Leios® (100 µg LNG/20 µg EE) wurde dasselbe Verhältnis (LNG : EE = 5:1) beibehalten, ohne daß Sicherheit, Wirksamkeit oder Zykluskontrolle beeinträchtigt worden wären, was die Bedeutung ausgewogener Dosisverhältnisse unterstreicht.

Für die Auswahl eines Steroids ist auch dessen **Metabolismus** zu beachten. Einige Steroide müssen metabolisiert werden, um zu wirken, wie z.B. das „Prodrug" Desogestrel. Die Wirkung der Metaboliten und deren Anteil an der klinischen Gesamtwirkung muß bei der Auswahl auch berücksichtigt werden.

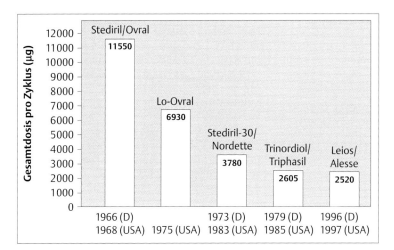

Abb. **10** Bisher eingeführte levonorgestrel- und ethinylestradiolhaltige Präparate, aufgeführt nach stetig abfallender Gesamtsteroiddosis (µg/Zyklus) in Bezug zum Einführungsjahr (D/USA). Jedes monophasische Präparat enthält Levonorgestrel und Ethinylestradiol im Verhältnis 5 : 1.

Der Sachverhalt wird noch komplizierter, da das (für den Metabolismus jedes Steroids) erforderliche Enzymsystem auch andere **Enzymsysteme** und dadurch den Stoffwechsel des als Kombinationspartner eingesetzten Steroids beeinflussen kann. Dadurch kann der Abbau verlangsamt oder beschleunigt werden, wodurch Synergien oder unerwünschte biogebraische Indices auftreten.

⚠ Levonorgestrel unterliegt z.B. einem einfachen, direkten Abbau (Abb. **11**). Da kein „firstpass"-Effekt besteht, ist es vollständig bioverfügbar (Sisenwine u. Mitarb. 1975, Orme u. Mitarb. 1983).

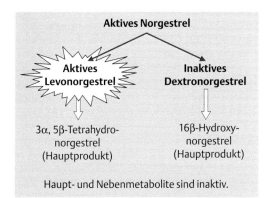

Abb. **11** Norgestrel. Dargestellt ist die Trennung in aktive und inaktive Enantiomere sowie deren Metabolismus.

Wissenschaftliche Rationale der oralen Kontrazeption

Das Ziel oraler Kontrazeption war und ist die **Hemmung der Ovulation.** Seit den frühen 40er Jahren war bekannt, daß Estrogene beim Menschen die Ovulation hemmen, wenn sie in aufeinander folgenden Behandlungszyklen appliziert werden. Diese Hemmung war allerdings passager und nicht voraussagbar.

Wissenschaftler erkannten beim Versuch, ein praktisch anwendbares orales Kontrazeptivum zu entwickeln, daß oral applizierbare, die Ovulation hemmende **Gestagene** einen akzeptablen alternativen Ansatz bieten könnten, da Estrogen allein die Ovulation nicht zuverlässig hemmt. Ein solches Gestagen wurde intensiv gesucht. Das Ziel war, eine Substanz zu finden, die kontrazeptiv wirkt, indem sie die Gonadotropinsekretion der Hypophyse und damit die Ovulation unterdrückt. Außerdem sollte die Wirkung mit Absetzen des Präparates beseitigt sein.

Viele kombinierte orale Kontrazeptiva wurden nacheinander entwickelt und auf den Markt gebracht. Unglücklicherweise waren in den ersten Präparaten die Steroid- (besonders die Estrogen-)**Dosen** sehr *hoch,* so daß teilweise sehr ernste **Nebenwirkungen** auftraten. Deshalb mußten neue, *niedriger* dosierte Präparate entwickelt werden. Wegen dieses Bedarfs wurden viele orale Kontrazeptiva (OC) mit veränderter Gestagen/Estrogen-**Relation** hergestellt, wobei jedes Präparat als den anderen überlegen propagiert wurde.

Strategien der Empfängnisverhütung

Folgende Strategien wurden verfolgt, um die Nebenwirkungen oraler Kontrazeptiva zu vermindern:

Strategien zur Verminderung der Nebenwirkungen oraler Kontrazeptiva

1. Verminderung der Steroiddosis,
2. Entwicklung neuer Steroide,
3. Einführung neuer Applikationswege,
4. Kombination verminderter Steroiddosen mit anderem Applikationsweg,
5. neue Gestagene, neue Estrogene, verminderte Gestagen- und Ethinylestradiol-Dosen und andere Regime.

Das **Ziel** ist stets gleich: Dosissenkung ohne Gefährdung der Wirksamkeit, Gewährleistung einer guten Zykluskontrolle und Verminderung von Nebenwirkungen.

Das heute verwendete Estrogen der Wahl

Die Suche nach neuen Steroiden fand ihren vorläufigen Höhepunkt darin, daß in den meisten oralen Kontrazeptiva *Ethinylestradiol* oder *Mestranol* verwendet wurden. Da Mestranol erst nach Umwandlung zu Ethinylestradiol biologisch aktiv ist, und da deutlich geringere Ethinylestradioldosen die Ovulation unterdrücken, wird in oralen Kontrazeptiva bevorzugt **Ethinylestradiol** eingesetzt. Das Augenmerk verschob sich jedoch nach 30 Jahren Erfahrung von den Gestagenen auf verminderte Estrogendosen, neue Estrogene und neue Abgabesysteme. Obwohl einige Anstrengungen unternommen wurden, neue steroidale Estrogene zu identifizieren, geschah dies nicht mit besonderer Priorität. Der aktuelle Forschungsschwerpunkt liegt darin, gewebsselektive, nicht steroidale estrogene Substanzen (Kaufmann u. Mitarb. 1995) zu entwickeln und damit primär im Bereich der **Hormonsubstitution.** Das ideale gewebsspezifische Estrogen müßte den Knochenabbau verhindern, das Herz-Kreislauf-System günstig beeinflussen, Hitzewallungen verhindern und weder Mamma noch Endometrium stimulieren.

Als weiterer wichtiger Aspekt sollen bei der Entwicklung von estrogenen Substanzen gefunden werden, die stark estrogen wirken, gleichzeitig aber die **Leber** weniger beeinflussen. Aktuelle präklinische Studien von Elger u. Mitarb. (1995) beschrieben die Entwicklung von Estrogensulfamaten, die, oral gegeben, aktive Prodrugs darstellen, systemisch stärker wirken und keinem hepatischen first pass Effekt unterliegen. Wie Elger u. Mitarb. 1995 ausführten, könnten aus diesen Substanzen neue orale Kontrazeptiva entwickelt werden, da sie sehr wirksam sind und daher möglicherweise in geringeren Konzentrationen eingesetzt werden können als derzeit verfügbare orale Kontrazeptiva. Außerdem beeinflussen diese Substanzen die Leber weniger oder gar nicht. Aus diesen Gründen könnten diese Substanzen anstelle des Ethinylestradiols zum **Estrogen der Wahl** werden.

Heutige Auswahl des Gestagens

Die wichtigste Entwicklung gestagener Steroide war die Synthese von **Norgestrel,** ein Molekül der 2. Generation (Norethisteron und Norethindron gelten als Moleküle der 1. Generation). Norgestrel (ein Racemat, dessen aktives Enantiomer Levonorgestrel ist) erwies sich als wirkames Gestagen mit antiestrogener und *fehlender* intrinsischer estrogener Wirkung. Es ist bereits als Muttersubstanz biologisch aktiv und hat viele Eigenschaften, die denen anderer Gestagene überlegen sind. Völlig unabhängig von Estrogen wirkt Norgestrel über die gesamte Hypothalamus-Hypophyse-Gonaden-Achse kontrazeptiv. Diese Eigenschaften und seine Wirksamkeit ermöglichten es, den gesamten Steroidgehalt der Kombinationspille deutlich zu senken.

Drei danach entwickelte Gestagene wurden in neu eingeführten Kontrazeptiva verwendet: **Gestoden,** das als Muttersubstanz aktiv ist, **Norgestimat,** das in *Levonorgestrel* umgewandelt wird (Abb. **12**) (Kuhnz u. Mitarb. 1995) und das Prodrug **Desogestrel,** das erst nach zweimaliger Umwandlung als 3-Keto-Desogestrel gestagen wirkt (Viinikka 1979). Das 3-Keto-Desogestrel unterscheidet sich von Levonorgestrel nur durch einen Methyl-Rest in Position 11 (Abb. **13**).

🛈 Während Desogestrel extensiv umgewandelt werden muß, um gestagenartig zu wirken, hat Levonorgestrel den Vorteil, daß es bereits als Muttersubstanz wirkt (Viinikka 1979, Sisenwine u. Mitarb. 1977, Orme u. Mitarb. 1983), einem einfachen Abbau zu inaktiven Molekülen und keinem first pass-Effekt unterliegt, weshalb es 100% bioverfügbar und in seiner Wirkung kalkulierbar ist.

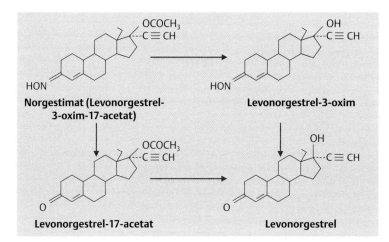

Abb. **12** Der Metabolismus von Norgestimat, der zum Endprodukt Levonorgestrel führt (Kuhnz u. Mitarb. 1995).

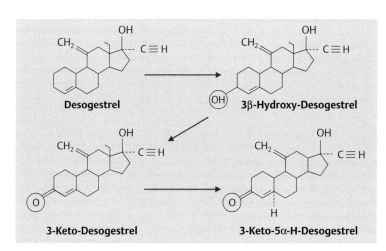

Abb. **13** Metabolismus von Desogestrel. Jeder der dargestellten Metaboliten ist biologisch aktiv. Die stärkste Gestagenwirkung zeigt 3-Keto-Desogestrel (Viinikka 1979).

Die **Suche** nach neuen Steroiden geht noch immer weiter, aber derzeit wird neuen Gestagenen, wie RU-486, Antiestrogenen bzw. Antiandrogenen und einigen Steroiden anderer Gruppen mit hormonähnlicher Wirkung mehr Beachtung geschenkt. Die orale Kontrazeption wird jedoch nicht allgemein als Therapie bestehender Störungen verstanden. Sie sollte allerdings auch keine vorbestehende Störung verstärken oder einen Hormonüberschuß verursachen. Als Beispiel sei die vermeintliche androgene Wirkung von Levonorgestrel und deren fehlende klinische Bedeutung für Frauen, die Kombinationspräparate mit Ethinylestradiol und Levonorgestrel einnehmen, erwähnt.

Androgene bei Frauen

Hintergrund

Akne ist ein wohlbekanntes klinisches Symptom bei gesteigerter Androgensekretion oder Empfindlichkeit gegenüber Androgenen. Leider wurde das Symptom oft nicht ernst genommen, obwohl möglicherweise ernsthafte pathologische Vorgänge zugrunde lagen. Abb. **14** zeigt mögliche Quellen der Androgenproduktion bei Frauen (Upton u. Corbin 1989).

Ein vorherrschendes Konzept war, daß eine Patientin mit Akne kein Kontrazeptivum mit einem Gestagen mit androgener Partialwirkung verwenden sollte (Olsen 1982). Dies stellt allerdings eine Verallgemeinerung tierexperimentell

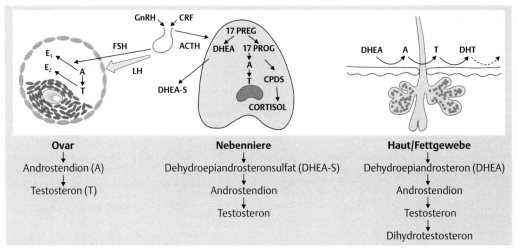

Abb. 14   Androgen-Quellen bei Frauen. GnRH = gonadotropinfreisetzendes Hormon; CRF = kortikotropinfreisetzender Faktor; FSH = follikelstimulierendes Hormon; LH = luteinisierendes Hormon; ACTH = Adrenokortikotropes Hormon; E_1 = Estron; E_2 = Estradiol; 17 Preg = Pregnenolon; 17 Prog = 17-Hydroxyprogesteron; CPDS = 11-Desoxykortisol (Upton u. Corbin 1989).

gewonnener Ergebnisse auf den Menschen dar und gilt nicht für die Levonorgestreldosen, die mit Estrogen kombiniert in niedrig dosierten oralen Kontrazeptiva verwendet werden.

Da Akne ein bekanntes klinisches Symptom erhöhter Androgenkonzentrationen ist, wurde angenommen, daß levonorgestrelhaltige Kontrazeptiva eine vorbestehende Akne verstärken, da **Levonorgestrel** androgen wirkt, wenn auch nur in hohen Dosen und beim Tier.

Im Gegensatz dazu, weisen allerdings immer mehr klinische Befunde darauf hin, daß Levonorgestrel in zur Kontrazeption verwendeten Dosen und kombiniert mit Ethinylestradiol bei den meisten Frauen Akne mildert, was darauf hindeutet, daß die Kombinationskontrazeptiva nicht androgen wirken.

Im Rahmen klinischer Studien mit einem niedrig dosierten Levonorgestrel enthaltenden, dreistufigen Kontrazeptivum (Triphasil® [≙ Trinordiol®], Wyeth-Ayerst, Philadelphia, Pennsylvania) verschwand bei den meisten Frauen die zu Beginn der Studie bestehende Akne innerhalb von 3–6 Monaten oder besserte sich zumindest deutlich.

Die Ergebnisse der Studie von Loudon u. Biddell (1982) mit 271 Frauen zeigten, daß die anfangs bestehende Akne bei 76% der Frauen, die das dreistufige Kontrazeptivum einnahmen, verschwand oder sich innerhalb von 3–6 Monaten

besserte. Weitere Studien mit dem dreistufigen levonorgestrelhaltigen oralen Kontrazeptivum stützen diese anfänglichen Beobachtungen (Allen u. Mitarb. 1983, Woutersz u. Mitarb. 1988, Upton 1983). Die Ergebnisse von Studien mit einem monophasischen, geringe Levonorgestreldosen enthaltenen Präparat (Nordette® [≙ Stediril-30®], Wyeth-Ayerst, Philadelphia, Pennsylvania) zeigten, daß sich bei den Frauen die Akne innerhalb von 6 Monaten um 24–35% besserte (Palatsi u. Mitarb. 1986).

Der zugrundeliegende Mechanismus war unklar. Deshalb führten Cunliffe u. Mitarb. (nicht veröffentlichte Beobachtungen) bei Frauen mit Akne eine Pilotstudie mit dem dreistufigen Levonorgestrel-Präparat durch.

🛈 Die Ergebnisse zeigten, daß die Talgproduktion um 20% abnahm und sich die Ausprägung der Akne im Mittel bei allen 20 Patientinnen während der 3monatigen Behandlung besserte.

Da die verminderte Talgproduktion alleine nicht ausreichte, um die deutliche Verbesserung der Akne zu begründen, wurde nach weiteren Erklärungen gesucht. Entgegen der Tatsache, daß einige Autoren keine abnorm erhöhten Androgenkonzentrationen im Plasma von Frauen mit Akne vulgaris beobachteten (Khodjastech 1981), wiesen die meisten Studien deutlich auf erhöhte Androgenkonzentrationen im Plasma hin (Le-may 1990).

Einige orale Kontrazeptiva können die **Androgenspiegel** senken (z.B. Gesamttestosteron, Androstendion, Dehydroepiandrosteronsulfat [DHEA-S]) (Gaspard u. Mitarb. 1994, Vermeulen u. Mitarb. 1982, Jung-Hoffmann u. Mitarb. 1987, Palatsi u. Mitarb. 1986). Es wurde vermutet, daß durch kombinierte orale Kontrazeptiva die Androgenkonzentration im Serum von Frauen mit Akne teilweise dadurch sinkt, daß vermehrt geschlechtshormonbindendes Globulin (SHBG) gebildet wird. Dadurch ist der Anteil des freien, ungebundenen Androgens im Blut vermindert, was zur Besserung der Akne führt. Deshalb wurden multi- (Großbritannien, Südamerika, Neuseeland) und monozentrische (Kanada) Studien durchgeführt, um die Wirkungen des dreistufigen Präparates auf den Ausprägungsgrad der Akne, sowie die Androgen- und SHBG-Konzentrationen im Blut von gesunden Frauen (ohne Hirsutismus) zu untersuchen.

Methoden

Jede der 4 hier beschriebenen Studien verwendete ein ähnliches Protokoll. Neben den üblichen, für Studien mit oralen Kontrazeptiva geltenden Ein- und Ausschluß-Kriterien wurden Frauen mit Hirsutismus oder mit schwerer, nodulär-zystischer Akne (Akne conglobata) ausgeschlossen. Eingeschlossen wurden Frauen mit dem Wunsch nach Kontrazeption und mittelschwerer Akne.

Die **Frauen** wurden randomisiert entweder mit Triphasil®/Trinordiol® oder Diane® (Cyproteronazetat und Ethinylestradiol, Schering AG, Berlin, Deutschland) behandelt. Die Präparate wurden während eines Zeitraumes von 6 Monaten stets 21 Tage lang eingenommen, jeweils gefolgt von einer 7tägigen einnahmefreien Phase. Als Ausgangswerte wurden die Ausprägung der Akne, die Konzentrationen der Hormone und des geschlechtshormonbindenden Globulins bestimmt und bei den **Kontrolluntersuchungen** nach 1, 2, 3 und 6 Zyklen sowie 1 Monat nach Abschluß der Behandlung kontrolliert. Die klinische Untersuchung beinhaltete eine gynäkologische Untersuchung (zu Beginn der Studie), Routine-Laboruntersuchungen, Bestimmungen von Hormonen (Androgene und Progesteron in der Lutealphase), sowie SHBG und Begutachtung der Ausprägung der Akne bei jeder Kontrolle. Die Bestimmung der Androgene umfaßte Messungen

des gesamten und des freien Testosteron, des DHEA-S und des Androstendion.

Die Kontrolle der Wirksamkeit erfolgte anhand der Zahl nicht entzündeter Läsionen, Papeln, Pusteln und Makulae, sowie der Gesamtzahl der Effloreszenzen. Die Akne wurde anhand der Anzahl der Effloreszenzen und deren Ausprägungsgrad als komedonenartig oder papulopustulär eingeteilt. Das Produkt aus Gesamtzahl und Schweregrad bildete den **Akne-Score.** In den meisten Fällen wurden Fotos vor und nach 6monatiger Gabe des dreistufigen oralen Kontrazeptivums angefertigt, wobei stets die gleiche, am schwersten betroffene Seite des Gesichtes fotografiert wurde. Der Schweregrad wurde wie folgt eingeteilt: 0 Läsionen: Grad 0; 1–9 Läsionen: Grad 1; 10–19 Läsionen: Grad 2; 20–29 Läsionen: Grad 3; 30 oder mehr Läsionen: Grad 4.

Studie Nr. 1

Cunliffe (Großbritannien) (Daten bei Wyeth-Ayerst Research archiviert) führte eine vergleichende und für den Untersucher blinde, parallele Studie durch, bei der 60 Patientinnen randomisiert entweder das dreistufige levonorgestrelhaltige Präparat (Triphasil®/Trinordiol®), oder Diane® (geeignet zur Akne-Therapie und als Kontrazeptivum, enthält 2 mg Cyproteronazetat und 50 µg EE) erhielten.

Studie Nr. 2

Aschner u. Sabogal (Südamerika, Daten bei Wyeth-Ayerst Research archiviert) führten eine vergleichende, parallele Studie mit 20 Patientinnen als Teil einer großen multizentrischen, multinationalen Studie durch.

Studie Nr. 3

Lemay u. Mitarb. (1990) führten in Kanada eine offene, nicht vergleichende Studie mit 40 Patientinnen durch, um die Beeinflussung der Akne durch Triphasil®/Trinordiol® anhand subjektiver oder objektiver Parameter zu bestimmen und die Wirksamkeit des Präparates als Kontrazeptivum zu prüfen.

Studie Nr. 4

Wishart (1991) verglich in einer offenen Studie in Neuseeland zur Behandlung der Akne Triphasil®/Trinordiol® mit Diane®, wobei die Beeinflussung der Akne, die Androgenkonzentrationen und die Konzentration des SHBG bestimmt wurden. 20 Patientinnen mit Akne, die eine Kontrazeption wünschten, wurden alternierend der Behandlung mit Triphasil®/Trinordiol® oder Diane® zugeteilt.

Ergebnisse
(Die 4 Studien sind in Tab. 11 zusammengefaßt)

Studie Nr. 1

Die Ergebnisse der von Cunliffe durchgeführten Studie zeigten, daß bei den meisten Patientinnen die **Akne gemildert** wurde. Bei 10 von 13 Patientinnen trat eine Verbesserung auf, bei 1 Patient blieb die Akne unbeeinflußt und bei 2 Patientinnen verschlechterte sie sich. Insgesamt nahm bei diesen Patientinnen die Akne um 56,7 % ab (Tab. 11).

Studie Nr. 2

Die Ergebnisse der Multizenterstudie, die in Kolumbien von Aschner u. Sabogal durchgeführt wurde, zeigten, daß sich bei den 10 Patientinnen, die Triphasil®/Trinordiol® einnahmen, die **Akne deutlich besserte** und gleichzeitig die Androgenkonzentration abnahm (Tab. 11). Insgesamt nahm die Akne dieser Patientinnen im Mittel um 92 % ab. Mit einer Ausnahme wurde die Akne bei den behandelten Patientinnen deutlich gebessert. Zusätzlich nahmen im Vergleich mit den vor der

Behandlung gemessenen Werten die Konzentrationen des SHBG um 16 % zu, die des Gesamttestosterons (T) um 19 %, die des freien Testosterons um 34 % und die des DHEA-S um 28 % ab.

Studie Nr. 3

Die vorläufigen Ergebnisse von 34/40 Patienten wurden von Lemay u. Mitarb. (1990) berichtet (Tab. 11) und die endgültigen Ergebnisse inzwischen publiziert (Lemay 1990). Tab. 12 zeigt, daß nach 3 Monaten Behandlung im Vergleich zu den Werten vor der Behandlung folgende **Abnahmen der Androgenkonzentrationen** beobachtet wurden: Gesamttestosteron um 0,12 ng/ml (21 %), freies Testosteron um 0,5 % (25 %), Androstendion um 0,9 ng/ml (33 %) und DHEA-S um 946 µg/dl (32 %). Die Konzentration des SHBG nahm dagegen gegenüber dem Ausgangswert um 51 nmol/l (108 %) zu. Nach 6 Monaten betrugen die Abnahmen 0,09 ng/ml (16 %), 0,6 % (30 %), 1,3 ng/ml (48 %) und 1039 µg/dl (36 %). Die Konzentration des geschlechtshormonbindenden Globulins nahm nach 6 Monaten Behandlung um 54 nmol/l (114 %) zu. Beispielhaft ist in Abb. 15 die prozentuale Abnahme der Androgenkonzentration und der Anzahl, sowie Schwere der Akneeffloreszenzen bei einer Patientin (Patientin X) während der Behandlung mit Triphasil® dargestellt. In Abb. 16 werden Fotografien der Patientin X vor (A) und nach 6 Monaten Behandlung mit Triphasil® (B) einander gegenübergestellt, um die **Besserung der Gesichtsakne** zu zeigen. Die

Tab. 11 Besserung der Akne und Veränderung der Konzentrationen von Androgen und geschlechtshormonbindendem Globulin bei Patientinnen, die 6 Monate lang mit levonorgestrelhaltigen, triphasischen, oralen Kontrazeptiva behandelt wurden

Studiennummer	Untersucher	Land	Anzahl der Patientinnen	Besserung der Akne (%)	Geschlechtshormonbindendes Globulin	Gesamttestosteron	Freies Testosteron	Androstendion	Dehydroepiandrosteron
						Veränderungen zum Ausgangswert (%)			
1	Cunliffe	Großbritannien	13	56,7	–	–	–	–	–
2	Aschner u. Sabogal	Kolumbien	10	92	↑16	↓19	↓34	–	↓28
3	Lemay*	Kanada	34	54	↑114	↓16	↓30	↓48	↓36
4	Wishart	Neuseeland	10	72	↑26	↓31	↓39	↓45	↓2

* dreistufige Galenik mit dl Norgestrel
– nicht bestimmt

Tab. **12** Androgene* und geschlechtshormonbindendes Globulin*

Zyklus	Testosteron	Freies Testosteron	Andro-stendion	Dehydro-epiandrosteron-Sulfat	Geschlechts-hormon-bindendes Globulin
Normal	0,2–0,8 ng/ml ± SD (N)	0,6–1,7 % ± SD (N)	0,9–2,2 ng/ml ± SD (N)	800–3000 µg/dl ± SD (N)	– nmol/l ± SD (N)
Vor	0,58 ± 0,03 (33)	2,0 ± 0,06 (33)	2,7 ± 0,2 (33)	2919 ± 212 (33)	47 ± 4,9 (33)
Zyklus 1	0,44 ± 0,03 (32)	1,5 ± 0,04 (32)	1,9 ± 0,2 (32)	2320 ± 192 (32)	96 ± 6,2 (32)
Zyklus 2	0,46 ± 0,03 (33)	1,5 ± 0,04 (33)	2,0 ± 0,2 (33)	2233 ± 194 (33)	93 ± 6,5 (31)
Zyklus 3	0,46 ± 0,03 (32)	1,5 ± 0,05 (32)	1,8 ± 0,2 (32)	1973 ± 186 (31)	98 ± 7,3 (33)
Zyklus 6	0,49 ± 0,03 (22)**	1,4 ± 0,05 (22)	1,4 ± 0,1 (22)	1880 ± 179 (26)	101 ± 9,9 (25)

*   Statistisch signifikant nach 3 bzw. 6 Zyklen, p < 0,01
** p < 0,05
( ) = Patientenzahl

parallel verlaufende Abnahme von Zahl, sowie Schwere der Akneeffloreszenzen und der Androgenkonzentration (Abb. **15**) untermauert objektiv die an den Photographien erkennbare Besserung. Nach 3monatiger Therapie nahmen bei dieser Patientin die Konzentrationen des Gesamttestosterons um 29%, die des freien Testosterons um 28%, die des Androstendion um 12% und die des DHEA-S um 56% ab, während die des SHBG um 148% zunahmen.

Nach 6 Monaten nahm die Konzentration des Gesamttestosterons gegenüber den Ausgangswerten vor der Therapie um 12%, die des freien Testosterons um 39%, die des DHEA-S um 72% und die des Androstendions um 58% ab.

Der beobachtete Trend zur Besserung der Akne und Verminderung der Androgenkonzentration galt gleichermaßen für die anderen, in dieser Studie behandelten Patientinnen.

Studie Nr. 4

In beiden Behandlungsgruppen gut vergleichbarer Patientinnen nahm die Akne während eines 6monatigen Behandlungszyklus mit Triphasil®/Trinordiol® oder Diane® in praktisch gleicher Weise um ca. 72% ab (Abb. **17**).
   Parallel zu den **vergleichbaren klinischen Ergebnissen** nahm die Konzentration der Androgene, einschließlich des Gesamt- und des freien Testosteron, des DHEA-S, des Androstendion und der Androgen-Index, sowohl unter Triphasil®/Trinordiol®, als auch unter Diane® ab, wenn auch die

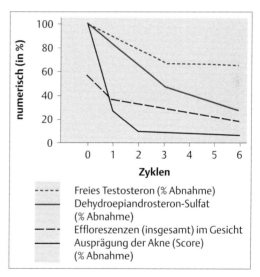

Abb. **15**   Korrelation zwischen Besserung der Effloreszenzen insgesamt, sowie des Scores, der die Ausprägung der Akne beschreibt und der Abnahme der Androgenkonzentration während 6 Monaten (freies Testosteron, Dehydroepiandosteron-Sulfat) bei Patientin X (Upton u. Corbin 1989).

Abnahme in der Diane® 50-Gruppe stärker und länger anhaltend war. Während der Therapie mit Triphasil®/Trinordiol® nahm die Konzentration des SHBG um 26% zu, die des Gesamt-Testosteron um 31%, die des freien Testosteron um 39%, die des Androstendion um 45% und die des DHEA-S um 2% ab (Tab. **12**).

a 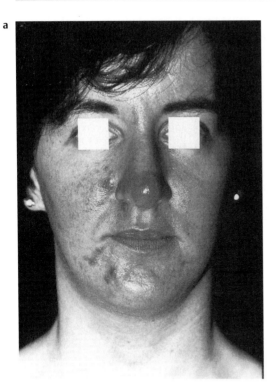 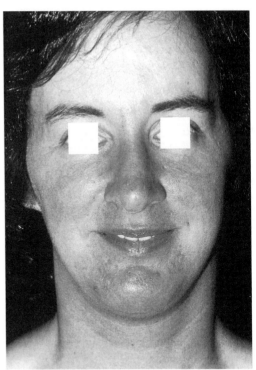 b

Abb. **16** Fotografien der Patientin X vor (**a**) und 6 Monate nach Behandlung mit Triphasil®/Trinordiol® (**b**) (Upton u. Corbin 1989).

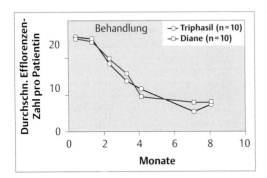

Abb. **17** Abnahme des Akne-Scores mit der Zeit. Beide Behandlungen zeigten während der 6monatigen Behandlung mit Triphasil®/Trinordiol® und Diane-50® ähnlich ausgeprägte Besserungen der Akneeffloreszenzen von etwa 72% (Wishart 1991).

Diskussion

Aus den Ergebnissen der Akne-Studien wird klar, daß die biogebraische Summe (Balance) der Steroidwirkungen eines Kombinationspräparates dessen klinische Wirkung bestimmt. Bei einem oralen Kontrazeptivum suchen wir eine **optimale Balance,** um das endokrine Gleichgewicht der Frau nicht zu stören.

❗ Die levonorgestrelhaltigen oralen Kontrazeptiva stellen optimal ausgewogene Präparate dar, da das Verhältnis der LNG- und EE-Dosen in allen Präparaten gleich bleibt.

Wegen des *direkten* Stoffwechsels von LNG, wird die Balance bei LNG- und EE-haltigen Präparaten leichter erreicht als bei Präparaten, deren Steroide einem komplizierten Metabolismus unterliegen.

Die Akne-Studien eignen sich nicht nur dazu, die Bedeutung der Balance zu unterstreichen, sondern auch dazu, **Fehlinterpretationen** präklinischer Daten aufzuzeigen. Auch ist es eine

Überlegung wert, daß nicht jede Frau eine perfekte Hormonbalance hat, sondern bei einigen pathologische Veränderungen vorliegen.

🔰 Ein gut ausgewogenes orales Kontrazeptivum muß nicht kurativ wirken, es sollte aber eine bestehende Störung nicht verstärken.

Im Fall LNG-haltiger Präparate wird wegen der verfügbaren breiten Palette mit unterschiedlichen Dosierungen eine individuelle Behandlung ermöglicht, die am ehesten dem jeweiligen Hormonstatus einer Frau entspricht.

Es wurde gezeigt, daß sowohl dreistufige als auch niedrigdosierte monophasische LNG-haltige Kontrazeptiva die Konzentration des **SHBG** bei gesunden und bei Frauen mit Akne signifikant erhöhen, weshalb die Konzentration des freien **Testosteron** und anderer im Plasma gelöster Androgene abnimmt. Aktuelle Studien bestätigen diese Befunde und zeigen, daß parallel zur steigenden Konzentration des SHBG die Androgenkonzentration und die Akne abnehmen. In allen derartigen Studien wurde die Akne gebessert, wenn auch in unterschiedlichem Maße. Außerdem dauert es unterschiedlich lange, bis die Besserung eintritt – üblicherweise nach 3 – 6 Monaten. Diese Response-Unterschiede werden vielen Einflußgrößen zugeschrieben. Neue Ergebnisse zeigen, daß bei **Akne vulgaris** erhöhte Androgenkonzentrationen im Plasma beteiligt sind. Da androgene Steroide im Ovar, in den Nebennieren, im Fettgewebe und in der Haut (Abb. **14**) gebildet werden können, sind bei diesen Frauen vermutlich all diese Quellen an der Androgenbildung beteiligt. Es ist bekannt, daß *Estrogen* oder estrogendominante Präparate die Konzentration des SHBG erhöhen. Bei **Androgendominanz** wird dagegen die durch Estrogen induzierte Steigerung der Konzentration des SHBG dosisabhängig gehemmt. Je höher die Konzentration des SHBG, desto mehr Testosteron wird gebunden, und desto weniger freies Testosteron steht für die Besetzung von Rezeptoren der Zielgewebe zur Verfügung.

Eine Beteiligung der **Nebenniere** kann aus Veränderungen der DHEA-S-Konzentration geschlossen werden, da dieses hauptsächlich aus der Nebenniere stammt. Die bei diesen Frauen vor der Behandlung gemessenen Androgenkonzentrationen sind zwar hoch, aber noch grenzwertig normal und weisen auf keinen Tumor hin. Neben der Suche nach Quellen der Androgenproduktion kann bei diesen Frauen auch

überlegt werden, ob die Empfindlichkeit der **Haut** auch eine Rolle spielt. Triphasil®/Trinordiol® wirkt auf periphere Gewebe, wie z. B. Talgdrüsen der Haut, leicht antiandrogen (Verminderung der Talgproduktion). Sicherlich wird auch das Ovar durch die LNG-haltigen dreistufigen oralen Kontrazeptiva indirekt, möglicherweise aber auch direkt durch Beeinflussung der Steroidsynthese beeinflußt. Vor Einschluß in die Studien bestanden bei allen Frauen normale Ovulationszyklen, was Störungen der hypophysärovariellen Achse ausschließt. Lemay postulierte, daß die „Milderung der Akne durch dreistufige orale Kontrazeptiva damit zusammenhängen könnte, daß diese alle Androgenvorläufer (Androstendion, Testosteron, 17-Hydroxy-Pregnenolon und DHEA-S) vermindern und die Konzentration des SHBG steigern können". Der Theorie von Lucky u. Mitarb. (1983) zufolge, beruht eine verstärkte präpubertäre Aktivität der Nebenniere auf einer Hypertrophie der Zona reticularis, was auch auf diese Frauen zutreffen könnte. Kürzlich wurde gezeigt, daß auch andere, desogestrel- oder gestodenhaltige orale Kontrazeptiva die Androgenkonzentration und die Akne vermindern (Coenen u. Mitarb. 1996, Diben 1994, Mango u. Mitarb. 1996), wodurch die Ergebnisse früherer Studien von Upton u. Corbin (1989) und von Lemay u. Mitarb. (1990) bestätigt werden. Weitere Studien sind erforderlich, um den (die) Wirkmechanismus(en) dieser oralen Kontrazeptiva, wie etwa deren Wirkungen auf die Aktivität der Enzyme des Steroidstoffwechsels, genauer zu bestimmen.

🔰 Klinisch wirken niedrigdosierte LNG-haltige orale Kontrazeptiva, durch welchen Mechanismus auch immer, indem sie die Konzentrationen des SHGB erhöhen, die der Androgene vermindern und die Akne mildern.

Zusammenfassung

Das **Ziel** der neueren, niedrigdosierten oralen Kontrazeptiva ist, das *Nebenwirkungsprofil* zu verbessern, ohne Wirksamkeit und Zykluskontrolle zu gefährden.

🔰 Die levonorgestrel- und ethinylestradiolhaltigen Präparate sind optimal ausgewogen, da in ihnen konstante Verhältnisse von Gestagen und Estrogen gewahrt bleiben.

Daher werden moderne, niedrig dosierte Präparate wegen der geringeren Steroiddosen ein günstigeres Nebenwirkungsprofil haben, gleichzeitig aber ihre ausgezeichnete Wirksamkeit und Zykluskontrolle beibehalten, da bei allen ein gleichbleibendes, optimal ausgewogenes Verhältnis der Steroiddosen vorliegt.

Die Aknestudien unterstreichen die Bedeutung der *Balance*. Deren Ergebnisse unterstützen die Vorstellung, daß levonorgestrelhaltige monophasische und dreistufige Präparate mit den verwendeten Steroiddosen und verfügbaren Kombinationen *nicht* androgen wirken. Da höhere SHBG-Konzentrationen estrogenabhängig sind und niedrigdosierte monophasische sowie dreistufige LNG-Präparate einen SHBG-Anstieg bewirken, können diese Formulierungen nicht als androgen angesehen werden. Die beobachtete Besserung der Akne, einer durch Androgene bedingten Erkrankung, durch niedrig dosierte, levonorgestrelhaltige monophasische/dreistufige Präparate sollte aber nicht dahingehend interpretiert werden, daß Kontrazeptiva eine neue Aknetherapie darstellen.

⚠ Vielmehr legen diese Ergebnisse nahe, monophasische (Nordette®, Stediril 30®) oder dreistufige (Triphasil®, Trinordiol®) Präparate mit geringem Levonorgestrelgehalt bevorzugt zur Kontrazeption bei Frauen mit Akne einzusetzen.

Literatur

Allen, H. H., J. Desrosiers, P. Fugere, R. Garceau, M. Elfand, P. Hoogewerf, D. Johnston, R. Percival-Smith, J. Shuber, J. Tyson, A. Yuzpe: Canadian multicenter clinical trial of a triphasic oral contraceptive. In: Update on Triphasic Oral Contraception. Edited by M. Elstein. Princeton Excerpta Media 1983 (82–99)

Coenen, C. M. H., C. M. G. Thomas, G. F. Borm, J. M. G. Hollanders, R. Rolland: Changes in androgens during treatment with four low-dose contraceptives. Contraception 53 (1996) 171–176

Deiben, T. O., L. Vromans, A. Theeuwes, H. J. Bennink: The effects of CTR-24, a biphasic oral contraceptive combination, compared to Diane-35 in women with acne. Contraception 50, 4 (1993) 373–382

Elger, W., S. Schwarz, A. Hedden, G. Reddersen, B. Schneider: Sulfamates of various estrogen are prodrugs with increased systemic and reduced hepatic estrogenicity at oral application. J. Steroid. Biochem. Molec. Biol. 55 (1995) 395–403

Gaspard, U. J., M. Dubois, D. Gillain, P. Franchimont, J. Duvivier: Ovarian function is effectively inhibited by a low-dose triphasic oral contraceptive containing ethinylestradiol and levonorgestrel. Contraception 29 (1984) 305–318

Jung-Hoffmann, C., H. Kuhl: Divergent effects of two low-dose oral contraceptives on sex hormone-binding globulin and free testosterone. Amer. J. Obstet. Gynecol. 156 (1987) 199–203

Kauffmann, R., H. U. Bryan: Selective Estrogen Receptor Modulators. Drug News and Perspectives 8 (1995) 531–539

Khodjasteh, Z., G. Copinschi, C. Lejune-Lenain, J. R. M. Franckson, C. Robyn: Hormonal profile in acne before and during six months' of Diane® administration. In: Combined Antiandrogen-Estrogen Therapy in Dermatology. Edited by R. Vokaer, D. Fanta. Princeton, Excerpta Medica 1981 (101–107)

Kuhnz, W., K. H. Fritzemeier, C. Hegele-Hartung, R. Krattenmacher: Comparative progestational activity of norgestimate, levonorgestrel-oxime and levonorgestrel in the rat and binding of these compounds to the progesterone receptor. Contraception 51 (1995) 131–139

Lemay, A., S. D. Dewailly, R. Grenier, J. Huard: Attenuation of Mild Hyperandrogenic Activity in Postpubertal Acne by a Triphasic Oral Contraceptive Containing Low Doses of Ethynylestradiol and d,1-Norgestrel. Journal of Clinical Endocrinology and Metabolism 71, 1 (1990) 8–14

Loudon, N., S. Biddell: The effect of the triphasic oral contraceptive on acne vulgaris: An interim report of an open multicenter study. In: Update on Triphasic Oral Contraception. Edited by M. Elstein. Princeton, Excerpta Medica 1982 (75–81)

Lucky, A.: Endocrine aspects of acne. Pediatr. Clin. North Am. 30 (1983) 495–499

Mango, D., Ricci, P. Manna, G. A. D. Miggiano, G. B. Serra: Clinical and hormonal effects of ethinylestradiol combined with gestodene and desogestrel in young women with acne vulgaris. Contraception 53 (1996) 163–170

Olsen, T. G.: Therapy of acne. Med. Clin. North Am. 66 (1982) 851–871

Orme, M. L. E., D. J. Black, A. M. Breckenridge: Clinical Pharmacokinetics of Oral Contraceptive Steroids. Clinical Pharmacokinetics 8 (1983) 95–136

Palatsi, R., M. Reinila, S. Kivinen: Pituitary function and DHEA-S in male acne and DHEA-S, prolactin and cortisol before and after oral contraceptive treatment in female acne. Acta Derm. Venercol., Stockholm 66 (1986) 225–230

Sisenwine, S. S., H. B. Kimmel, A. L. Liu, H. W. Ruelius: Excretion and stereoselective biotransformations of dl-, d, and l-norgestrel in women. Drug Metabolism and Disposition Vol. 3 (1975) 180–188

Upton, G. V.: Lipids, cardiovascular disease, and oral contraceptives: a practical perspective. Fertility and Sterility 53, 1, (1990) 1 – 12

Upton, G. V.: The phasic approach to oral contraception: The triphasic concept and its clinical application. Int. J. Fertil. 28 (1983) 121 – 140

Upton, G. V., A. Corbin: The Relevance of the Pharmacologic Properties of a Progestational Agent to Its Clinical Effects as a Combination Oral Contraceptive. Yale Journal of Biology and Medicine 62 (1989) 445 – 457

Vermeulen, A., M. Thiery: Metabolic effects of the oral contraceptive Trigynon®. Contraception 26 (1982) 505 – 513

Viinikka, L.: Metabolism of a new synthetic progestagen, ORG 2969, by human liver in vitro. Journal of Steroid Biochemistry 10 (1979) 353 – 357

Wishart, J.M.: An open study of Triphasil and Diane 50 in the treatment of acne. Australas J. Dermatol. 32 (1991) 51 – 54

Woutersz, T. W., V. Korba: Five-year multicenter study of a triphasic, low-dose combination oral contraceptive. Int. J. Fertil. 33 (1988) 406 – 410

Die Bedeutung von Stoffwechselparametern für die Abschätzung des Nutzen/Risiko-Verhältnisses oraler Kontrazeptiva unter Berücksichtigung von Dosis und Art der enthaltenen Sexualsteroide

Value of Metabolic Parameters for Risk-Benefit Equation in OC-users with Regard to Dose and Type of Sex Hormones

Göran Samsioe

Die Wirkungen von Ovulationshemmern, die unterschiedliche Gestagene beinhalten, auf den Kohlenhydrat- und Fettstoffwechsel werden vor dem Hintergrund einer kardiovaskulären Dysfunktion betrachtet. Die fortgesetzte Entwicklung kombinierter oraler Kontrazeptiva führte zu modernen Präparaten, in denen ein ausgewogenes Verhältnis von Ethinylestradiol und Gestagenen zu einer Minimierung (ungünstiger) Stoffwechselwirkungen führt. Neuere Daten zeigen, daß Estrogene und orale Kontrazeptiva auch Faktoren neben denen des metabolischen Syndroms (Stoffwechselstörungen infolge oraler Kombinationskontrazeptiva, Lipide, Kohlenhydrate, Hämostase und Blutdruckregulation betreffend) beeinflussen, die für kardiovaskuläre Erkrankungen von Bedeutung sind. Trotzdem ist es immer noch empfehlenswert, die Stoffwechselwechselwirkungen möglichst gering zu halten und vielleicht sogar Teilaspekte des metabolischen Syndroms zu verbessern. Insbesondere bei Frauen mit Risikofaktoren für kardiovaskuläre Erkrankungen, bei denen einzelne Komponenten des metabolischen Syndroms im Hinblick auf die Grunderkrankung behandelt werden, ist dies relevant.

Alle modernen oralen Kontrazeptiva enthalten Ethinylestradiol als Estrogenkomponente. Die Wirkungsunterschiede können größtenteils der Dosis, dem Typ des Gestagens und dem Verhältnis beider Steroidkomponenten zueinander zugeschrieben werden. Es ist interessant, daß die meisten Nebenwirkungen, die der schwedischen Zulassungsbehörde gemeldet wurden, das Herz-Kreislauf-System betreffen. ∎

The effects of ovulation inhibitors composed of different gestagens on carbohydrate and fat metabolism are reviewed in the light of cardiovascular dysfunction. The continuous development of combined oral contraceptive (COC) formulations has resulted in modern products in which a balance between ethinylestradiol and the progestogen results in a minimalization of (adverse) metabolic effects. Recent data imply that estrogens and oral contraceptives also impact on factors of importance for cardiovascular diseases other than those belonging to the metabolic syndrome (metabolic disruptions due to COC that include lipids, carbohydrates, hemostasis and blood pressure regulation). Nevertheless, it is still advisable to minimize metabolic effects and possibly even to improve some compartments of the metabolic syndrome, especially in women who carry risk factors for cardiovascular disease in which changes of the components of the metabolic syndrome may be part of the treatment of the underlying pathology.

All modern formulations of oral contraceptives contain ethinylestradiol as the estrogen component. The differences in effect could largely be ascribed to the dose, type of the progestogen and the balance between the two steroid components. It is interesting to note that the number of side-effects reported to the Swedish Drug Regulatory Board is dominated by those affecting the circulatory system. ∎

Einleitung

In den späten 50er und frühen 60er Jahren wurden kombinierte orale Kontrazeptiva entwickelt und in den meisten Ländern der Welt zur klinischen Anwendung eingeführt. Seitdem liegen über 30 Jahre klinische und experimentelle Erfahrungen mit Patientinnen, die orale Kontrazeptiva einnehmen, und mit verschiedenen experimentellen Modellen vor.

Da orale Kontrazeptiva vor und zwischen Schwangerschaften eingenommen werden, müssen sie absolut unbedenklich sein.

Deshalb sind hormonelle Kontrazeptiva die während der letzten Jahrzehnte wahrscheinlich am sorgfältigsten untersuchten Pharmaka.

Es ist völlig unmöglich, alle metabolischen Aspekte zu berücksichtigen, die durch orale Kontrazeptiva verändert werden könnten. Die vorliegende Übersicht beschränkt sich daher auf diejenigen mit der größten klinischen Bedeutung.

Theoretische Überlegungen

Möglicherweise ist die **Lebensweise** *(life style factors)* von Frauen, die eine zuverlässige Kontrazeption benötigen, und denen die keine wünschen, verschieden. Diese Annahme liegt besonders nahe, wenn man Frauen, die die Pille in den früheren Jahren einnahmen mit solchen vergleicht, die überhaupt keine kontrazeptive Methode anwenden. Rauchen, Eßgewohnheiten, Alkoholkonsum und andere **Verhaltensweisen** werden sich ebenfalls unterscheiden. Da in den 60er Jahren die orale Kontrazeption die einzige wirksame und zuverlässige Verhütungsmethode war, wurden orale Kontrazeptiva häufig Frauen empfohlen, die aus einer Vielzahl von Günden vor weiteren Schwangerschaften geschützt werden sollten. Dies trifft auf Frauen mit mehreren Kindern, besonders der unteren sozioökonomischen Schichten, und für Frauen mit chronischen Krankheiten oder mit bestehenden Risikofaktoren zu. Möglicherweise sind hierdurch systematische Fehler nicht nur in Beobachtungsstudien, sondern auch in Untersuchungen zu metabolischen Parametern provoziert worden.

Sobald Nebenwirkungen oraler Kontrazeptiva bekannt wurden, wurden Frauen mit **Risikofaktoren** für z. B. Thromboembolien, Mammakarzinom oder Herzerkrankungen seltener orale Kontrazeptiva verordnet. Dies bewirkte eine umgekehrte Beeinflussung der Ergebnisse, da nun Frauen, die orale Kontrazeptiva einnahmen, tendenziell gesünder als entsprechende Kontrollpersonen waren. Da die meisten klinischen Studien nicht randomisiert durchgeführt wurden, dürfen die Ergebnisse nur mit großer Vorsicht interpretiert werden.

Die Beeinflussung von Stoffwechselparametern durch ein orales Kontrazeptivum hängt von 2 Hauptmechanismen ab:

Beeinflussung des Stoffwechsels durch die Pille

1. Wirkung des eingenommenen Steroids,
2. Auswirkung der Unterdrückung oder der Beeinflussung der normalen, endogenen Steroidbildung im Ovar.

Nur in wenigen Studien wurden beide Wirkungen voneinander getrennt untersucht. Für diese Fragestellung müßten Studien mit Frauen nach Ovarektomie oder während der Gabe eines GnRH-Analogons durchgeführt werden. Die Gabe oraler Kontrazeptiva könnte als *biochemische* Ovarektomie betrachtet werden. Es ist gut dokumentiert, daß bei jungen Frauen durch *operative* Ovarektomie die Morbidität und Frühmortalität, insbesondere infolge kardiovaskulärer Erkrankungen, zunimmt. Meistens sind derartige Vergleiche klinisch irrelevant, da die Kastration junger Frauen nur bei strenger Indikation erfolgt.

Welche metabolischen Risikofaktoren sollten beachtet werden?

Es steht fest, daß orale Kontrazeptiva die Risiken einer Anämie oder von Karzinomen des Ovars oder des Endometriums vermindern. Faktoren, die zusätzliche vorteilhafte Wirkungen mit sich bringen, bedürfen vor dem Therapiebeginn nur selten einer Untersuchung. Daher beschränken wir uns auf **Stoffwechselparameter,** die für zukünftige Morbidität und Mortalität wichtig sind. Die Wirkung einer Steroidgabe hängt größtenteils von der Pharmakokinetik und der Pharmakodynamik des jeweiligen Präparates ab. Von daher sind *Leber-* und *Nieren*funktion für die metabolischen Wirkungen ausgesprochen wichtig. Bei der häufigsten Form der Anwendung, d. h. beim oralen Kontrazeptivum, ist auch die Funktion des *Gastrointestinaltraktes* wichtig. Bei Frauen, bei denen **Risikofaktoren** für chronische Erkrankungen bestehen oder die bereits an solchen leiden, welche direkt oder indirekt auf die gleichen Laborwerte wie die Kontrazeptiva Einfluß nehmen, können im Vergleich zu gesunden Frauen stark abweichende Effekte auftreten. Beispiele solcher Erkrankungen sind Diabetes mellitus, Lupus erythematodes, Rheumatoide Arthritis, Hypertonus usw. Die Wirkungen oraler Kontrazeptiva müssen deshalb bei diesen Frauen gesondert betrachtet werden.

Aus den oben genannten Gründen kann umgekehrt auch die **Pharmakologie** verschiedener

Gestagene bei verschiedenen Frauen unterschiedlich sein. So wird z. B. der Metabolismus von Levonorgestrel, das in der Leber fast keinem first pass-Effekt unterliegt, durch eine veränderte Leberfunktion oder katabole Enzyme kaum beeinträchtigt, kann aber von der Konjugationskapazität der *Leber* (z. B. Glucuronide oder Sulfate) und der Gallenausscheidung abhängen.

Auch andere Mechanismen, die die für Abbau und Ausscheidung der Steroide erforderlichen Enzyme beeinflussen, können die Stoffwechselparameter verändern. Neben **Alkohol** können in der Leber verschiedene **Medikamente** mit oralen Kontrazeptiva interferieren, von denen einige häufig (Barbiturate), andere weniger häufig (Rifampicin) eingesetzt werden. Die Wirkungen oraler Kontrazeptiva auf den Stoffwechsel werden aber auch durch bestimmte Breitspektrumantibiotika beeinflußt. Da in dieser Übersicht unmöglich alle theoretischen Wirkungen genannt werden können, sei auf die Fachliteratur verwiesen (z. B. Erste Europäische Konferenz zu Sexualsteroiden und Stoffwechsel 1990).

Wirkung auf den Stoffwechsel

Die Gabe von Sexualsteroiden verändert bestimmte Stoffwechselparameter im allgemeinen **dosisabhängig.** Es ist oftmals schwierig, genau zu unterscheiden, ob die beobachtete Veränderung nur von der Estrogen- oder Gestagen*komponente* oder von der spezifischen *Kombination* abhängt. In verschiedenen Geweben antagonisieren **Gestagene** meist die Wirkungen der **Estrogene,** indem sie den Estrogenrezeptor herunterregeln. Die Konzentration, sowohl der Estrogen- als auch der Gestagenrezeptoren sind jedoch, z. B. in der Leber, relativ niedrig. Die ausgeprägten und oftmals schnellen Wirkungen von Sexualsteroiden können nicht nur mit klassischen rezeptorvermittelten Effekten erklärt werden. Außerdem kann die Veränderung einer Variablen auch andere beeinflussen. Dies trifft besonders auf das Gerinnungssystem zu, wo vermehrt gerinnungsfördernde Faktoren meist die Konzentration gerinnungshemmender und/oder fibrinolytischer Faktoren steigern (Kauppinen-Makelin u. Mitarb. 1992). Estrogene und Gestagene können zudem bestimmte Parameter additiv oder synergistisch beeinflussen und sich hinsichtlich anderer Parameter gegenseitig hemmen, wenn man nichtgenomische Effekte in die Überlegungen einbezieht.

⚠ Daher hängt die metabolische Wirkung nicht nur von Typ, Dosis und Estrogen/Gestagen-Relation, sondern auch von der applizierten Gesamtsteroiddosis ab.

Um als orales Kontrazeptivum gelten zu können, sollte ein Kombinationspräparat die Ovulation bei nahezu allen Frauen hemmen. Da die Ovulation durch Steroide dosisabhängig gehemmt wird, erhalten wegen dieser Definition die meisten Frauen höhere **Steroiddosen** als individuell zur Ovulationshemmung erforderlich wäre.

Neben der venösen **Thromboembolie** könnte das Risiko arterieller und daraus folgender **kardiovaskulärer Erkrankungen** durch orale Kontrazeptiva sehr wohl beeinflußt werden, da sowohl Estrogene als auch Gestagene verschiedene Marker für kardiovaskuläre Erkrankungen beeinflussen. Es ist offensichtlich, daß ein biochemisches Ungleichgewicht einen Hauptfaktor für das Auftreten kardiovaskulärer Erkrankungen darstellt und daß diese Veränderungen miteinander verknüpft sind. Auch wenn niedrige HDL- und hohe LDL-Cholesterinkonzentrationen als Risikofaktoren für kardiovaskuläre Erkrankungen angesehen werden, weisen immer mehr Befunde darauf hin, daß diese Veränderungen Teil eines deutlich *gestörten Stoffwechselgleichgewichtes* sind, das den Kohlenhydratstoffwechsel, das Gerinnungssystem und den Blutdruck, ebenso wie Fettstoffwechselstörungen, einschließlich Lipoprotein (a), Triglyzeride und Oxidation von LDL umfaßt (Godsland u. Crook 1994) (Abb. **18**). Das sogenannte **metabolische Syndrom** ist durch verschiedene Veränderungen gekennzeichnet, von denen der Insulinresistenz eine Schlüsselrolle zugeschrieben wird. Die **Insulinresistenz** ist im allgemeinen mit einer Hyperinsulinämie, einer gestörten Glukosetoleranz und einer Hypertriglyzeridämie vergesellschaftet.

Reine Gestagenpillen (Minipillen)

Verschiedene Studien sprechen dafür, daß der **Fettstoffwechsel** durch die Minipille nur wenig beeinflußt wird. In allen Studien blieb die Konzentration des Gesamtcholesterins unverändert. Auch traten bei keiner Studie, in der HDL- oder LDL-Cholesterin- oder VLDL-Lipoproteine gemessen wurden, Veränderungen eines dieser Parameter während der Einnahme der Minipille auf. Bei einigen nahm die HDL-Cholesterinkonzentration etwas ab, was erstmals in der randomisierten klinischen Studie von Kauppinen-Makelin

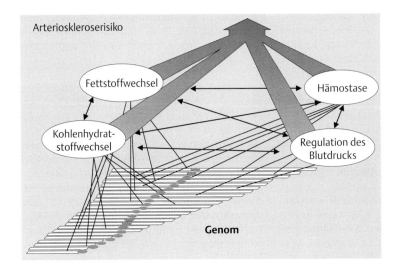

Arterioskleroserisiko

Fettstoffwechsel

Hämostase

Kohlenhydrat-
stoffwechsel

Regulation des
Blutdrucks

Genom

Abb. **18**   Merkmale des sogenannten metabolischen Syndroms, für das eine Hyperinsulinämie als wesentliches Kennzeichen angesehen wird.

(1992) beschrieben wurde, bei der Levonorgestrel in einer 5fach höheren als der normalerweise in der Minipille enthaltenen Dosis gegeben wurde. Dabei wurde auch eine Zunahme der hepatischen Lipase beschrieben, was auf einen eventuell beschleunigten HDL-Abbau hinweist. Eine entsprechende Veränderung der Lipoprotein-A1-Konzentration wurde allerdings nicht beobachtet.

In einer weiteren Studie (Godsland u. Mitarb. 1990) wurde im Rahmen einer Querschnittsuntersuchung die Apolipoproteinkonzentration gemessen. Bei Patientinnen, die eine norethisteronhaltige Minipille einnahmen, waren die Apolipoprotein-B-Konzentrationen unverändert, die Apolipoprotein-A1- und A2-Konzentrationen dagegen signifikant vermindert. Bei levonorgestrelhaltigen Minipillen wurde dies nicht beobachtet.

Studien mit Norplant zeigten eine Verminderung des Gesamtcholesterin- und der HDL-Cholesterinkonzentration um ungefähr 15 % und der Triglyzeridkonzentration um ungefähr 25 %. Minipillen können abhängig vom Grad der Stoffwechselstörung und der Überwachungsmöglichkeiten sehr wohl für Frauen mit Fettstoffwechselstörungen geeignet sein.

Die meisten Studien, in denen Wirkungen der Minipille auf den Kohlenhydratstoffwechsel untersucht wurden, zeigen nur geringe, klinisch wahrscheinlich irrelevante Veränderungen. Dies scheint auch auf Frauen mit Diabetes mellitus zuzutreffen.

⚠ Nur Gestagen enthaltende Pillen beeinflussen weder die Gerinnung, noch die Fibrinolyse nennenswert.

Kombinierte orale Kontrazeptiva

Kohlenhydrat-Stoffwechsel

Kombinierte orale Kontrazeptiva können die *Glukosetoleranz* beeinträchtigen und die *Insulinkonzentration* steigern. Das Risiko, einen klinisch manifesten **Diabetes mellitus** zu entwickeln, scheint aber bei Patientinnen, die kombinierte orale Kontrazeptiva einnehmen, nicht erhöht zu sein (Godsland u. Mitarb. 1991). Eine kurzfristige Einnahme oraler Kontrazeptiva hat kaum oder keine Auswirkung auf die Regulation der Glukosekonzentration von Frauen mit unkompliziertem Diabetes mellitus (Elkind-Hirsch u. Goldzieher 1994). Kombinierte orale Kontrazeptiva können eine Insulinresistenz verursachen. Die Estrogenkomponente scheint dafür maßgeblich zu sein, aber auch die Gestagenkomponente kann eine Rolle spielen (Gaspard u. Lefebre 1990). Bei einer Insulinresistenz besteht meist eine Hyperinsulinämie. Ferner kann eine veränderte Insulinclearance der Leber zu Hyperinsulinämie beitragen.

⚠ Unter kombinierten oralen Kontrazeptiva wird eine normale Glukosekonzentration meistens durch eine erhöhte Insulinkonzentration aufrechterhalten.

Derartige Veränderungen treten bei höheren Gestagendosen und bei älteren oder adipösen Frauen, auch bei Frauen mit Schwangerschaftsdiabetes oder familiärer Häufung von Diabetes mellitus in der Anamnese, besonders deutlich auf. Diese Wirkung scheint darauf zu beruhen, daß die Bindung von Insulin an den Rezeptor gestört ist (Godsland u. Mitarb. 1991, Elkind-Hirsch u. Goldzieher 1994).

Vor allem die Estrogenkomponente oraler Kontrazeptiva scheint für die *Insulinresistenz* bei Frauen, die kombinierte orale Kontrazeptiva einnehmen, verantwortlich zu sein, aber das Gestagen scheint die Sensitivität für Insulin ebenfalls zu beeinflussen (Godsland u. Mitarb. 1990). Diese Wirkung könnte auch von der Art des Gestagens abhängen.

⚠ Levonorgestrel scheint oral und als Implantat die Insulinkonzentration zu steigern.

Dies findet sich auch bei Depot-Medroxyprogestogenazetat (Konje u. Mitarb. 1992), während Norethisteron auf die Insulinkonzentration weniger Einfluß zu haben scheint (Spellacy u. Mitarb. 1972).

Kombinationspräparate, die entweder Desogestrel oder Gestoden enthalten, steigern die Insulinantwort beim oralen Glukosetoleranztest.

Auch Levonorgestrel und Medroxyprogesteronazetat können die Glukosetoleranz leicht verschlechtern, was für Norethisteron weniger zutrifft (Godsland u. Mitarb. 1990, Spellacy u. Mitarb. 1972).

Fettstoffwechsel

Hoch dosierte orale Kontrazeptiva bewirken im allgemeinen eine Zunahme der **Triglyzeridkonzentration.** Aber auch neuere Präparate, die Gestagene mit reduzierter oder geringer androgener Partialwirkung enthalten, *erhöhen* die Triglyzeridkonzentration.

⚠ Levonorgestrelhaltige Implantate können die Triglyzeridkonzentration sogar *senken* (Konje u. Mitarb. 1992).

Durch levonorgestrelhaltige Kombinationspräparate scheint der Anstieg der Triglyzeridkonzentration dosisabhängig sogar vermindert zu werden (Godsland u. Mitarb. 1990) (Abb. **19**). Die vorliegenden Daten deuten darauf hin, daß die durch Estrogene und estrogenenthaltende orale Kontra-

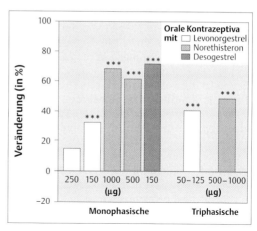

Abb. **19** Vergleich der Triglyzeridkonzentrationen im Serum von Frauen, die unterschiedliche orale Kontrazeptiva mit verschiedenen Gestagenen einnehmen und von Frauen, die keine Kontrazeptiva einnehmen. *** p < 0,001 (veröffentlicht mit Erlaubnis von Godsland u. Mitarb., N. Engl. J. Med. 323 [1990] 1375).

zeptiva erhöhten Triglyzeridspiegel am ehesten auf einer gesteigerten **VLDL-Synthese** beruhen (Godsland u. Mitarb. 1987). Dies ist besonders wichtig, da erhöhte Triglyzeridkonzentrationen, die mit einem erhöhten Risiko kardiovaskulärer Erkrankungen in Verbindung gebracht werden, als Folge eines gestörten Abbaues von VLDL betrachtet werden, wodurch cholesterinreiche „remnants" entstehen (Gianturco u. Bradley 1991). Die erhöhten Triglyzeridkonzentrationen, die bei Einnahme oraler Kontrazeptiva oder bei der Hormonsubstitution im Klimakterium beobachtet werden, könnten daher eine andere Ursache haben als eine Triglyzeridämie, die mit der koronaren Herzerkrankung in Verbindung steht.

Der metabolische Unterschied der durch orale Kontrazeptiva und Estrogene bedingten Hypertriglyzeridämie zeigt sich auch darin, daß die inverse Korrelation zwischen der **HDL-Cholesterin-** und der **Triglyzeridkonzentration** durch die Hormoneinnahme unterbrochen wird (Samsioe u. Mattsson 1990). Gestagene, besonders solche mit androgener Partialwirkung, scheinen die HDL-Cholesterinkonzentration, insbesondere bei Frauen, die mit Estrogen vorbehandelt wurden, zu senken.

⚠ Sowohl Depot-Medroxyprogesteronazetat als auch subkutan verabreichtes Levonorgestrel und oral gegebenes Norethisteron *senken* die HDL-Cholesterinkonzentration.

Diese Wirkungen können mehr oder weniger ausgeprägt sein und hängen von der Dosis und Art des Gestagens sowie der Estrogendosis ab. Obwohl die Veränderungen der Lipidkonzentration eindeutig sind, besteht kein eindeutiger Zusammenhang mit der Atherogenese bei Frauen, die orale Kontrazeptiva einnehmen. Bei Affen senkten kontrazeptiv wirkende Steroide die Atherogenese trotz deutlich verminderter HDL-Cholesterin-Konzentration (Adams u. Mitarb. 1987). Bei Kaninchen, denen Estrogen substituiert wurde, schien ein Gestagen die estrogenbedingte geringere Cholesterinakkumulation in der Gefäßwand nicht abzuschwächen (Haarbo u. Mitarb. 1992). Aus den Ergebnissen dieser Studien läßt sich schließen, daß andere Mechanismen, einschließlich Schutz vor oxidativem Streß, für die kardioprotektive Wirkung von Estrogenen auch dann von Bedeutung sind, wenn sie in oralen Kontrazeptiva gegeben werden.

Höher dosierte Gestagene

Daten zu metabolischen Wirkungen von höher (als in Minipillen) dosierten Gestagenen ohne Estrogenkomedikation können kaum als Indikatoren für metabolische Wirkungen gelten, da diese Präparate zur Therapie meist schwerer Erkrankungen eingesetzt werden. Es scheint eine dosisabhängige und in gewissem Maße eine spezifische Wirkung auf verschiedene Stoffwechselparameter zu bestehen.

🛈 Prinzipiell scheinen jedoch *alle* Gestagene die HDL-Konzentration zu senken.

Diese Wirkung ist bei Levonorgestrel in Dosen, die zur Ovulationshemmung ausreichen oder höher liegen, vergleichsweise am ausgeprägtesten. Levonorgestrel vermindert jedoch auch die Triglyzeridkonzentration am effektivsten. In höheren Dosen können einige Gestagene aus der 17-alpha-Hydroxyprogesteron-Reihe die Triglyzeridkonzentration, wahrscheinlich infolge ihrer Umwandlung in mineralokortikoid- oder glukokortikoidartig wirkende Metaboliten, erhöhen (Enk u. Mitarb. 1992).

Hormonsubstitution

Unter Berücksichtigung ihrer Wirkungen, insbesondere derjenigen auf die HDL-Konzentration, stellt sich die Frage, ob Gestagene als Komedikation von Estrogenen deren günstige kardiovaskuläre Wirkungen abschwächen. Zugegebenermaßen sind die HDL-Cholesterinkonzentrationen von Frauen unter Kombinationstherapie niedriger als bei Frauen, die nur mit Estrogenen behandelt werden. Obwohl unzureichend, unterstützen vorliegende epidemiologische Daten die Annahme nicht, daß zusätzlich gegebene Gestagene die Estrogenwirkung abschwächen (Samsioe 1995) (Tab. 13). Eine der für den **kardiovaskulären Schutz** durch Hormonsubstitution wichtigsten, Wirkungen ist die Hemmung der Athero-

Tab. 13   Relatives Risiko kardiovaskulärer Erkrankungen bei Frauen, die kombinierte Estrogen-/Gestagen-Präparate einnehmen. Am häufigsten wurde Medroxyprogestogenazetat als Gestagen eingesetzt. In der Studie von Falkeborn wurde als Gestagen vor allem Levonorgestrel, in der Studie von Thompson u. Hunt Norethisteron eingesetzt

Erstautor	Jahr	Studiendesign	Studienumfang	Endpunkte	Risiko
Nabulsi	1993	Querschnitts-Studie	173 Anwender	KHK	< 0,58
Nachtigall	1979	klinische Studie	84 Paare	Herzinfarkt	keine Zunahme
Thompson nur Ethinylestradiol: RR = 1,1	1989	Fall-Kontroll-Studie	603 Fälle 1 206 Kontrollpersonen	Herzinfarkt + kardiovaskuläre Erkrankungen	RR = 0,9 Apoplex
Hunt	1990	Kohortenstudie	4 544	KHK	RR = 0,3
Falkeborn	1992	Kohortenstudie	23 000	Herzinfarkt, Apoplex	RR = 0,5
Psaty nur Ethinylestradiol: RR = 0,69	1994	Fall-Kontroll-Studie	502 Fälle	Herzinfarkt	RR = 0,68

genese, die tatsächlich auch unter oralen Kontrazeptiva auftreten kann. Oxidiertes LDL ist besonders atherogen. Es wird allerdings immer klarer, daß *Estrogene* als **Antioxidantien** wirken, wobei die Komedikation von Gestagenen bei Hormonsubstitution das oxidationshemmende Potential der Estrogene nicht beeinflußt. Dies gilt wahrscheinlich auch für orale Kontrazeptiva.

Die Gabe von Sexualsteroiden bei einer Vielzahl klinischer Indikationen kann das Symptomenspektrum einer Erkrankung deutlich beeinflussen. Die Suche nach zuverlässigen Surrogat-Parametern wird unverändert fortgesetzt. Gute, zuverlässige und aussagefähige **Parameter,** anhand derer klinische Wirkungen individuell vorausgesagt werden können, fehlen fast vollständig. Das beruht größtenteils darauf, daß die genauen **Wirkmechanismen** der Hormone noch nicht geklärt sind. Interessant sind die aktuellen Forschungen auf dem Gebiet der Molekularbiologie mit der Entwicklung von Testverfahren für zusätzliche Parameter, die für *klinische* Ereignisse wichtig sind.

Estrogene haben einen direkten und starken Einfluß auf die Blutzirkulation. Durch Estradiol nimmt bei Frauen nach der Menopause das Auswurfvolumen des Herzens und die Durchblutung, gemessen am Unterarm, zu. Durch Estradiol wird auch die Zeit, bis die ST-Strecke im Belastungs-EKG um 1 mm gesenkt wird, und die tolerierte Gesamtbelastungszeit signifikant verlängert. Estrogene scheinen wie *Kalziumantagonisten* zu wirken und beeinflussen endothelabhängige Mechanismen. Solange die quantitative Bedeutung dieser Ergebnisse noch nicht evaluiert ist, sind Stoffwechseluntersuchungen bei gesunden Frauen nicht empfehlenswert, da die Veränderungen einerseits unspezifisch sind und sich andererseits meist innerhalb des Normbereichs bewegen. Bestehen *Risikofaktoren* (z. B. Fettstoffwechselstörungen), kann eine Stoffwechseluntersuchung helfen, die Art der Hormontherapie festzulegen, die aus theoretischen Erwägungen für die jeweilige Frau am günstigsten wäre.

Die kontinuierliche Entwicklung oraler Kontrazeptiva führte zu modernen Präparaten, in denen das ausgewogene Verhältnis von Ethinylestradiol und Gestagen die (Neben-)Wirkungen auf den Stoffwechsel minimiert. **Aktuelle Befunde** zeigen, daß Estrogene und orale Kontrazeptiva neben ihrer Beeinflussung des metabolischen Syndroms auch andere Faktoren determinieren, die für kardiovaskuläre Erkrankungen wichtig sind. Trotzdem sollten vernünftigerweise metabolische Wirkungen minimiert und möglicherweise sogar Symptome des *metabolischen Syndroms* verbessert werden. Dies gilt besonders für Frauen, bei denen Risikofaktoren für kardiovaskuläre Erkrankungen bestehen, da bei diesen die Beeinflussung von Symptomen des metabolischen Syndroms Bestandteil der Behandlung der zugrundeliegenden Krankheit sein könnte.

Alle modernen oralen Kontrazeptiva enthalten **Ethinylestradiol** als Estrogenkomponente. Die unterschiedlichen Wirkungen können zum großen Teil der Dosis und dem Typ des zusätzlich gegebenen Gestagens zugeschrieben werden. Es ist interessant festzuhalten, daß der schwedischen Arzneimittelbehörde hauptsächlich das Kreislaufsystem betreffende Nebenwirkungen gemeldet werden.

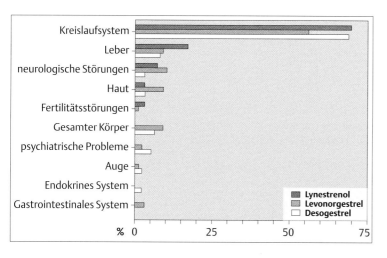

Abb. **20**   Rate der Nebenwirkungen oraler Kontrazeptiva mit unterschiedlichen Gestagenen, die der schwedischen Arzneimittelbehörde gemeldet wurden (nach Bahr u. Fahlgren 1994).

⚠ Levonorgestrel scheint diese Nebenwirkungen etwas seltener zu verursachen (von Bahr u. Fahlgren 1994) (Abb. **20**).

Literatur

Adams, M., T. Clarkson, D. Koritnik, H. Nash: Contraceptive steroids and coronary artery atherosclerosis in cynomolgus macaques. Fertil. Steril. 47 (1987) 1010–1018

Elkind-Hirsch, K., J. W. Goldzieher: Carbohydrate metabolism. In Fotherby, K., J. W. Goldzieher (eds.): Pharmacology of the Contraceptive Steroids. Raven Press, New York 1994

Enk, L., B.-M. Lundgren, U.-B. Lindberg et al.: A prospective, one-year study on the effects ot two long acting injectable contraceptives (depot-medroxy-progesterone acetate and norethisterone oenanthate) on serum lipid and lipoprotein levels. Horm. Metab. Res. 24 (1992) 85–89

First European Conference on Sex Steroids and Metabolism. Amer. J. Obstet. Gynecol. 163 (1990) 273–446

Gaspard, U. J., P. J. Lefebre: Clinical aspects of the relationship between oral contraceptives, abnormalities in carbohydrate metabolism, and the development of cardiovascular disease. Amer. J. Obstet. Gyn. 163 (1990) 334–343

Gianturco, S., W. Bradley: Triglyceride-rich lipoproteins and their role in atherogenesis. Curr. Opin. Lipidol. 2 (1991) 324–328

Godsland, I., W. Wynn, D. Crook, N. Miller: Sex plasma lipoproteins and atherosclerosis: prevailing assumptions and outstanding questions. Amer. Heart J. 114 (1987) 1467–1503

Godsland, I. F., D. Crook: Update on the metabolic effects of steroidal contraceptives and their relationship to cardiovascular disease risk. Amer. J. Obstet. Gynecol. 170 (1994) 1528–1536

Godsland, I. F., D. Crook, V. Wynn: Coronary heart disease markers in users of low-dose oral contraceptives. J. Reprod. Med. 3603 (1991) 226–237

Godsland, I. F., D. Crook, R. Simpson, T. Proudler, C. Felton, B. Lees et al.: The effects of different formulations of oral contraceptive agents on lipid and carbohydrate metabolism. N. Engl. J. Med. 323 (1990) 1375–1381

Haarbo, J., O. L. Svendsen, C. Christiansen: Progestogens do not affect aortic accumulation of cholesterol in ovariectomized cholesterol-fed rabbits. Circ. Res. 70 (1992) 1198–1202

Kauppinen-Makelin, R., T. Kuusi, O. Ylikorkala, M. J. Tikkamen: Contraceptives contained desogestrel or levonorgestrel have different effects on serum lipoproteins and post-heparin plasma lipase activities. Clin. Endocrinol. 36 (1992) 203–209

Konje, J., E. Otolorin, O. Ladipo: The effect of continuous subdermal levonorgestrel (Norplant) on carbohydrate metabolism. Amer. J. Obstet. Gynecol. 166 (1992) 15–19

Rabe, T., H. Thuro, K. Goebel et al.: Lipid metabolism in Norplant-2 users a two-year follow-up study. Total cholesterol, triglycerides, lipoproteins and apolipoproteins. Contraception 45 (1992) 21–37

Samsioe, G., L.-Å. Mattsson: Some aspects of the relationship between oral contraceptives, lipid abnormalities, and cardiovascular disease. Amer. J. Obstet. Gynecol. 163 (1990) 354–358

Samsioe, G.: Cardioprotection by hormone replacement therapy. Contemp. Rev. Obstet. Gynaecol. 7 (1995) 118–124

Samsioe, G.: Coagulation and anticoagulation effects of contraceptive steroids. Amer. J. Obstet. Gynecol. 170 (1994) 1523–1527

Spellacy, W., B. McLeod, W. Buhi, S. Birk: Depot medroxyprogesterone acetate and carbohydrate metabolism: measurement of glucose, insulin and growth hormone after twelve months' use. Fertil. Steril. 23 (1972) 233–239

von Bahr, C., B. Fahlgren: Consumption and adverse drug reaction (ADR) reporting for hormonal contraceptives in Sweden. In Medical Products Agency 2 (1994) 81–87

Die Thrombosedisposition: Ein zentraler Aspekt der Verordnung oraler Kontrazeptiva

Thrombotic Predisposition: A Central Aspect of Oral Contraceptive Prescribing

Ulrich H. Winkler

Derzeit kann ein generelles Screening der Gerinnungsparameter bei Frauen, die für ein orales Kontrazeptivum in Frage kommen, nicht die Sicherheit bieten, die es vorgibt. Nicht einmal die Hälfte der zu erwartenden Thrombosen kann durch ein generelles, obligatorisches Laborscreening verhindert werden. Noch schlimmer ist, daß eine große Zahl junger Frauen, die während ihres gesamten Lebens niemals eine Thrombose entwickeln werden, verängstigt und wegen des beachtlichen Thromboserisikos einer Schwangerschaft unsichere und ebenfalls thrombosefördernde Alternativen der Kontrazeption vorziehen würden. Völlig inakzeptabel ist auch die Tatsache, daß für die jeweilige Frau ein positives Testergebnis für ein derartig seltenes Ereignis keinen genügend hohen prädiktiven Wert hat und daher keine geeignete Entscheidungshilfe darstellt, ob ein Kontrazeptivum eingenommen wird oder nicht. Nach unserer Meinung zeigen diese Überlegungen die Notwendigkeit einer Familienanamnese als obligaten ersten Schritt auf dem Weg zur Verordnung. Ein Laborscreening mit Bestimmung der gerinnungshemmenden Faktoren Antithrombin III, Protein C und Protein S sowie der APC-Resistenz wird nur dann erforderlich, wenn eine positive Familienanamnese vorliegt, insbesondere, wenn Thrombosen bereits in jungen Jahren auftraten. ■

At present, a general screening of hemostatic variables in potential OC users cannot provide the certainty it purports to offer. Not even one half of all expected thromboses can be prevented by means of a general, obligatory laboratory screening. Even worse, a large number of young women who will never develop a thrombosis in their whole lifetime will be worried and, in view of the considerable thrombosis risk of pregnancy, will approach the insecure and also thrombogenic alternative of contraception. Totally unacceptable is also the fact that for the individual user a positive test result in a condition with a low frequency does not have a sufficiently high predictive value and is thus not an adequate guide in the decision whether or not to use a contraceptive. In our opinion these considerations indicate the necessity for a family case history as an obligatory first step in the prescription process. Laboratory screening with determination of the coagulation inhibitors antithrombin III, protein C, and protein S as well as APC resistance is then only undertaken when there has been a thrombosis episode in the family, especially when this had occurred at a young age. ■

Einleitung

In einer Zusammenfassung der jüngsten epidemiologischen Daten kommt das Royal College of Obstetricians and Gynecologists in seinen Empfehlungen zur Verschreibung kombinierter oraler Kontrazeptiva zu dem Ergebnis, daß mit einer Inzidenz nichttödlicher **Thrombosen** in der Größenordnung 1,4/10 000 Frauen und Jahr bei Anwendung kombinierter oraler Kontrazeptiva zu rechnen sei (1). Hierbei wurden gerade die Ergebnisse der jüngsten Studien zugrunde gelegt, denen in der Regel eine objektivierte (Phlebographie, Ultraschalldiagnostik) Diagnose einer spontan aufgetretenen Thrombose zugrunde liegt. Das **relative Risiko** für *Pillenanwenderinnen* beträgt demzufolge zwischen 3 und 4 gegenüber Anwenderinnen nichthormonaler Kontrazeptiva.

Damit steht fest, daß thromboembolische Ereignisse bei Anwenderinnen kombinierter oraler Kontrazeptiva außerordentlich selten beobachtet werden.

Angesichts der allgemeinen bei allen Anwenderinnen gleichermaßen zu beobachtenden Veränderungen der diversen **Stoffwechselparameter** liegt der Gedanke nahe, daß thromboembolische Ereignisse das Resultat eines Zusammentreffens *pillenassoziierter* Veränderungen mit einer besonderen *Prädisposition* zur Thrombose sind. Während es schon länger bekannt war, daß Patienten, die an einem Mangel der Gerinnungsinhibitoren Antithrombin III (AT III), Protein C (PC) und Protein S (PS) leiden, ein erhöhtes **Thromboserisiko** aufweisen, konnte erst in letzter Zeit der Nachweis erbracht werden, daß dieses Risiko bei Pilleneinnahme nochmals wesentlich erhöht wird (2). Darüber hinaus wurde eine weitere Gerinnungsstörung neu beschrieben, die ebenfalls mit einer Funktionsstörung des Protein C-Wirkungsmechanismus einhergeht, ohne allerdings auf einem Mangel des Protein C oder seines Kofaktors Protein S zu beruhen. Vielmehr handelt es sich hierbei um eine Mutation an dem Gerinnungsfaktor V, dessen prokoagulatorische Aktivität aufgrund dieser Mutation nicht mehr ausreichend durch Protein C gehemmt werden kann (3). Es stellt sich daher eine Resistenz gegen das aktivierte Protein C, die sogenannte APC-Resistenz ein. Wie beschrieben, handelt es sich dabei in nahezu allen Fällen um eine Mutation des Faktor V, die sich mittlerweile auch mittels der PCR gentechnologisch nachweisen läßt (4). Auch für Frauen mit diesem **genetischen Defekt** konnte der Nachweis erbracht werden, daß die Anwendung hormonaler Kontrazeptiva zu einer Multiplikation des bereits vorbestehenden erhöhten Thromboserisikos führte (5).

> 🛈 Damit ist bestätigt, daß Funktionsstörungen der beiden funktionell bedeutendsten Mechanismen der Gerinnungshemmung, nämlich des AT III- und des Protein-C-Mechanismus, mit einer erhöhten Thromboseneigung assoziiert sind. Jedoch ist das Risiko um ein Mehrfaches erhöht, wenn orale Kontrazeptiva eingenommen werden.

Diese Erkenntnis wirft die Frage auf, inwieweit eine Vorsorgeuntersuchung im Sinne einer Eignungstestung bei der Verschreibung oraler Kontrazeptiva vorgeschaltet werden sollte, um thromboembolische Komplikationen unter der Pille zu vermeiden.

Bestimmungsmethoden

Die Verwendung von Labormethoden als **Screeningverfahren** setzt voraus, daß die Messungen auch im allgemeinen Gebrauch verläßlich und

hinsichtlich der zu erwartenden Kosten vertretbar sind. Die **Gerinnungsinhibitoren** AT III, Protein C und Protein S sind grundsätzlich als Konzentration oder Aktivität zu bestimmen. Die früher übliche immunologische Bestimmung ist durch eine systematische Fehlermöglichkeit belastet, insofern für die Funktion des Moleküls nur Veränderungen im Bereich des aktiven Zentrums des Inhibitors von Belang sind. Es ist daher immer wieder beobachtet worden, daß die immunologischen Bestimmungen regelrechte Ergebnisse erbrachten, obwohl die Funktion des Inhibitors deutlich eingeschränkt war. Aus diesem Grund wird empfohlen, für Suchtests eine **funktionale Messung** einzusetzen (6). Hierfür sind etwa 5 ml Zitratblut abzunehmen, bei 2000 g zu zentrifugieren und das Plasma an ein spezialisiertes Labor zu verschicken, wo die Hemmwirkung der zentrifugierten Inhibitoren etwa auf Thrombin anhand eines Farbstofftests (chromogenes Substrat) geprüft wird.

Hinsichtlich der **Verläßlichkeit** dieser Methode werden verschiedentlich Bedenken geäußert, insbesondere in der Sorge, es könnte zu einem Aktivitätsverlust infolge des Postversands kommen. Aus unserer eigenen Erfahrung spielt dies keine gravierende Rolle, insbesondere deswegen, weil im Falle des Verdachts auf einen Inhibitormangel generell eine **Nachkontrolle** und Bestätigung in einem spezialisierten Zentrum zu fordern ist. Da jeder Inhibitormangel mit einem eigenen Krankheitsbild verbunden ist, sollten sowohl das AT III, das Protein C und das Protein S mit einem funktionellen Assay bestimmt werden. Die Kosten hierfür liegen unterhalb des Preises einer 3-Monatspackung moderner oraler Kontrazeptiva.

Wichtigste **Problematik** der Bestimmung ist die Tatsache, daß während der Pilleneinnahme sowohl das AT III als auch im besonderen Maße das Protein S um bis zu 20 % niedriger als vor der Pilleneinnahme gefunden werden (7,8). Die Ergebnisse unter der Pille sind insofern nicht sinnvoll zu interpretieren, infolgedessen sollte die Bestimmung vor der Pilleneinnahme oder im letzten Viertel einer einmonatigen Pillenpause erfolgen. Die **APC-Resistenz** errechnet sich nach folgender Formel:

> 🛈 APC-Sensitivitätsquotient =
> (aPTT mit APC)/(aPTT ohne APC).

Liegt der **Quotient** oberhalb von *2,2,* führt also die Zugabe des aktivierten Inhibitors Protein C zu einer deutlichen Verlängerung der Prothrombinzeit, ist eine Mutation des Faktor-V-Moleküls unwahrscheinlich. Kann eine 100%ige Verlängerung nicht erreicht werden, so daß der Quotient Werte *< 2* annimmt, muß eine APC-Resistenz diagnostiziert werden, der eine zumeist heterozygote Mutation des Faktor-V-Moleküls (F V-Leiden) zugrunde liegt. Findet sich nur eine geringfügige Verlängerung des aPTT, so ist sogar mit einer homozygoten Form der Störung zu rechnen. Dieser im Grunde **einfache Test** basiert also auf einer 2fachen Messung der globalen Gerinnungszeit PTT, so daß Einflüsse, die die PTT verändern, indirekt und möglicherweise nonkausal Einfluß auf die APC-Messung nehmen können. Hierzu sind beispielsweise zu zählen: Einflüsse von Marcumar oder Heparin sowie auch hier wieder Einflüsse, die durch die Pilleneinnahme ausgelöst sein können (9). Es ist daher auch für die APC-Resistenzbestimmung zu empfehlen, die Messung während einer *Pillenpause* bzw. *vor Beginn* der Pillenanwendung durchzuführen. Die Bestimmung ist vergleichsweise einfach und wird ständig methodisch verbessert, um gegen Störeinflüsse unempfindlicher zu werden. Die Kosten liegen in der Größenordnung von 1 – 2 Pillenpackungen.

Die **Faktor-V-Leiden-Mutation** kann mittels der Polymerase Chain Reaction auch direkt nachgewiesen werden. Allerdings ist diese Bestimmung *kostenaufwendig* und nicht überall verfügbar. Es ist nicht richtig, daß die zweifellos hervorragende Präzision dieser Messung zu einer wesentlichen Verbesserung des prädiktiven Wertes einer APC-Resistenz führt. Der Grund hierfür ist, daß der prädiktive Wert in erster Linie von der Tatsache beeinflußt ist, daß offenbar zahlreiche Träger dieses Defektes nie an einer Thrombose erkranken.

Insofern ist besonders zu bedenken, daß die Bestimmung der Faktor-V-Leiden-Mutation zwischen 3- und 10fach teurer ist als die Bestimmung der APC-Resistenz.

Screening

Für die Beurteilung des Wertes einer Screeninguntersuchung sind 2 Gesichtspunkte wichtig. Zum einen, ob die Screeningmaßnahme zu einer Verbesserung der **öffentlichen Gesundheit** führt, d.h. wieviel Prozent der Erkrankungen durch die Anwendung der Vorsorgeuntersuchung zu vermeiden sind. Zum anderen – und dies ist das wichtigere Kriterium – muß ein Screeningverfahren der untersuchten Person eine **Entscheidungshilfe** bieten, d.h. ein Screeningverfahren ist um so besser, je klarer für die positiv gescreente Person feststeht, daß eine bestimmte klinische Konsequenz zu ziehen ist. Während sich der gesundheitliche Nutzen für die Allgemeinheit mit den Kriterien der Sensitivität und Spezifität erfassen läßt, ist der **individuelle Nutzen** abhängig von dem positiven prädiktiven Wert des Verfahrens. Beide Aspekte sollen nun untersucht werden.

Prävalenz in der Bevölkerung

Aussagen zur Prävalenz in der Bevölkerung basieren aus methodischen Gründen zum Teil auf uneinheitlichen Meßmethoden, uneinheitlichen Bevölkerungspopulationen und insbesondere im Hinblick auf unsere Fragestellung in aller Regel aus gemischtgeschlechtlichen Stichproben aller Altersklassen. Hinsichtlich der **Stichprobe** junger Frauen, die möglicherweise vor der Entscheidung einer Pillenanwendung stehen, liegen nur sehr spärliche Daten vor. In einer eigenen Untersuchung (10) an 2600 Pillenstarterinnen konnten wir eine Prävalenz von **Inhibitormangel**-Befunden von ca. 0,5% nachweisen, wobei ein AT-III- und Protein-S-Mangel je zu 0,1 und der Protein-C-Mangel zu etwa 0,3% vorlagen. Diese Ergebnisse sind durchaus vergleichbar mit den verschiedenen in der Literatur publizierten Daten zur Prävalenz des Inhibitormangels (11 – 18) (Tab. **14**). Die APC-Resistenz wird generell etwa 10fach häufiger gefunden. In der Leiden Thrombophilia Study wurde eine Prävalenz von 5,7% errechnet (19). In der Gruppe der Pillenanwenderinnen wurde in derselben Studie eine Prävalenz der Faktor-V-Leiden-Mutation von 3,6% festgestellt. Unter den Patienten mit Thrombose finden sich ein 3fach häufigerer Inhibitor-Mangel, eine 5 – 6fach häufigere APC-Resistenz und ein 7 – 8fach häufigerer Faktor-V-Mangel (5, 20) (Tab. **15**).

Validität von Gerinnungsuntersuchungen als generelle Screeningmaßnahmen

Unter der Annahme einer **Thromboseinzidenz** von 1,4/10000 Pillenanwenderinnen lassen sich Sensitivität, Spezifität und prädiktiver Wert der einzelnen Verfahren errechnen. Diese Kalkulation ist selbstverständlich nur eine Schätzung. So wird einerseits eine *Unterschätzung* des Vorhersagewertes dadurch bewirkt, daß Thrombo-

Prävalenz [%]	Bevölkerung (asymptomatisch)	Thrombose (unselektioniert)	Thrombose (bei positiver Familienanamnese)
AT-III-Mangel	0,1	1,2	4,2
Protein-C-Mangel	0,3	3,6	4,9
Protein-S-Mangel	0,1	2,4	5,1
APC-Resistenz	5,7	28	46
gesamt	6,2	35,2	60,2

Tab. **14** Prävalenz des Inhibitormangels und der APC-Resistenz in einer asymptomatischen Bevölkerungsstichprobe, in einer nicht weiter differenzierten Gruppe von Thrombosepatienten sowie bei den Thrombosepatienten, bei denen eine positive Familienanamnese nachweisbar ist (19)

Tab. **15** Sensitivität, Spezifität und prädiktiver Wert möglicher Screeningparameter errechnet anhand der jährlichen Thrombosehäufigkeit von 1,4/10 000 Anwenderinnen (1)

1 Million Pillenanwenderinnen	999 860 ohne thromboembolische Komplikationen	140 mit thromboembolischen Komplikationen	Sensitivität [Spezifität]	positiver prädiktiver Wert
APC-Resistenz	56 952 (5,7 %)	39 (28 %)	28 % [94,3 %]	7×10^{-4}
Factor-V-Leiden-Mutation	35 970 (3,6 %)	32 (23 %)	23 % [96,4 %]	9×10^{-4}
Inhibitormangel	4996 (0,05 %)	10 (7,2 %)	7,2 % [99,5 %]	2×10^{-3}

sen nicht notwendigerweise im ersten Anwendungsjahr eintreten müssen, obwohl neuere Daten zeigen, daß die Mehrzahl der pillenassoziierten Thrombosen in diesem Zeitraum auftreten (21). Andererseits darf aber auch nicht vergessen werden, daß Patientinnen mit einem thrombogenen **Gerinnungsdefekt** möglicherweise auch ohne Einnahme der Pille an einer Thrombose erkranken, so daß die Vorsorgeuntersuchung insofern ohne klinischen Nutzen bleibt. Es ist auch völlig unwesentlich, ob in einzelnen Studien höhere Thromboseinzidenzen (bis zu 3/10 000 Frauen) beschrieben werden; an dem generellen Problem des absolut äußerst niedrigen **Risikos** und der daraus resultierenden enormen Zahl thrombosefreier Pillenanwenderinnen ändert das nichts.

So ergibt sich, daß unter 1 Million Pillenanwenderinnen innerhalb eines Jahres nur 140 an einer pillenassoziierten **Thrombose** erkranken werden. Von diesen würden 10 anhand eines Inhibitormangels erkannt werden, so daß eine Sensitivität von 7,2 % für die Bestimmung der 3 Gerinnungsinhibitoren beobachtet werden kann.

Mittels der Faktor-V- bzw. APC-Bestimmung können 32 % bzw. 39 % erkannt werden, so daß insgesamt etwa 49 der 140 Thrombosepatientinnen unter optimierten Screeningbedingungen erfaßt werden könnten.

Andererseits würde eine große Zahl asymptomatischer Patientinnen positiv gescreent werden, und dies, obwohl alle Assays eine hohe Spezifität aufweisen (zwischen 94 und 99 %). Tatsächlich würden aufgrund der sehr hohen Zahl von 999 840 asymptomatischen Pillenanwenderinnen bis zu 60 000 ein positives Testergebnis aufweisen, *ohne* innerhalb eines Jahres eine *Symptomatik* zu entwickeln.

Aus diesen Überlegungen geht klar hervor, daß ein Eignungstest, der quasi für eine gefahrlose Anwendung kombinierter Kontrazeptiva bürgen könnte, nicht zur Verfügung steht.

Ferner muß festgestellt werden, daß die hohe Zahl von potentiellen Anwenderinnen, die aufgrund des generellen Screenings zur Anwendung nichthormonaler Verhütungsmittel gedrängt würden, vor dem Hintergrund der beträchtlichen *qualitativen Unterschiede* dieser Alternativen nicht akzeptabel erscheinen. Der **prädiktive Wert** jedes einzelnen Laborergebnisses liegt in der Größenordnung von 10^{-3} bis 10^{-4}, d.h. eine Klientin, die sich aufgrund eines einzelnen positiven Testergebnisses für oder gegen die orale Kontrazeption entscheiden soll, muß damit rechnen, daß eine Entscheidung *gegen* die Pille nur in jedem 500sten bis 1000sten Fall gerechtfertigt ist.

Zusammenfassung

❗ Ein generelles Screening kann die Sicherheit, die es zu geben verspricht, derzeit nicht einlösen.

Nicht einmal die Hälfte aller zu erwartenden Thrombosen lassen sich mit Hilfe eines obligaten generellen Laborscreenings verhindern. Schlimmer noch, eine große Zahl von jungen Frauen, die niemals in ihrem Leben eine Thrombose entwickeln werden, würden *verunsichert* und letztlich zu einem unsichereren und damit angesichts der beträchtlichen Thromboserisiken einer Schwangerschaft durchaus ebenfalls thrombogenen, alternativen Kontrazeptivum *gedrängt*. Gänzlich *unakzeptabel* ist aber die Tatsache, daß für die einzelne Anwenderin ein positives Testergebnis nur eine unzureichende Vorhersagekraft und damit eine ungenügende Entscheidungshilfe bei der Frage der Kontrazeption darstellt.

Nach unserer Auffassung ergibt sich aus diesen Überlegungen die Notwendigkeit, die **Familienanamnese** als obligaten Suchschritt an den Anfang des Verschreibungsgespräches zu stellen und nur im Falle eines **Thromboseereignisses** innerhalb der Familie, insbesondere wenn es sich um Ereignisse im jüngeren Lebensalter handelt, ein Laborscreening unter Bestimmung der Gerinnungsinhibitoren AT III, Protein C und Protein S sowie der APC-Resistenz zu überlegen.

Literatur

[1] Royal College of Obstetricians and Gynecologists: Guidelines for prescribing combined oral contraceptives. BMJ 312 (1996) 121–122

[2] Pabinger, I., B. Schneider, and the GTH Study Group on Natural Inhibitors: Thrombotic risk of women with hereditary antithrombin III, protein C- and protein S deficiency taking oral contraceptives. Thromb. Haemost. 71 (1994) 548–552

[3] Dahlbäck, B., M. Carlsson, P. J. Svensson: Familial thrombophilia due to a previous unrecognized mechanism characterized by poor anticoagulant response to activated protein C: prediction of a cofactor to activated protein C. Proc. Natl. Acad. Sci. USA 90 (1993) 1004–1008

[4] Bertina, R. M., B. P. C. Koeleman, T. Koster, F. R. Rosendaal, R. J. Dirven, H. de Ronde, P. A. van der Velden, P. H. Reitsma: Mutation in blood coagulation factor V associated with resistance to activated protein C. Nature 369 (1994) 64–67

[5] Vandenbroucke, J. P., T. Koster, E. Briet, P. H. Reitsma, R. M. Bertina, F. R. Rosendaal: Increased risk of venous thrombosis in oral-contraceptive users who are carriers of factor V Leiden mutation. Lancet 344 (1994) 1453–1457

[6] The British Committee for Standards in Haematology: Guidelines on the investigation and management of thrombophilia. J. Clin. Pathol. 49 (1990) 703–709

[7] Winkler, U. H., A. E. Schindler, J. Endrikat, U. Müller, B. Düsterberg: A comparative study of the effects on the hemostatic system of two monophasic gestodene oral contraceptives containing 20 µg and 30 µg ethinylestradiol. Contraception (in press)

[8] Winkler, U. H., C. Oberhoff, U. Bier, A. E. Schindler: Hemostatic effects of two oral contraceptives containing low doses of ethinylestradiol and either gestodene or norgestimate: An open, randomized, parallel-group study. Int. J. Fertil. Menopaus. Stud. 40 (1995) 260–268

[9] De Ronde, H., R. M. Bertina: Laboratory diagnosis of APC-Resistance: A critical evaluation of the test and the development of diagnostic criteria. Thrombos. Haemostas. 72 (1994) 880–886

[10] Winkler, U. H., J. P. Zierlein, H. Schulte, W. Collet, A. E. Schindler: The hemostatic system and oral contraceptive use: Prevalence of findings suggesting a deficiency of coagulation inhibitors prior to initiation of treatment. Thromb. Haemostas. (1996) in press

[11] Ben Tal, O., A. Zivelin, U. Seligsohn: The relative frequency of hereditary thrombotic disorders among 107 patients with thrombophilia in Israel. Thromb. Haemostas. 61 (1989) 50–54

[12] Engesser, L., A. W. Broekmans, E. Briet, E. J. Brommer, R. M. Bertina: Hereditary protein S deficiency: clinical manifestations. Ann. Internat. Med. 106 (1987) 677–682

[13] Gladson, C. L., I. Scharrer, V. Hack, K. H. Beck, J. H. Griffin: The frequency of type I heterozygous protein S and protein C deficiency in 141 unrelated young patients with venous thrombosis. Thromb. Haemostas. 59 (1988) 18–22

[14] Heijboer, H., D. P. M. Brandjes, H. R. Büller, A. Sturk, J. W. Ten Cate: Deficiencies of coagulation-inhibiting and fibrinolytic proteins in outpatients with deep-vein thrombosis. N. Engl. J. Med. 323 (1990) 1512–1516

[15] Malm, J., M. Laurell, I. M. Nilsson, B. Dahlbäck: Thromboembolic disease – critical evaluation of laboratory investigation. Thromb. Haemostas. 68 (1992) 7 – 13

[16] Miletich, J. P., S. M. Prescott, R. White, P. W. Majerus, E. G. Bovill: Inherited predisposition in thrombosis. Cell 72 (1993) 477 – 480

[17] Pabinger, I., S. Brücker, P. A. Kyrle, B. Schneider, H. C. Kominger, H. Niessner, K. Lechner: Hereditary deficiency of antithrombin III, protein C and protein S: prevalence in patients with a history of venous thrombosis and criteria for rational patient screening. Blood Coag. Fibrin. 3 (1992) 547 – 553

[18] Tabemero, M. D., J. F. Tomas, I. Alberca, A. Orfao, A. Lopez Borrasca, V. Vicente: Incidence and clinical characteristics of hereditary disorders associated with venous thrombosis. Amer. J. Haematol. 136 (1991) 249 – 254

[19] Bertina, R. M., P. H. Reitsma, F. R. Rosendaal, J. P. Vandenbroucke: Resistance to activated protein C and factor V leiden as risk factors for venous thrombosis. Thromb. Haemostas. 74 (1995) 449 – 453

[20] Bloemenkamp, K. W. M., F. R. Rosendaal, F. M. Helmerhorst, H. R. Büller, J. P. Vandenbroucke: Enhancement by factor V Leiden mutation of risk of deep-vein thrombosis associated with oral contraceptives containing a third-generation progestagen. Lancet 346 (1995) 1593 – 1596

[21] Farmer, R. D. T.: Letter to the editor. Results of AAH Meditel Study. Lancet 347 (1996) 259

Effekte oraler Kontrazeptiva auf das Gefäßsystem: In vitro-Untersuchungen der Beeinflussung des Kalziuminflux in menschlichen Aortenmuskelzellen

Vascular Effects of Oral Contraception: In Vitro Investigations on the Influence of Calcium-Influx in Human Aortic Muscle Cells

Alfred O. Mueck, Harald Seeger, Alexander T. Teichmann, Gerhard Lorkowski, Theodor H. Lippert

Die Wirkungen des synthetischen Estrogens 17α-Ethinylestradiol und der Gestagene Levonorgestrel, Gestoden sowie 3-Keto-Desogestrel auf den Kalziumeinstrom in depolarisierten, in Kultur gehaltenen Muskelzellen der Aorta des Menschen wurden untersucht. Das synthetische Estrogen senkte in einer Konzentration von 10^{-6} mol/l den Kalziumeinstrom signifikant um $17,4 \pm 8,3\%$. Die Gestagene alleine zeigten im Konzentrationsbereich von 10^{-9} bis 10^{-6} mol/l keine signifikante Wirkung auf den Kalziumeinstrom. Bei einer äquimolaren (10^{-6} mol/l) Estrogen-Gestagen-Kombination wurde die estrogene Hemmwirkung von keinem der Gestagene antagonisiert. Die günstige Wirkung von 17α-Ethinylestradiol auf den Gefäßtonus scheint daher durch die infolge der üblicherweise in Kontrazeptiva eingesetzten Gestagene nicht beeinträchtigt zu sein, zumindest nicht über Veränderungen der Kalziumhomöostase. ◾

The effects of the synthetic estrogen 17α-ethinylestradiol and the gestagens levonorgestrel, gestodene, and 3-ketodesogestrel on calcium influx into depolarized human aortic muscle cultures were investigated. The synthetic estrogen inhibited the calcium influx significantly by $17.4 \pm 8.3\%$ at a concentration of 10^{-6} M. The gestagens alone in the concentration range of 10^{-9} M to 10^{-6} M showed no significant effect on the calcium influx. In the 10^{-6} M equimolar estrogen-gestagen combination, the estrogen-inhibiting effect was not antagonized by any of the gestagens. The positive effect of 17α-ethinylestradiol on the vascular tone thus does not appear to be affected through a change in calcium homeostasis by these gestagens commonly employed in contraceptives. ◾

Einleitung

Bei Einnahme der Pille besteht ein erhöhtes Risiko für **kardiovaskuläre Erkrankungen** (1). Für die Genese dieser Erkrankungen sind nach derzeitiger Meinung allerdings eher Vasospasmen und/oder Thromboembolien als die Entwicklung atherosklerotischer Plaques verantwortlich (2). Sowohl die estrogene als auch die gestagene Komponente der Pille können direkte Wirkungen auf die Vaskulatur ausüben, wobei besonders die **gestagene Komponente** hinsichtlich der Genese von Vasospasmen eine wichtige Rolle zu spielen scheint (3).

Veränderungen der Kalziumhomöostase können Vasospasmen auslösen. Das Ziel der vorliegenden Arbeit war es deshalb, den Einfluß sowohl von Ethinylestradiol, als auch von in oralen Kontrazeptiva enthaltenen Gestagenen, *allein* und in *Kombination* mit Ethinylestradiol auf die Kalziumhomöostase menschlicher Gefäßmuskelzellen zu testen.

Material und Methode

Zur Messung des **kalziumantagonistischen Effektes** der einzelnen Sexualsteroide sowie auch der Estrogen-Gestagen-Kombinationen wird eine Methode angewandt, die einem Globaltest entspricht. Unabhängig von möglichen Einzelmechanismen mit Beeinflussung der Kalziumhomöostase in der Gefäßwand gibt dieses Experiment einen Hinweis darauf, ob durch die untersuchten Substanzen eine Hemmung des Kalziumeinstromes in menschliche Gefäßmuskelzellen erfolgen kann.

Das Prinzip dieses Tests besteht darin, daß menschliche *Gefäßmuskelzellen* kultiviert werden, und die Aufnahme von ⁴⁵Kalzium nach Inkubation mit den zu testenden Substanzen in verschiedenen Konzentrationen mittels Beta-Counter bestimmt wird.

Die folgenden *Substanzen* wurden getestet: 17α-Ethinylestradiol, Levonorgestrel, Gestoden und 3-Keto-Desogestrel. Es wurden 4 verschiedene *Konzentrationen* verwendet, 10^{-9}, 10^{-8}, 10^{-7} und 10^{-6} M; die genannten Substanzen wurden einzeln geprüft sowie auch die jeweils äquimolaren Kombinationen 17α-Ethinylestradiol/Gestagen.

Zellkulturen

Humane Muskelzellen aus der Aorta wurden in Dulbecco's Modified Eagle Medium/Nutrient Mix F12 (4 : 1) mit den Zusätzen fetales Kälberserum (10%), Penicillin (25 µg/ml), Streptomycin (50 µg/ml), L-Glutamin (1%), MEM nicht essentielle Aminosäuren (1%) und Natriumpyruvat (1%) kultiviert.

Zellkulturmedien und Zusätze wurden von der Firma Gibco, Eggenstein, bezogen.

Assay-Durchführung

Konfluente Zellkulturen aus Muskelzellen (Passage 7–10) wurden mit physiologischer Salzlösung (PSS-Puffer, 140 mM NaCl, 5 mM KCl, 1,5 mM CaCl$_2$, 1 mM MgCl$_2$, 10 mM Glucose, 10 mM Hepes, pH 7,4) 3mal gewaschen und mit PSS 15 min bei 37 °C inkubiert. Anschließend wurden die Zellen mit einer Lösung von ^{45}Ca (in PSS, ca. 12 kBq/ml) und einer ethanolischen Lösung der Steroide versetzt. Nach Depolarisation mit 100 mM KCl wurde mit den Testlösungen für 5 min bei 37 °C inkubiert. Das Zellmedium wurde abgesaugt, die Zellen 8mal mit kalziumfreiem PSS-Puffer (2 mM EGTA) gewaschen und mit 6% Trichloressigsäure versetzt. Nach dem Abkratzen der Zellen wurde die Aktivität von intrazellulärem ^{45}Ca im Beta-Counter bestimmt.

Die Basalwertbestimmung erfolgte durch Zugabe von ^{45}Ca in PSS unter Zugabe von Ethanol; die Konzentration an Ethanol betrug in allen Proben 0,6%.

Steroidbedingte Veränderungen wurden in Prozent des Basalwertes, der gleich 100% gesetzt wurde, ausgedrückt.

Die statistische Auswertung erfolgte mit der Varianzanalyse nach Kruskal-Wallis.

Ergebnisse

Der Basalwert, der dem Kalziuminflux ohne Testsubstanzen entspricht, zeigte Interassay- und Interassay-Variationskoeffizienten von 9,5% bzw. 5,4%.

Aus Abb. **21** sind die Ergebnisse der verschiedenen Steroide allein getestet ersichtlich. 17α-Ethinylestradiol allein reduzierte den Kalziumreflux in den Konzentrationen 10^{-6} und 10^{-7} M auf 82,6 ± 6,9% bzw. 91,8 ± 8,1% gegenüber dem Basalwert (= 100%), wobei nur der erste Wert signifikant unterschiedlich war (p < 0,05).

Die Gestagene allein zeigten keine signifikante Veränderung des Kalziuminfluxes.

In der äquimolaren Estrogen-Gestagen-Kombination von 10^{-6} M konnte die Hemmung des Kalziuminflux nach 17α-Ethinylestradiol durch *keines* der getesteten Gestagene *antagonisiert* werden (Abb. **22**).

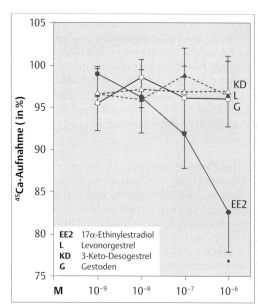

Abb. **21** Änderungen der intrazellulären ^{45}Ca-Aufnahme in depolarisierten humanen Aortenmuskelzellkulturen nach Zugabe von 17α-Ethinylestradiol (EE2), Levonorgestrel (L), 3-Keto-Desogestrel (KD) und Gestoden (G). Ordinate = Prozent ^{45}Ca-Aufnahme in Relation zum Basalwert = 100%. (Mittelwerte ± SEM, jede Konzentration gemessen als Doppelwert aus 3 verschiedenen Experimenten). Abszisse = molare Konzentrationen der Steroide.

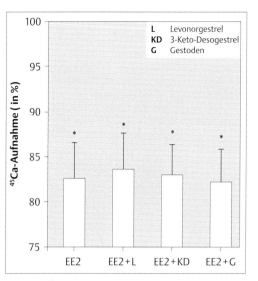

Abb. 22 Änderungen der intrazellulären ^{45}Ca-Aufnahme in depolarisierten humanen Aortenmuskelzellkulturen nach Zugabe von equimolaren Kombinationen (10^{-6} M) von 17α-Ethinylestradiol (EE2) mit Levonorgestrel (L), 3-Keto-Desogestrel (KD) und Gestoden (G). Ordinate = Prozent ^{45}Ca-Aufnahme in Relation zum Basalwert = 100 %. (Mittelwerte ± SEM, Doppelwerte aus 3 verschiedenen Experimenten). Abszisse = Steroidkombinationen.

Diskussion

Estrogene wirken *vasodilatatorisch,* wie in verschiedenen Tierexperimenten und Humanstudien gezeigt werden konnte (4). Der Mechanismus dieses vasodilatatorischen Effektes ist noch nicht vollständig aufgeklärt. Neben einer Stimulierung verschiedener vasoaktiver Mediatoren wie Stickstoffmonoxid und Prostacyclin scheinen Estrogene auch kalziumantagonistische Eigenschaften zu besitzen (5). So konnte unter Anwendung der in dieser Arbeit verwendeten globalen Testmethode gezeigt werden, daß das natürliche Estrogen 17β-Estradiol in menschlichen Aortenmuskelzellen den Einstrom von Kalzium reduziert (6). Die Prüfung von verschiedenen zur Hormonsubstitution in der Postmenopause eingesetzten **Gestagenen** mit dem gleichen Testsystem zeigte, daß ein Einfluß von Gestagenen nicht immer auszuschließen ist. Bei äquimolarer Kombination mit Norethisteronacetat war ein kalziumantagonistischer Effekt von Estradiol nicht mehr nachweisbar (7).

Wie aus der vorliegenden Arbeit ersichtlich ist, weist das *synthetische* Estrogen **17α-Ethinylestradiol** ebenfalls einen kalziumantagonistischen Effekt auf. In einer früheren Arbeit konnten wir allerdings für 17α-Ethinylestradiol keinen signifikanten Effekt auf den Kalziuminflux feststellen, was auf eine geringere Sensitivität unseres früheren Testsystems zurückzuführen ist (8). Die Wirkung von 17α-Ethinylestradiol ist aber auch im verbesserten Testsystem *geringer* als die von 17β-Estradiol. Demgegenüber fanden andere Autoren eine umgekehrte Reihenfolge der Wirkung dieser beiden Estrogene (9). Ein Grund für diese Diskrepanz könnte in der unterschiedlichen Art der angewandten Testsysteme liegen, z.B. Unterschiede bei Ermittlung des kalziumantagonistischen Effektes entweder durch Messung des radioaktiven Einstromes oder mit der Patch-Clamp-Technik. Die hier angewandte Methodik zur Messung des Kalziumeinstromes erfaßt im Gegensatz zur Patch-Clamp-Technik allerdings nicht nur einzelne Zellen, so daß dieser „Globaltest" eine relativ hohe Aussagekraft haben dürfte.

Von den **Gestagenen** ist bekannt, daß sie *vasokonstriktorisch* wirken. Der Mechanismus ist unklar, eine erhöhte Sensibilisierung der Muskelzellen gegenüber vasokonstriktorisch wirkenden Mediatoren aus Nerven- und Endothelzellen wird diskutiert (10,11). Vasospasmen, die durch Gestagene ausgelöst werden können, sind dann besonders zu beachten, wenn Gefäßläsionen vorliegen, weil dadurch akute ischämische Vorgänge induziert werden können.

Die vorliegende Arbeit zeigt, daß die Gestagene Levonorgestrel, Gestoden und 3-Keto-Desogestrel keinen Einfluß auf den Kalziumeinstrom in menschlichen Gefäßmuskelzellen haben.

Einschränkend ist allerdings zu vermerken, daß unsere In-vitro-Untersuchungen nur bedingt auf In-vivo-Verhältnisse übertragbar sind, da wir mit unserem Modell nur *Kurzzeiteffekte* untersuchen. Möglicherweise sind unter der *Langzeitbehandlung* mit oralen Kontrazeptiva entsprechende Effekte nicht auszuschließen.

Nach den Ergebnissen dieser Arbeit darf angenommen werden, daß die getesteten Gestagene den Kalziumeinstrom in Gefäßen nicht beeinflussen und somit Vasospasmen über diesen Mechanismus wohl nicht erzeugen dürften. Des weiteren **antagonisieren** diese Gestagene die positive Wirkung von 17α-Ethinylestradiol auf den

Kalziuminflux **nicht**. Somit scheint die vasodilatorische Wirkung von 17α-Ethinylestradiol, zumindest was die Kalziumhomöostase betrifft, durch diese Gestagene nicht beeinflußt zu werden.

Zusammenfassung

Der Effekt des synthetischen Estrogens *17α-Ethinylestradiol* und der Gestagene *Levonorgestrel, Gestoden* und *3-Keto-Desogestrel* auf den Kalziuminflux in depolarisierten menschlichen Aortenmuskelzellkulturen wurde untersucht. Das synthetische Estrogen hemmte den Kalziuminflux signifikant um $17,4 \pm 8,3\%$ bei 10^{-6} M. Die Gestagene alleine zeigten keinen signifikanten Effekt auf den Kalziuminflux im Konzentrationsbereich von 10^{-9} bis 10^{-6} M. In der äquimolaren Estrogen-Gestagen-*Kombination* von 10^{-6} M wurde die estrogene Hemmwirkung durch keines der Gestagene antagonisiert. Die positive Wirkung von 17α-Ethinylestradiol auf den Vasotonus scheint somit durch diese, in Kontrazeptiva gebräuchlichen, Gestagene nicht über eine Veränderung der Kalziumhomöostase beeinflußt zu werden.

Literatur

[1] Thorogood, M., M. P. Vessey: An epidemiologic survey of cardiovascular disease in women taking oral contraceptives. Amer. J. Obstet. Gynecol. 163 (1990) 274–281

[2] DeWood, M., A. J. Apores, R. Notske et al.: Prevalence of total coronary occlusion during the early hours of transmural myocardial infarction. New Engl. J. Med. 303 (1980) 897–902

[3] Kuhl, H.: Oral contraception and replacement therapy: The significance of the progesteron for cardiovascular diseases. Geburtsh. u. Frauenheilk. 52 (1992) 653–662

[4] Collins, P.: Vascular aspects of oestrogen. Maturitas 23 (1996) 217–226

[5] Collins, P., G. M. C. Rosano, C. Jiang, D. Lindsay, P. M. Sarrel, P. A. Poole-Wilson: Cardiovascular protection by oestrogen – a calcium antagonist effect? Lancet 341 (1993) 1264–1265

[6] Mueck, A. O., H. Seeger, T. H. Lippert: Calcium-antagonistic effect of natural and synthetic estrogens – Investigations on a non-genomic mechanism of direct vascular action. Clin. Pharmacol. Therap. 34 (1996) 424–426

[7] Lippert, T. H., H. Seeger, A. O. Mück, H. Hanke, R. Haasis: Effect of estradiol, progesterone and progestogens on calcium influx in cell cultures of human vessels. Menopause 1 (1996) 33–37

[8] Seeger, H., A. O. Mueck, G. Lorkowski, A. T. Teichmann, T. H. Lippert: Effect of 17α-ethinylestradiol, levonorgestrel, 3-keto-desogestrel and gestoden on calcium influx via voltage-gated calcium channels in human aortic smooth muscle. Contraception 54 (1996) 265–268

[9] Nakajima, T., T. Kitazawa, E. Hamada et al.: 17 beta-estradiol inhibits the voltage-dependant L-type Ca^{2+} currents on aortic smooth muscle cells. Eur. J. Pharmacol. 294 (1995) 625–635

[10] Weir, R. J., D. L. Davies, R. Fraser, J. J. Morton, M. Tree, A. Wilson: Contraceptive steroids and hypertension. J. Steroid. Biochem. 6 (1975) 961–964

[11] Byrne, K. B., B. J. Stanton, I. M. Coupar, E. Burcher: Effect of levonorgestrel and ethinylestradiol on vasoconstriction in rat isolated vasculature. J. Pharm. Pharmacol. 40 (1988) 562–566

Klinische Erfahrungen mit Levonorgestrel

Clinical Experience with Levonorgestrel

Klinische Erfahrungen mit einem monophasischen oralen Kontrazeptivum mit 150 μg Levonorgestrel und 30 μg Ethinylestradiol: Wirksamkeit, Verträglichkeit und metabolische Interaktionen

Clinical Experience with a Monophasic Oral Contraceptive Containing 150 μg Levonorgestrel and 30 μg Ethinylestradiol: Efficacy, Tolerance and Metabolic Interactions

Alexander T. Teichmann

Das monophasische orale Kontrazeptivum mit 150 μg Levonorgestrel und 30 μg Ethinylestradiol wurde in den 60er Jahren als Reaktion auf Bedenken hinsichtlich der Sicherheit hochdosierter oraler Kontrazeptiva entwickelt. In dieser Arbeit wird eine Übersicht über Ergebnisse zur Wirksamkeit, Zykluskontrolle und Akzeptanz durch die Patientinnen zusammen mit Ergebnissen aus Studien zum Fettstoffwechsel, Kohlenhydratstoffwechsel und zur Blutgerinnung gegeben. Alle ausgewerteten Studien bestätigen die klinische Wirksamkeit und die zuverlässige kontrazeptive Wirkung dieses Präparates. Die Compliance der Patientinnen ist bei der monophasischen Behandlung gut, teilweise wegen seltener Durchbruch- und Schmierblutungen. Im allgemeinen wurden die Nebenwirkungen als wenig störend angegeben, sind meist vorübergehend und werden mit der Dauer der Behandlung seltener. Monophasische levonorgestrelhaltige Präparate scheinen den Fett- und den Kohlenhydratstoffwechsel nur wenig zu beeinflussen und wenn Veränderungen auftraten, blieben die Parameter normalerweise innerhalb des Normbereiches. Im Hinblick auf die Blutgerinnung scheinen die Wirkungen von Ethinylestradiol auf die Gerinnungsfaktoren durch die entgegengerichtete Wirkungen des Levonorgestrel gut ausgeglichen zu werden. Die Ergebnisse dieser Übersicht bestätigen die klinische Wirksamkeit monophasischer Levonorgestrelpräparate und zeigen, daß deren Beeinflussung des Stoffwechsels gering und von begrenzter oder ohne klinische Bedeutung sind. ▪

The monophasic oral contraceptive preparation containing 150 μg levonorgestrel and 30 μg ethinylestradiol was developed in the 1960's in response to concerns about the safety of high-dose oral contraceptive pills. In this paper, results of efficacy, cycle control, and patient acceptability are reviewed, together with evidence from studies of lipid metabolism, carbohydrate metabolism, and hemostasis. All the reviewed studies confirm the clinical effectiveness and contraceptive reliability of this formulation. Patient compliance with the monophasic treatment regimen is good, partly due to the low level of breakthrough bleeding and spotting. Adverse events are generally reported to be of a minor "nuisance" nature, are mostly transient, and the incidence generally decreases with duration of treatment. Monophasic levonorgestrel appears to have only a minimal effect on lipid and carbohydrate metabolism and, where an effect has been observed, the parameters normally remain within the normal range. With respect to hemostasis, the effects of ethinylestradiol on coagulation factors appear to be well balanced by the opposing effects produced by levonorgestrel. The findings of this review confirm the clinical effectiveness of monophasic levonorgestrel and indicate that metabolic effects are minimal and of limited, or without clinical significance. ▪

Einleitung

Die ersten oralen Kontrazeptiva, welche in den 50er Jahren entwickelt wurden, enthielten hohe Estrogen- und Gestagendosen. Seit damals hat die Entwicklung kombinierter Estrogen-Gestagen-Kontrazeptiva eine progressive **Dosisreduktion** verfolgt mit dem Ziel, unerwünschte Nebenwirkungen bei gleichzeitiger Erhaltung der Wirksamkeit zu reduzieren (1).

Eines der ersten neuen **niedrigdosierten Präparate** enthielt 30 μg Ethinylestradiol in Kombination mit 150 μg Levonorgestrel, einem vollständig bioverfügbaren Gestagen, das nicht in eine aktive Form metabolisiert werden muß.

Diese Formulierung hat sich mittlerweile als orales Kontrazeptivum etabliert, das ein hohes Maß an Wirksamkeit und Patientenakzeptanz verbunden mit einer geringen Inzidenz an Nebenwirkungen erreicht (2).

In vielen Studien zu neueren oralen Präparaten wird sie als Maßstab eingesetzt, um andere Präparate zu beurteilen. Daher ist die **klinische Erfahrung** bzgl. der Sicherheit, Wirksamkeit und Patientenakzeptanz von monophasischem Levonorgestrel beträchtlich, so daß es sinnvoll ist, diese Daten zusammenzutragen, um sie einem ausführlichen und kritischen Review zu unterziehen.

Um in diesem Review berücksichtigt zu werden, wurden die wissenschaftlichen Publikationen nach folgenden Kriterien ausgewählt: 1. gutes klinisches Studiendesign mit geeigneter Studienpopulation, 2. eine adäquate follow up-Dauer, so daß eine aussagekräftige statistische und klinische Auswertung gewährleistet war.

Klinische Erfahrung

10 große klinische Studien, die insgesamt ca. 7300 Frauen über 62 000 Zyklen einschlossen, wurden, um die klinische Wirksamkeit, Patientenakzeptanz, Compliance und Sicherheit von monophasischem Levonorgestrel (LNG 150/EE 30) zu bewerten, ausgewählt.

Wirksamkeit

Wie aus Tab. 16 ersichtlich, hat eine Anzahl von großangelegten Studien die klinische Wirksamkeit von monophasischem Levonorgestrel (LNG 150/EE 30) untersucht.

Diese Daten zeigten übereinstimmend, daß die 150/30 Levonorgestrel/Ethinylestradiol-Zubereitung ein wirksames orales Kontrazeptivum ist, das einen guten kontrazeptiven Schutz bietet.

Bye, U. K. (6) berichtete von einer Studie über 6000 Zyklen, in der 682 Frauen über 12 Zyklen begleitet wurden. Es wurde – Schwangerschaften, die durch fehlerhafte Pilleneinnahme eintraten, ausgeschlossen – eine **Schwangerschaftsrate** von 0,2 auf 100 Frauenjahre festgestellt. Bye (6) schloß daraus, daß monophasisches Levonorgestrel (LNG 150/EE 30) eine gute kontrazeptive Wirkung vergleichbar zu der von höher dosierten Zubereitungen hatte. In einer weiteren U. K.-Studie untersuchten Foss u. Fotherby (7) 120 Frauen über 767 Zyklen. Sie fanden ebenfalls, daß die 150/30 Formulierung einen guten **kontrazeptiven Schutz** gewährleistete.

Woutersz, USA (8) und Moggia, Lateinamerika (9) bestätigen diese Befunde. Moggia fand in einer Studie, die 9736 Zyklen einschloß, daß nur 1 von 8 Schwangerschaften einem Versagen der Medikation zugeschrieben werden konnte. Aus der geringen Schwangerschaftsrate, guten Zykluskontrolle und geringer Nebenwirkungsinzi-

Tab. 16   Klinische Prüfungen zur Untersuchung der Effektivität von monophasischem Levonorgestrel (LNG 150/ EE 30)

	Patienten N	n	Zyklen (n)	Dauer (Zyklen)	Schwanger- schaften (n)	Pearl Index
Bye (6)	682	682	6 000	12	4	0,8
Foss u. Mitarb. (7)	120	120	767	12	0	–
Woutersz (8)	1 130	1 130	11 064	31	3	0,35
Moggia (9)	1 206	1 206	9 736	>12	8	1,1
Ingemanson u. Mitarb. (10)	226	226	1 921	12	0	–
Su-juan (11)	1 035	1 035	9 413	15	3	0,13*
Loudon u. Mitarb. (12)	456	227	1 258	6	0	–
Rozenbaum (13)	1 320	1 320	11 980	12	1	0,11
Sartoretto u. Mitarb. (14)	930	930	7 197	12	7	0,17
Zador (15)	489	235	2 777	6	0	–

N = Gesamtzahl in der Studie; n = Anzahl derjenigen, die die 150/30-Kombination erhalten
* Nur korrigierter PI dargestellt

denz wurde geschlossen, daß monophasisches Levonorgestrel (LNG 150/EE 30) ein **wirksames kontrazeptives Agens** war (9).

Zykluskontrolle

Es wird im allgemeinen angenommen, daß **Probleme** bei der Zykluskontrolle (z.B. Schmier-, Durchbruchsblutungen und Amenorrhoe) häufiger unter niedriger dosierten oralen Kontrazeptiva auftreten. Diese Nebenwirkungen können zu Problemen mit der Patientencompliance führen. Eine unsichere Zykluskontrolle ist wahrscheinlich der wichtigste Grund für ein Abbrechen der oralen Kontrazeption.

Sechs bedeutende Studien, in denen insgesamt fast 40 000 Zyklen eingeschlossen waren, belegten, daß monophasisches Levonorgestrel (LNG 150/EE 30) eine exzellente Zykluskontrolle mit einem geringen Grad an Durchbruchs- und Schmierblutungen bietet (Tab. **17**).

Woutersz (8) untersuchte den Einsatz von monophasischem Levonorgestrel (LNG 150/EE 30) an 17 Zentren in den USA in einer Studie, die 1130 Frauen und 11 064 Zyklen einschloß. Der Gebrauch von monophasischem Levonorgestrel resultierte in einer durchschnittlichen Zykluslänge von 28,5 Tagen und einer durchschnittlichen Dauer der Menses von 4,3 Tagen. Die *Zykluslänge* war fast identisch mit dem Wert vor der Behandlung (93 % im Bereich von 26 – 30 Tagen). *Durchbruchsblutungen* wurden in 669 Zyklen berichtet – eine Gesamtinzidenz von 6,0 %. Die *Inzidenz* war im ersten Zyklus höher (10,4 %), sie fiel im 3. Zyklus auf 8,4 %. Im 1. Zyklus trat ebenfalls eine höhere Schmierblutungsrate auf (eine Inzidenz von 16,2 %), die auf 8,2 % im dritten Zyklus

sank; *Schmierblutungen* traten insgesamt in 852 Zyklen auf – eine Inzidenz von 7,7 %. Woutersz (8) berichtete außerdem über *Amenorrhoe* in 194 Zyklen – eine Inzidenz von 1,8 %.

In einem Review 5 lateinamerikanischer Studien, die insgesamt 1206 Frauen und 9736 Zyklen einschlossen, führt Moggia (9) Zykluskontrolldaten aus 3 dieser Studien an. In diesen 3 Studien waren fast alle der 8095 Zyklen von normaler Dauer (25 – 34 Tage), die *Latenzzeit* (z.B. die Zahl der Tage zwischen der Einnahme der letzten Tablette in irgendeinem Zyklus und dem Beginn der Menses) betrug üblicherweise 2 – 4 Tage und die *Amenorrhoeinzidenz* lag zwischen 0,2 % und 1,3 %. In 4 der 5 Studien wurde über *Schmier-* und *Durchbruchsblutungen* berichtet. Die Gesamtinzidenz an Schmierblutungen betrug nur 3,5 %; üblicherweise dauerten sie 1 – 3 Tage. Durchbruchsblutungen traten in 4,6 % der Zyklen auf und dauerten weniger als 4 Tage.

Bye (6) nahm sich der Schwierigkeit der Definition der unterschiedlichen **Blutungsmuster** an. Er stellte fest, daß **Interpretationsunterschiede** der Blutungsmuster durch die Unterschiede in der Klassifizierung von Schmier-, Durchbruchs- und Entzugsblutungen den Wert der Daten, die aus unterschiedlichen Zentren zusammengetragen werden, schon innerhalb einer Studie und erst recht in verschiedenen Studien wesentlich einschränken können. Deshalb legte Bye (6) präzise **Richtlinien** für die Interpretation der von den Patientinnen in den täglichen Menstruationsaufzeichnungen festgehaltenen Blutungen fest. Mit diesem Verfahren untersuchte er bei 682 britischen Frauen über 6000 Zyklen den Effekt von monophasischem Levonorgestrel (LNG 150/EE 30) auf die Zykluskontrolle.

Bye (6) fand, daß 92,2 % aller Zyklen zwischen 28 ± 3 Tage dauerten und daß in nur 3,3 % der Zyklen die *Entzugsblutung* nicht wie erwartet ein-

Tab. **17** Zykluskontrolle mit monophasischem Levonorgestrel (Durchbruchsblutung, Schmierblutung und Amenorrhoe – % aller Zyklen)

Autor	Anzahl der Zyklen	Durchbruchsblutung (%)	Schmierblutung (%)	Amenorrhoe (%)
Bye (6)	6 000	5,8	9,3	3,3
Woutersz (8)	11 064	6,0	7,7	1,8
Moggia (9)	8 095	4,6	3,5	0,2 – 1,3
Su-juan (11)	9 413	0,1	–	0,1
Loudon (12)	1 258	8,0	19,0	–
Zador (15)	2 777	4,7	11,0	–

trat. Am Anfang betrug die durchschnittliche Dauer der Entzugsblutung 4,9 Tage; während des ersten Zyklus blieb dies unverändert. Danach aber sank die durchschnittliche Dauer auf 4,1 Tage, ab dem 6. Zyklus auf 4,2 Tage, was für die Gesamtzyklen einen Durchschnittswert von einem halben Tag weniger, als im Kontrollzyklus ergab. In 9,3 % der Gesamtzyklen traten *Schmierblutungen* auf, im 1. Zyklus in 17,1 %, aber die Inzidenz sank signifikant ab dem 2. Zyklus; dies ergab eine durchschnittliche Inzidenz von 6,8 % nach den ersten 4 Zyklen, einen Wert, den Bye als sehr niedrig einschätzte. Die Dauer der Schmierblutungen war zu Beginn ebenfalls geringfügig höher (3,6 Tage im 1. Zyklus) mit einem Gesamtdurchschnitt von 2,8 Tagen. Die höchste Inzidenz der *Durchbruchblutungen* wurde ebenfalls im 1. Zyklus gesehen (11,4 %), gefolgt von einem rapiden Rückgang während der nächsten 3 Zyklen. Der Durchschnitt während aller Zyklen wurde mit 5,8 % berichtet, ab dem 4. Zyklus nur noch 5,0 %. Die durchschnittliche Dauer der Durchbruchsblutungen betrug 3,5 Tage.

Ingemanson u. Mitarb. (10) stellten in ihrer Studie an 226 Frauen (1921 Zyklen) einen Anstieg von Schmier- und Durchbruchblutungen in den frühen Behandlungszyklen unter monophasischem Levonorgestrel fest. Während der ersten 3 Zyklen bestand eine erhöhte Inzidenz von *Schmierblutungen* (20,1 %) und *Durchbruchblutungen* (7,8 %) im Vergleich zu der Inzidenz intermenstrueller Blutungen vor der Behandlung in Höhe von 5,3 %. Während des Studienverlaufs (zwischen dem 4. und 12. Zyklus) ging die Inzidenz von Schmierblutungen (5,7 %) und Durchbruchblutungen (1,3 %) fast auf den Stand vor der Behandlung zurück.

Compliance

Obwohl die **Zykluskontrolle** ein kritischer Faktor ist, der die Akzeptanz und Compliance von oralen Kontrazeptiva beeinflußt, sind andere **Faktoren** (wie z. B. Gewichtszunahme, Benutzerfreundlichkeit, Nebenwirkungsinzidenz) nicht zu vernachlässigen.

> Die klinische Erfahrung mit monophasischem Levonorgestrel (LNG 150/EE 30) hat gezeigt, daß dieses Präparat im allgemeinen gut vertragen wird.

Die niedrige Inzidenz geringfügiger Nebenwirkungen zieht eine relativ kleine Anzahl von Studien-**Abbrüchen** aufgrund pillenassoziierter Symptome nach sich (8, 9, 11, 12). Dunson u. Mitarb. (16) beurteilten die Compliance mit monophasischem Levonorgestrel (LNG 150/EE 30); 90 % der 1088 Frauen in Zentren im Sudan, Sri Lanka, Chile, der Dominikanischen Republik und Ecuador berichteten, daß sie ihre Pillen laut Instruktionen eingenommen hätten. Insgesamt wurden 979 Frauen weiterbeobachtet, von denen nur 4 % mehr als eine Pille während der 12monatigen Studienzeit vergessen hatten.

Nebenwirkungen

Die Daten der hier berücksichtigten klinischen Studien, die die Sicherheit monophasischen Levonorgestrels untersuchten, zeigen, daß diese Zubereitung insgesamt gut vertragen wird und nur eine **geringe** Nebenwirkungsinzidenz (Tab. 18) aufweist. Das Nebenwirkungsprofil läßt vermuten, daß diese im allgemeinen als unbedeutende vorübergehende „Plage" angesehen werden, deren Inzidenz über die ersten Zyklen abnimmt.

Tab. 18 Die Inzidenz allgemein berichteter subjektiver Nebenwirkungen (% aller Zyklen) in klinischen Prüfungen mit monophasischem Levonorgestrel (LNG 150/EE 30)

Autor	Patienten-zahl	Kopf-schmerzen	Nausea	Empfind-lichkeit der Brust	Nervosität	Depression
Bye (6)	682	2,8	0,5	0,6	–	1,3
Woutersz (8)	1 130	4,8	1,5	1,6	0,5	1,0
Ingemanson u. Mitarb. (10)	226	2,0	1,2	0,4	0,6	1,4
Su-juan (11)	1035	–	1,0	–	–	–
Zador (15)	235	6,4	2,5	2,6	0,4	3,4

In einer Studie an 682 Frauen, die insgesamt 6000 Zyklen einschließt, beschreibt Bye (6) die am häufigsten berichteten **Nebenwirkungen** (höchster Prozentsatz in irgendeinem Zyklus bzw. Prozentsatz aller Zyklen): Kopfschmerzen (4,1 % und 2,8 %), Depressionen (2,0 % und 1,3 %), verminderte Libido (1,9 % und 0,8 %) und Nausea (1,1 % und 0,5 %). Im 1. Zyklus ist die Inzidenz für gewöhnlich am höchsten. Bye (6) sah die Werte als bemerkenswert niedrig an und schloß daraus, daß das monophasische Levonorgestrel (LNG 150/EE 30) extrem gut vertragen wird.

In einer Studie an 1130 Frauen in den USA bestätigte Woutersz (8), daß die Nebenwirkungsinzidenz, die mit dem Gebrauch von monophasischem Levonorgestrel (LNG 150/EE 30) zusammenhängt, insgesamt extrem gering ist. Von 28 berichteten unterschiedlichen Nebenwirkungen traten nur 7 – einfacher Kopfschmerz (4,8 %), Dysmenorrhoe (3,0 %), gastrointestinale Symptome (2,0 %), Akne (1,6 %), Brustbeschwerden (1,6 %), Nausea (1,5 %) und vaginaler Ausfluß (1,4 %) – mit einer höheren Rate als 1 % auf. Ingemanson u. Mitarb. (10) stellten ebenso fest, daß die am häufigsten berichtete Nebenwirkung mit einer Inzidenz von 2 % über alle Zyklen der *Kopfschmerz* ist. Diese wird gefolgt von *Depression* (1,4 %) und *Nausea* (1,2 %). Su-juan (11) gab die Nebenwirkungsinzidenz als generell sehr gering an (Schwindel, Somnolenz und Nausea traten in ca. 1 % der Gesamtzyklen auf).

Gewichtszunahme, die mit den oralen Kontrazeptiva in Zusammenhang steht, kann – besonders bei jugendlichen Mädchen – einen bedeutenden Einfluß auf die Akzeptanz und Compliance haben (17). Befunde aus klinischen Prüfungen mit monophasischem Levonorgestrel zeigen, daß sowohl eine Gewichtszunahme als auch -abnahme gelegentlich berichtet werden. Im allgemeinen wird die Gewichtszunahme nicht mehr als signifikantes Problem der niedrigdosierten oralen Kontrazeptiva angesehen, jedoch – dessen ungeachtet – ist die Gewichtszunahme immer noch einer der häufigsten Anlässe für Frauen, um mit der Einnahme oraler Kontrazeptiva aufzuhören.

In einer Studie an 682 Frauen fand Bye (6) eine höhere Gewichtszu- als -abnahme während der 12monatigen Gabe von monophasischem Levonorgestrel (LNG 150/EE 30). 31 % der Frauen nahmen 1,8 kg oder mehr zu; im Vergleich zu 17 %, die wenigstens 1,8 kg abnahmen. Jedoch war Bye (6) nicht sicher, ob dieses wirklich ein pharmakologischer Effekt war, wenn man den von Gold-

zieher (18) berichteten starken **Plazeboeffekt** bzgl. der Gewichtszunahme in Betracht zieht. Ingemanson u. Mitarb. (10) fanden in ihrer Studie, daß die meisten der 226 Frauen ihr Gewicht, das sie vor der Behandlung hatten (normale Variation von ± 2 kg) beibehielten. Es gab einige Frauen, die mehr als 2 kg verloren und einige, die mehr als 2 kg zunahmen. Woutersz (8) fand ebensowenig einen wesentlichen Effekt von monophasischem Levonorgestrel (LNG 150/EE 30) auf das durchschnittliche Körpergewicht über einen Zeitraum von bis zu 31 Monaten, was mit der geringen Inzidenz (0,3 %) der berichteten Flüssigkeitsretention übereinstimmt. Loudon u. Mitarb. (12) fanden ebenfalls keinen Einfluß auf das durchschnittliche Körpergewicht.

! Insgesamt scheint es, daß der Gebrauch von monophasischem Levonorgestrel (LNG 150/ EE 30) nicht mit einem signifikanten Anstieg des Körpergewichtes in Zusammenhang zu bringen ist.

Dieses schließt selbstverständlich in Einzelfällen Gewichtsschwankungen nicht aus.

Metabolische Effekte von monophasischem Levonorgestrel

Es wurde intensiv nach den Mechanismen gesucht, durch die die Steroide oraler Kontrazeptiva den Metabolismus beeinflussen und wie diese metabolischen Veränderungen klinische Veränderungen bewirken könnten. Insbesondere wurde dem Lipidmetabolismus viel Aufmerksamkeit gewidmet. Neuere Untersuchungen enthalten nicht nur die Gesamtcholesterin- und Triglyceridspiegel, sondern schließen auch die Bestimmung von HDL (High Density Lipoproteins), LDL (Low Density Lipoproteins) und VLDL (Very Low Density Lipoproteins) (19–21), sowie seit kurzem die der Lipoprotein-Subfraktionen HDL_2 und HDL_3 ein. Heute wird davon ausgegangen, daß der Lipidmetabolismus nicht isoliert gesehen werden kann sondern daß die Effekte, die orale Kontrazeptiva auf den Kohlehydratstoffwechsel, Hämostase und das vaskuläre System ausüben, aufgrund der **komplexen Wechselwirkungen** zwischen den 3 Systemen (22) auch gemeinsam betrachtet und interpretiert werden müssen.

Lipidmetabolismus

Bei zufällig ausgewählten Patientinnen ohne Hormontherapie wurde festgestellt, daß **Kohlehydrat-** und **Triglycerid-**Plasmakonzentrationen positiv mit dem Risiko korrelieren, eine kardiovaskuläre Erkrankung zu entwickeln. Epidemiologische und experimentelle Studien haben ein reziprokes Verhältnis zwischen dem **HDL-**Spiegel und einer sich später entwickelnden Atherosklerose bzw. Myokardinfarkt nachgewiesen (23). Tatsächlich scheinen reduzierte HDL- und erhöhte **VLDL-** und/oder **LDL-**Konzentrationen das Risiko der Entwicklung einer kardiovaskulären Erkrankung zu fördern. Es wird jedoch bemerkt, daß eine unveränderte Cholesterin-Plasmakonzentration nicht die Tatsache ausschließt, daß eine Cholesterinumverteilung unter den verschiedenen Lipoproteinklassen stattgefunden hat (21).

Neun klinische Studien, die fast 3000 Patientinnen einschlossen, wurden bzgl. der Effekte von monophasischem Levonorgestrel (LNG 150/ EE 30) auf den Lipidmetabolismus überprüft (Tab. 19). Während die Mehrzahl der Studien eine *geringe Wirkung* dieser Kombination auf die *Triglycerid-* und *LDL-Spiegel* nahelegt, sind die Effekte auf HDL unklar – *HDL-Senkungen* bzw. *„kein Effekt"* kommen annähernd gleich häufig vor. Obwohl einige Studien einen signifikanten HDL-Spiegelanstieg zeigten, blieben die Werte in den meisten Fällen innerhalb des **normalen Bereichs** dieses Parameters. Die epidemiologischen Konsequenzen dieser vermeintlichen Veränderungen bleiben unklar.

Daten einer Studie des Royal College of General Practitioners haben eine deutliche Korrelation zwischen der Inzidenz arterieller Erkrankungen und der **Gestagendosis** von Zubereitungen, die entweder *Norethisteronacetat* oder *Levonorgestrel* enthalten, gezeigt (24). Bei Präparationen mit 250 μg Levonorgestrel wurden 2,99 Fälle pro 1000 Frauenjahre gefunden; im Gegensatz dazu wurden keine Fälle von arteriellen Erkrankungen bei 30 μg Ethinylestradiol mit 150 μg Levonorgestrel festgestellt, obwohl einige Studien eine Reduktion der HDL-Cholesterinspiegel zeigen konnten.

🚹 Tatsächlich gibt es beträchtliche Zweifel hinsichtlich der Relevanz von Veränderungen der HDL-Cholesterinkonzentration bzgl. seiner Prädiktivität für das Atherosklerose-Risiko, sofern es sich um den Effekt eines Ovulationshemmers handelt.

In der zitierten Studie des Royal College (24) wurde eine reziproke Beziehung zwischen dem Risiko, an einer arteriellen Erkrankung zu sterben und den durch orale Kontrazeptiva zustandekommenden Änderungen in der HDL-Konzentration konstruiert. Daher wurde vermutet, daß **Todesfälle** infolge arterieller Erkrankungen, die in Zusammenhang mit oralen Kontrazeptiva stehen, durch eine lipoproteinvermittelte Atherosklerose verursacht werden. Die RCGP-Studie (25) konnte jedoch keine erhöhte Mortalität bei Ex-Pilleneinnehmerinnen nachweisen, ein Befund, der nicht zu erwarten gewesen wäre, falls mit oralen Kontrazeptiva in Zusammenhang stehende arterielle Erkrankungen Ausdruck einer Atherosklerose wären. Zusätzlich haben Experimente mit weiblichen Cynomolgus-Affen (26) gezeigt, daß mit oralen Kontrazeptiva behandelte Tiere trotz reduzierter HDL-Spiegel fünfmal weniger atherosklerotische Plaques in ihren Gefäßen aufwiesen als die unbehandelten Kontrolltiere.

🚹 So überrascht es nicht, daß Croft u. Hannaford (27) feststellten, daß levonorgestrelhaltige orale Kontrazeptiva im Vergleich zu anderen Präparationen und Nichtgebrauch ein relatives Risiko eines Myokardinfarktes von weniger als 1 aufweisen.

Die 2 Studien von Larsson-Cohn u. Mitarb. (28, 29) legen nahe, daß die 6monatige Behandlung mit monophasischem Levonorgestrel (LNG 150/ EE 30) keine Auswirkung auf die Plasmatriglycerid- und HDL-Spiegel hat. Larsson-Cohn u. Mitarb. (28) deuteten an, daß dies in dieser Zubereitung durch den Nettoeffekt des Estrogens und Gestagens verursacht wird, da *Estrogene* dazu neigen, die Plasmatriglyceridspiegel zu erhöhen, während *Gestagene* diesbezüglich antiestrogen wirken. Larsson-Cohn u. Mitarb. (28) sind der Auffassung, daß die **Gestagentagesdosis** nicht mehr als 125 – 150 μg Levonorgestrel bei 30 μg Ethinylestradiol entsprechen sollte, um eine Reduktion der Plasma-HDL-Konzentration zu verhindern, wobei die **Dosis** des Gestagens (LNG) ca. 5mal so hoch wie die des **Ethinylestradiol** (auf Gewichtsbasis) sein sollte, um einen Triglyceridanstieg zu vermeiden.

Die Studie von Prasad u. Mitarb. (30) an 34 Chinesinnen unterstützt diese Schlußfolgerungen. Alle in diese Studie eingeschlossenen Frauen hatten reguläre menstruelle Blutungen und in den vorangegangenen 6 Monaten keine Form

Autor	n	TG	HDL-C	LDL-C
Larsson-Cohn u. Mitarb. (28)	98*	↔	↔	
Larsson-Cohn u. Mitarb. (29)	20	↔	↔	
Prasad u. Mitarb. (30)	34	↔	↔	↔
Song Si u. Mitarb. (31)	12	↔	↓	↔
Godsland u. Mitarb. (32)	296	↑	↓	↔
Sadick u. Mitarb. (33)	418	↑	↓	
Bloch (34)	28	↑		
Ball u. Mitarb. (35)	168	↔	↔	↔
Loke u. Mitarb. (36)	21	↔	↓	↔

Tab. **19** Der Effekt des monophasischen Levonorgestrels auf die Lipide

↑ statistisch signifikanter Anstieg gegenüber dem Ausgangswert (p ≤ 0,05)
↔ keine signifikanten Änderungen gegenüber dem Ausgangswert
↓ statistisch signifikanter Abfall gegenüber dem Ausgangswert (p ≤ 0,05)
* Gesamtzahl der in die Studie eingeschlossenen Frauen; die Zahl der Frauen,
  die 150/30 bekommen haben, ist nicht bekannt
n = Anzahl der Patientinnen; TG = Triglyceride; HDL-C = High Density Lipoprotein-
Cholesterin; LDL-C = Low Density Lipoprotein-Cholesterin

der hormonellen Kontrazeption benutzt. Nachdem sie das monophasische LNG 150/EE 30-Präparat regelmäßig eingenommen hatten, wurden die Frauen nach 3 Monaten, 6 Monaten und dann jährlich nachuntersucht. **Blutuntersuchungen** wurden vor der Behandlung, nach 6 Monaten und nach 12 Monaten Behandlung durchgeführt. Bei diesen Proben wurden die Glukosespiegel, Serumlipoproteine und Serumlipide analysiert.

⚠ Nach 6 und 12 Monaten wurden bei den Serumtriglyceriden und Cholesterin-Lipoproteinfraktionen (HDL eingeschlossen) keine nennenswerten signifikanten Veränderungen bemerkt.

Eine weitere, wenn auch kleinere Studie mit Chinesinnen wurde von Song Si u. Mitarb. (31) durchgeführt, der 12 gesunde Probandinnen aus einer Beratungsstelle für Familienplanung in Shanghai rekrutierte. Wiederum wurde **kein Anstieg** des Serumcholesterins, LDL oder der Triglyceride nach Behandlung mit monophasischem Levonorgestrel über 3 Zyklen gesehen. Das Serum-HDL wurde jedoch während der Behandlung signifikant gesenkt, wobei ein Wiederanstieg in der Nachbeobachtungsphase auftrat. Diese sich widersprechenden Befunde bzgl. der HDL-Spiegel stimmen mit denjenigen von Fotherby (37) überein, der nach einer Überprüfung von 32 Studien mit monophasischem Levonorgestrel (LNG 150/EE 30) von einem Rückgang des HDL bei 17, keiner Änderung bei 14 und einem HDL-Anstieg in einer Studie berichtete.

3 Studien (32–34) zeigen einen *signifikanten Anstieg* der Triglyceridspiegel nach Gebrauch von monophasischem Levonorgestrel (LNG 150/EE 30), während in 6 Studien *keine Änderung* verzeichnet wurde (28–30, 35, 36).

Kohlehydratstoffwechsel

Die ersten Studien zu kombinierten oralen Kontrazeptiva berichteten oft über Störungen des Kohlehydratstoffwechsels mit Beeinträchtigung der Glukosetoleranz und gestiegenen Seruminsulinkonzentrationen (38). Diese Veränderungen wurden zunächst dem Estrogengehalt der oralen Kontrazeptiva zugeschrieben. Allerdings zeigten Studien mit hochdosiertem Ethinylestradiol oder Mestranol, wenn überhaupt, sehr geringe Veränderungen des Kohlehydratstoffwechsels (38).

⚠ Es wird heute allgemein akzeptiert, daß der Effekt oraler Kontrazeptiva auf den Glukosestoffwechsel überwiegend durch Typ und Dosis des Gestagens vermittelt wird (39).

Tab. **20** zeigt die Wirkung von monophasischem Levonorgestrel auf den Kohlehydratstoffwechsel.
    Der Gesamtüberblick der Studien, die in Tab. **20** gezeigt werden, läßt **kein einheitliches Resultat** bzgl. des Effektes von monophasischem Levonorgestrel (LNG 150/EE 30) auf den Kohlehydratstoffwechsel erkennen, die meisten der Studien demonstrieren allerdings nur einen geringen Einfluß auf die gemessenen Parameter.

Autor	n	Glukose	Insulin	HbA1
Prasad u. Mitarb. (30)	34	↔		
Song Si u. Mitarb. (31)	12	↑	↑	
Godsland u. Mitarb. (32)	296	↑	↑	
Sadick u. Mitarb. (33)	418	↑	↑	
Bloch (34)	28	↔		
Ball u. Mitarb. (35)	168	↔		↔
Skouby u. Mitarb. (40)	12	↔	↔	
Skouby u. Mitarb. (41)*	18	↔	↑	
van der Vange (42)	10	↔	↔	↓

Tab. **20** Der Effekt des monophasischen Levonorgestrels (LNG 150/EE 30) auf den Kohlehydratstoffwechsel

↑ statistisch signifikanter Anstieg gegenüber dem Ausgangswert $p < 0,05$
↔ keine signifikante Änderung gegenüber dem Ausgangswert
↓ statistisch signifikanter Abfall gegenüber dem Ausgangswert $p < 0,05$
* Frauen mit früherer Schwangerschaftsdiabetes eingeschlossen
n = Patientenanzahl; HbA1 = glykosiliertes Hämoglobin

2 Studien haben glykosyliertes Hämoglobin (HbA1) als Index für die durchschnittlichen Blutglukosespiegel über längere Zeit gemessen. Angestiegene HbA1-Spiegel wurden nach 3–6monatigem Gebrauch oraler Kontrazeptiva mit einem Estrogengehalt von mehr als 35 µg Ethinylestradiol gefunden (42). In einer Studie von Ball u. Mitarb. (35) wurden 168 Frauen, die in der John Radcliffe Clinic in Oxford behandelt wurden und für mindestens 6 Monate ein orales Kontrazeptivum eingenommen hatten mit zwei Kontrollgruppen verglichen. Eine Kontrollgruppe hatte nichthormonale Kontrazeptionsmethoden verwendet, die andere schloß Frauen ein, die seit 28–32 Wochen schwanger waren. Mit Blick auf die Nüchternglukosespiegel und Werte des glykosylierten Hämoglobins, fanden die Autoren keine statistisch relevanten Unterschiede zwischen den schwangeren Frauen, den Frauen, die nichthormonale Kontrazeptionsmethoden anwendeten und den Frauen, die monophasisches Levonorgestrel (LNG 150/EE 30) einnahmen. Van der Vange u. Mitarb. (42) untersuchten ebenfalls die Konzentration des glykosylierten Hämoglobins bei 10 Frauen, wobei nur ein geringer Abfall der Spiegel dieses Parameters gefunden wurde.

▣ Die genannten Studien legen nahe, daß es keine mit dem Gebrauch monophasischen Levonorgestrels zusammenhängenden Langzeitnebenwirkungen auf die Globalparameter des Glukosestoffwechsels gibt.

Hämostase

Die Auswirkungen oraler Kontrazeptiva auf das Hämostasesystem sind wegen der interaktiven *Komplexitäten* seiner Komponenten und der Schwierigkeit, die relative Signifikanz einer isolierten Messung zu bewerten, nicht einfach zu beurteilen.

▣ Es kann jedoch die Hypothese aufgestellt werden, daß die relativ starke antiestrogene Aktivität von Levonorgestrel wahrscheinlich hinsichtlich der Hämostase vorteilhaft ist (vgl. S. 39 ff.).

Das Hämostasesystem umfaßt die Blutgefäßwand, Thrombozytenfunktion, eine Kaskade von intrinsischen und extrinsischen Gerinnungsfaktoren zusammen mit natürlich vorkommenden Antikoagulantien und dem fibrinolytischen System. Folglich, da das Hämostasesystem in einem *dynamischen Gleichgewicht* mit antikoagulatorischer Aktivität ist, die die prokoagulatorische Aktivität kompensiert, muß jede Veränderung im hämostatischen Profil als ein Teil eines komplexen Systems im dynamischen Gleichgewicht angesehen werden.

Relativ wenig Studien haben die Effekte monophasischen Levonorgestrels (LNG 150/EE 30) auf das Hämostasesystem untersucht. Aus den 3 hier besprochenen Studien (Tab. **21**) scheint es sich zu ergeben, daß die in diesem Präparat enthaltenen kleinen Levonorgestrel- und Ethinylestradioldosen nur **geringe Veränderungen** der Blutgerinnung mit einem Gleichgewicht zwischen dem Anstieg der *prokoagulatorischen* Akti-

	n	Faktor X	Faktor VII	ATIII	Protein S	Plasminogen
Skouby (40)	12	↑	↑			
Jespersen u. Nielsen (44)	11				↓	
Poller u. Mitarb. (45)	157	↑	↔	↔		↑

Tab. **21** Der Effekt des monophasischen Levonorgestrels (LNG 150/EE 30) auf ausgewählte Parameter der Hämostase

↑ statistisch signifikanter Anstieg gegenüber dem Ausgangswert p < 0,05
↔ keine signifikante Änderung gegenüber dem Ausgangswert
↓ statistisch signifikanter Abfall gegenüber dem Ausgangswert
n = Patientenanzahl

Variable	Mittlerer Ausgangswert	Mittlere Abweichung	Standardfehler
Prothrombinzeit (s)	13,39	– 0,23	0,16
APTT (s)	41,9	– 0,3	0,4
Faktor VIIC (s)	14,67	0,06	0,14
Fibrinogen (g/l)	2,63	0,14*	0,07
Thrombozytenzahl (10^9/l)	264,0	0,4	6,0
Faktor X (%)	81,8	9,8***	2,1
Anti-Xa (%)	102,2	1,8	3,7
Antithrombin III (immunologisch) (%)	104,8	– 2,5	1,7
Antithrombin III (funktionell) (%)	107,1	– 4,0	2,6
Fibrin-Plättchen-Lysis (mm^2)	153,5	64,7***	10,2
Plasminogen (%)	113,0	19,1***	2,6
α_2-Antiplasmin (%)	122,6	– 3,1	2,8

Tab. **22** Initialwerte und Änderungen der Hämostaseparameter nach 12 Monaten Behandlung mit monophasischem Levonorgestrel (LNG 150/ EE 30) (von Referenz 45 angeglichen)

n = 95 bis 102
* p < 0,05; ** p < 0,01; *** p < 0,0001

vität und einer entsprechenden Vermehrung der *fibrinolytischen* Aktivität bewirken.

Skouby u. Mitarb. (40) untersuchten an 12 Däninnen die Wirkung von monophasischem Levonorgestrel (LNG 150/EE 30) auf die Blutgerinnungsfaktoren II, VII und X. Sie fanden, daß während der Behandlung signifikant höhere Spiegel dieser Faktoren vorhanden waren, im Vergleich zu denen in den Kontrollzyklen der Frauen. Diese Faktoren erhöhten sich vom 1. zum 2. Behandlungszyklus, vom 2. zum 3. Zyklus wurde kein weiterer Anstieg beobachtet. Da kein Einzeltest alle die Gerinnungsfähigkeit beeinflussenden Faktoren auswerten kann, haben viele unterschiedliche Studien viele unterschiedliche Komponenten des Gerinnungssystems untersucht. Am häufigsten wurden **Anstiege** der **Faktoren II, VII, IX, X und XII** berichtet. Die Autoren stellten – ebenso wie Mammen (46) – fest, daß den Gerinnungsfaktoren die Rolle von Proenzymen zukommt und die Höhe eines einzelnen Faktors

eventuell unbedeutend ist, sofern nicht das Hämostasesystem getriggert wird.

Jüngste Untersuchungen haben die Messung der antikoagulatorischen Proteine, *Protein C, Protein S* und *Antithrombin III* eingeschlossen. Diese werden heute zusammen mit der Messung der **fibrinolytischen Aktivität** als entscheidend bei der Bewertung des Effektes eines oralen Kontrazeptivums auf die Hämostase angesehen. Da monophasisches Levonorgestrel (LNG 150/EE 30) unglücklicherweise eines der ersten eingeführten niedrigdosierten oralen Kontrazeptiva war, haben nur wenige Studien diese Parameter untersucht. Jespersen u. Nielsen (44) haben in einer Studie die Gesamtplasmaspiegel von Protein S während eines menstruellen Zyklus bei 15 jungen Frauen gemessen und die Ergebnisse mit den Spiegeln von 11 Frauen, die monophasisches Levonorgestrel (LNG 150/EE 30) über mindestens 4 Monate eingenommen hatten, verglichen. Die Resultate wiesen darauf hin, daß es keinen Unterschied zwischen der Konzentration des Gesamt-

Protein-S-Antigens in den 2 Frauengruppen gab. Es konnte jedoch im Laufe der Einnahmephase der oralen Kontrazeptiva ein **leichter Konzentrationsabfall** gezeigt werden.

In einer großen randomisierten doppelblinden Studie mit 622 Frauen untersuchten Poller u. Mitarb. (45) die Effekte von monophasischem Levonorgestrel (LNG 150/EE 30) auf eine Anzahl von Parametern des Gerinnungs- und Fibrinolysesystems. Tab. **22** zeigt die Initialwerte und Änderungen dieser Variablen in der Gruppe, die monophasisches Levonorgestrel (LNG 150/EE 30) über 12 Monate einnahmen.

⚠ Es wurde eine geringe Abnahme der Prothrombinzeit sowie ein signifikanter Anstieg der Faktor-X-Aktivität und des Fibrinogens gesehen.

Es gab jedoch eine nur sehr gering **erhöhte Faktor-VIIC-Aktivität.**

⚠ Es zeigte sich auch ein signifikanter Anstieg von Plasminogen und der fibrinolytischen Aktivität, denen nach Poller u. Mitarb. (45) ein protektiver Effekt zugeschrieben werden könnte.

Diskussion

Die Einführung von monophasischem Levonorgestrel (LNG 150/EE 30) in den 60er Jahren stellte eine **signifikante Reduktion** in der Estrogen-Gestagen-Dosis dar. Aus der zitierten Literatur geht hervor, daß die Dosis von **150 µg Levonorgestrel** und **30 µg Ethinylestradiol** eine effektive kontrazeptive *Sicherheit*, gute *Zykluskontrolle* mit nur minimalen metabolischen Effekten gewährleistet.

Trotz unterschiedlicher Protokolle, Studiendesigns und unterschiedlich zusammengesetzter Patientengruppen, stimmen die klinischen Daten bzgl. der **Effektivität** und **Sicherheit** von monophasischem Levonorgestrel (LNG 150/EE 30) weitgehend überein und die **klinische Wirksamkeit** wird durchgehend als gut beschrieben. Die Zahl der Schwangerschaften in mehreren gut geplanten groß angelegten Studien war klein und in den meisten Fällen konnte ein Einnahmefehler der Patientin nachgewiesen werden. Die Zykluskontrolle ist ebenso gut wie die **Compliance** mit dem Kontrazeptivum. Lästige **Nebenwirkungen,** die mit dem Gebrauch monophasischen Levonorgestrels (LNG 150/EE 30) in Zusammenhang gebracht werden, scheinen in erster Linie während der ersten Behandlungsmonate aufzutreten und sind gewöhnlich vorübergehender Natur. Eine relevante Gewichtszunahme ist ein relativ seltenes Ereignis, ernste Nebenwirkungen scheint es nur sehr selten zu geben.

Epidemiologische Befunde deuten auf einen erheblichen Einfluß des Gesamtcholesterins, des HDL-Cholesterins und der Triglyceridspiegel auf *arterielle* und *kardiovaskuläre* **Erkrankungen** hin. Theoretisch ist infolge von entgegengesetzten Effekten des Levonorgestrels und des Ethinylestradiols ein effektiv neutrales Präparat zu erwarten. Obwohl die Dauer der hier berücksichtigten Studien nicht lang genug war, um epidemiologische Aussagen über das Risiko-Nutzen-Profil des monophasischen Levonorgestrels machen zu können, scheinen die Effekte von 150 µg Levonorgestrel kombiniert mit 30 µg Ethinylestradiol auf die Lipidspiegel in der Tat minimal zu sein. Die **Triglyceridspiegel** bleiben im allgemeinen – genau wie die **LDL-Konzentrationen** – unverändert. Einige der berücksichtigten Studien lassen eine Erniedrigung des **HDL**-Cholesterinspiegels vermuten, aber die Resultate scheinen nicht eindeutig zu sein, da eine gleiche Studienanzahl nicht auf Änderungen der Plasmaspiegel dieses Parameters hinweist. Die Effekte von monophasischem Levonorgestrel auf den **Kohlehydratstoffwechsel** scheinen ebenfalls nicht eindeutig zu sein, die Mehrheit der Studien zeigt keinen Effekt dieser Zubereitung auf die gemessenen Parameter.

Es ist schwierig, aus den verfügbaren Daten die Auswirkungen von monophasischem Levonorgestrel auf das **Hämostasesystem** abzuschätzen. Während von der Reduktion in der Estrogendosis in den älteren, höherdosierten oralen Kontrazeptiva auf 30 µg Ethinylestradiol die Reduzierung des Potentials irgendeines Effektes auf die Hämostase (47) erwartet werden könnte, erlauben die wenigen Studien, die diese spezifischen Aspekte der monophasischem Levonorgestreltherapie untersucht haben, keine konkreten Schlußfolgerungen. Wo statistisch signifikante Veränderungen irgendeines hämostaseologischen Parameters gefunden wurden, wurde die klinische Auswirkung generell als minimal angesehen. Die Situation ist um so komplizierter, als bei der Beurteilung dieser Änderungen im Hämostasesystem ebenfalls die individuelle Variation innerhalb der gegebenen Patientenpopulation berücksichtigt werden muß. Leuven u. Mitarb. (48) deuteten die vorliegenden Daten so, daß niedrigdosierte orale Kontrazeptiva sowohl „pro-koagulatorische" als auch „profibrinolytische" Effekte haben, die sich im allgemeinen gegenseitig auszugleichen scheinen. Jedoch bleibt die übereinstimmende Auffassung eines erhöhten kardiovaskulären Risikos durch Hämostase-assoziierte Effekte, basierend auf epidemiologischen Daten, die sich größtenteils auf den Gebrauch der frühen hochdosierten oralen Kontrazeptiva beziehen, bestehen.

⚠ Zusammenfassend kann festgestellt werden, daß das monophasische Levonorgestrel (LNG 150/EE 30) ein zuverlässiges niedrigdosiertes orales Kontrazeptivum ist, das klinisch effektiv ist, eine gute Zykluskontrolle und Patientencompliance aufweist.

Die durch den extensiven Gebrauch während der letzten 30 Jahre und die in einer großen Anzahl klinischer Prüfungen gewonnenen Erfahrungen legen nahe, daß monophasisches Levonorgestrel (LNG 150/EE 30) einen hohen **Akzeptanzgrad** hat und daß es mit einer relativ geringen Nebenwirkungsinzidenz assoziiert ist. Dies bestätigen die **Schlußfolgerungen,** die bereits 1983 in einem Review der europäischen klinischen Erfahrungen mit monophasischem Levonorgestrel bei 3733 Frauen gezogen wurden; dieses niedrigdosierte orale Kontrazeptivum wurde als effektiv und sicher mit *guter* Patientenakzeptanz und *exzellenter* Zykluskontrolle (49) angesehen.

Literatur

[1] Shearman, R. P.: Oral contraceptive agents. Med. J. Aust. 144 (1986) 201 – 205

[2] Christie, T.: Development of the ratio of levonorgestrel, 0.15 mg, to ethinylestradiol 0.03 mg. J. reprod. Med. 28 (Suppl.) (1983) 63 – 65

[3] World Health Organization Collaborative Study of Cardiovascular Disease and Steroid Hormone Contraception: Venous thromboembolic disease and combined oral contraceptives: results of international multicentre case-control study. Lancet 346 (1995) 1575 – 1581

[4] World Health Organization Collaborative Study of Cardiovascular Disease and Steroid Hormone Contraception: Effect of different progestagens in low estrogen oral contraceptives on venous thromboembolic disease. Lancet 346 (1995) 1582 – 1588

[5] Jick, H., S. S. Jick, V. Gurewich, M. W. Myers, C. Vasilakis: Risk of idiopathic cardiovascular death and non-fatal venous thromboembolism in women using oral contraceptives with differing progestagen components. Lancet 346 (1995) 1589 – 1592

[6] Bye, P. G. T.: Analysis of a multicentre trial of a new low-dose oral contraceptive in Great Britain. Acta obstet. gynecol. scand. 54 (Suppl.) (1976) 61 – 66

[7] Foss, G. L., K. Fotherby: Clinical trial of a low dose combined oral contraceptive („Ovranette"). Curr. med. Res. Opin. 3 (1975) 72

[8] Woutersz, T. B.: A new ultra-low-dose combination oral contraceptive. J. reprod. Med. 28 (Suppl.) (1983) 81 – 84

[9] Moggia, A. V.: Contraception with levonorgestrel, 0.15 mg, and ethinylestradiol, 0.03 mg. Clinical studies in Latin America. J. reprod. Med. 28 (Suppl.) (1983) 77 – 80

[10] Ingemanson, C. A., M. Jagerhorn, J. Zizala, B. Nilsson, G. Zador: Preliminary results from a Swedish multicenter trial of a new low dose combined oral contraceptive. Acta obstet. gynecol. scand. 54 (Suppl.) (1976) 71 – 75

[11] Su-juan, G., W. Li-ju: Clinical experience with levonorgestrel and ethinylestradiol in Beijing. Chin. med. J. 100 (1987) 219 – 223

[12] Loudon, N. B., R. J. E. Kirkman, J. A. Dewsbury: A double-blind comparison of the efficacy and acceptability of Femodene and Microgynon-30. Europ. J. Obstet. Gynecol. 34 (1990) 257 – 266

[13] Rozenbaum, H.: Clinical and biological study of a low-dosed oral contraceptive containing as little as 30 mcg. ethinylestradiol. Rev. med. Ther. 27 (1975) 1793

[14] Sartoretto, J. N., J. C. Ortega-Recio, R. Moraes et al.: Clinical studies with a low dose estrogen-progestogen combination. Contraception 15 (1977) 563

[15] Zador, G.: Fertility regulation using „triphasic" administration of ethinylestradiol and levonorgestrel in comparison with the 30 plus 150 µg fixed dose regime. Acta obstet. gynecol. scand. 88 (Suppl.) (1979) 43 – 48

[16] Dunson, T. R., V. L. McLaurin, E. L. Aguayo, P. de Silva et al.: A multicenter comparative trial of triphasic and monophasic, low-dose combined oral contraceptives. Contraception 47 (1993) 515 – 525

[17] Woods, E. R., E. Grace, K. K. Havens, J. L. Merola, S. J. Emans: Contraceptive compliance with a levonorgestrel triphasic and a norethindrone monophasic oral contraceptive in adolescent patients. Amer. J. Obstet. Gynecol. 166 (1992) 901 – 907

[18] Goldzieher, J. W., L. E. Moses, E. Averkin, C. Scheel, B. Z. Taber: A placebo-controlled double-blind crossover investigation of the side effects attributed to oral contraceptives. Fertil. Steril. 22 (1971) 609

[19] Baggett, B., H. A. Nash: Effects of contraceptive steroids on serum lipoproteins and cardiovascular disease scrutinized at workshop in Bethesda. Contraception 21 (1980) 115 – 120

[20] Zimmer, F., V. Riebeling, B. Benke, J. Schuster, H. Roskamm: The LDL:HDL ratio in patients with coronary arteriosclerosis. Z. Kardiol. 69 (1980) 149 – 153

[21] Larsson-Cohn, U., L. Wallentin, G. Zador: Effects of three different combinations of ethinylestradiol and levonorgestrel on plasma lipids and high density lipoproteins. Acta obstet. gynecol. scand. 88 (Suppl.) (1979) 57 – 60

[22] Hoppe, G.: Oral contraceptive-induced changes in plasma lipids: do they have any clinical relevance? Clin. Reprod. Fertil. 5 (1987) 333 – 345

[23] Miller, N. E., F. Hammett, S. Saltissi: Relation of angiographically defined coronary artery disease to plasma lipoprotein subfraction and apolipoproteins. Brit. med. J. 282 (1981) 1741

[24] Kay, C. R.: Progestogens and arterial disease – evidence from the Royal College of General Practitioners' Study. Amer. J. Obstet. Gynecol. 142 (1982) 782 – 788

[25] Croft, P., P. C. Hannaford: Risk factors for acute myocardial infarction in women: evidence from the Royal College of General Practitioners' oral contraception study. Brit. med. J. 298 (1989) 165 – 168

[26] Clarkson, T. B., C. A. Shively, T. M. Morgan, D. R. Koritnik, M. R. Adams, J. R. Kaplan: Oral contraceptives and coronary artery atherosclerosis of cynomolgus monkeys. Obstet. Gynecol. 75 (1990) 217

[27] Croft, P., P. C. Hannaford: Risk factors for acute myocardial infarction in women: evidence from the Royal College of General Practitioners' oral contraception study. Brit. med. J. 288 (1989) 165 – 168

[28] Larsson-Cohn, U., L. Fahraens, L. Wallentin, G. Zador: Effects of the estrogenicity of levonorgestrel/ethinylestradiol combinations on the lipoprotein status. Acta obstet. gynecol. scand. 105 (Suppl.) (1982) 37 – 40

[29] Larsson-Cohn, U., L. Wallentin, G. Zador: Plasma lipids and high-density lipoproteins during oral contraception with different combinations of ethinylestradiol and levonorgestrel. Horm. metab. Res. 11 (1979) 437 – 440

[30] Prasad, R. N. V., D. Liew, S. S. Ratnam: Comparative metabolic effects of three types of combined oral contraceptive pills in Chinese women. Contraception 39 (1989) 21 – 35

[31] Song, Si., C. Jun-kang, Y. Pei-juan, H. Mei-li: A crossover study of three oral contraceptives containing ethinylestradiol and either desogestrel or levonorgestrel. Contraception 45 (1992) 523 – 532

[32] Godsland, I., D. Crook, R. Simpson, T. Proudler et al.: The effects of different formulations of oral contraceptive agents on lipid and carbohydrate metabolism. New Engl. J. Med. 323 (1990) 1375 – 1381

[33] Sadick, W., L. Kovacs, A. Pretnar-Darovec, O. Mateo de Acosta et al.: A randomised double-blind study of the effects of two low-dose combined oral contraceptives on biochemical aspects. Report from a seven-centered study. WHO special programme of research, development and research training in human reproduction. Task Force on Oral Contraception. Contraception 32 (1985) 223 – 235

[34] Bloch, B.: The effect of cyclic administration of levonorgestrel and ethinylestradiol on blood pressure, body mass, blood glucose and serum triglycerides. S. Afr. med. J. 56 (1979) 568 – 570

[35] Ball, M., E. Ashwell, M. Jackson, R. Carter, M. Gillmer: Which Pill? The effect of various modern preparations on lipoproteins and glucose metabolism. Brit. J. Fam. Plann. 14 (1989) 110 – 115

[36] Loke, D., C. Ng., G. Samsioe, S. Holck, S. Ratnam: A comparative study of the effects of a monophasic and a triphasic oral contraceptive containing ethinylestradiol and levonorgestrel on lipid and lipoprotein metabolism. Contraception 42 (1990) 535 – 555

[37] Fotherby, K.: Desogestrel and gestodene in oral contraception. A review of European experience. J. Drug. Dev. 4 (1991) 101 – 111

[38] Fotherby, K., A. D. S. Caldwell: New progestogens in oral contraception. Contraception 49 (1994) 1 – 32

[39] Spellacy, W. N.: Carbohydrate metabolism during treatment with estrogen, progestogen and low-dose contraceptives. Amer. J. Obstet. Gynecol. 142 (1982) 732 – 734

[40] Skouby, S. O., H. H. Wagner, O. Anderson: The short-term effects of a low-dose oral contraceptive on glucose metabolism, plasma lipids and blood clotting factors. Contraception 28 (1983) 489 – 499

[41] Skouby, S. O., L. Molsted-Pederson, C. Kuhl: Low dosage oral contraception in women with previous gestational diabetes. Obstet. Gynecol. 59 (1982) 325 – 328

[42] van der Vange, N., H. J. Kloosterboer, A. A. Haspels: Effect of seven low-dose combined oral contraceptive preparations on carbohydrate metabolism. Amer. J. Obstet. Gynecol. 156 (1987) 918 – 922

[43] Pasquale, S. A.: Clinical testing methodology for assessing intermenstrual bleeding associated with oral contraceptives. Discussion. Brit. J. Fam. Plann. 11 (Suppl.) (1985) 29 – 34

[44] Jespersen, J., M. T. Nielsen: Levels of protein S during the normal menstrual cycle and in women on oral contraceptives low in estrogen. Gynecol. Obstet. Invest. 28 (1989) 82 – 86

[45] The WHO Task Force on Oral Contraceptives: A multicentre study of coagulation and haemostatic variables during oral contraception: variations with four formulations. Brit. J. Obstet. Gynaecol. 98 (1991) 1117 – 1128

46 Mammen, E.: Oral contraceptives and blood coagulation. A critical review. Amer. J. Obstet. Gynecol. 142 (1982) 781 – 790

47 Sabra, A., J. Bonnar: Hemostatic system changes induced by 50 μg and 30 μg estrogen/progestogen oral contraceptives. Modification of estrogen effects by levonorgestrel. J. reprod. Med. 28 (Suppl.) (1983) 85 – 91

48 Leuven, J. A. G., C. Kluft, R. M. Bertina, L. W. Hessel: Effects of two low-dose oral contraceptives on circulating components of the coagulation and fibrinolytic systems. J. Lab. clin. Med. 109 (1987) 631 – 636

49 Haspels, A. A.: Clinical experience with a low-dose contraceptive agent. European studies. J. reprod. Med. 28 (Suppl.) (1983) 71 – 76

Kontrazeption bei Jugendlichen

Contraception in the Adolescent

A. S. Wolf

■ Von den zahlreichen Kontrazeptionsmethoden ist die hormonelle Kontrazeption (besonders die Einnahme kombinierter oraler Kontrazeptiva) für Heranwachsende wegen ihrer leichten Anwendbarkeit, hohen Wirksamkeit, Reversibilität und insgesamt relativen Sicherheit die Methode der Wahl. Diese Präparate bieten den zusätzlichen Vorteil, Akne zu lindern und junge, sexuell potentiell reife Frauen in Kontakt mit einer professionellen Gesundheitsfürsorge zu bringen, wodurch sie über Kontrazeption und alternative Strategien, eine Schwangerschaft und Geschlechtskrankheiten zu verhindern, beraten werden können. Die verschiedenen Methoden der Schwangerschaftsverhütung werden beschrieben und bewertet. ■

■ Among the many contraceptive methods, hormonal contraception (particularly combined oral contraception) is the method of choice for adolescents because of its easy use, high effectiveness, reversibility, and overall relative safety. These products also offer the added benefit of reducing acne and bringing potentially sexually mature young women into contact with professional health care providers who are in a position to advise them about contraception, as well as other strategies to prevent pregnancy and sexually transmitted diseases. The alternative methods of contraception are described and evaluated. ■

Einleitung

Im Gegensatz zu ihren Eltern diskutieren Jugendliche ihre sexuellen Probleme und die Frage der Kontrazeption offener und weniger belastet von überholten Wert- und Moralvorstellungen. Doch die Sexualität Jugendlicher birgt verschiedene **Risiken,** wobei *unerwünschte Schwangerschaften* und *sexuell übertragbare Erkrankungen* die wichtigsten sind. Begünstigt wird dies durch die frühe sexuelle Aktivität.

Sexualverhalten jugendlicher Mädchen

Ungefähr ¼ der 15jährigen Mädchen verfügen bereits über sexuelle Erfahrungen;
aber ⅔ verwenden mangels Wissen und Verfügbarkeit keine Kontrazeptiva;
⅔ der 17jährigen Mädchen haben regelmäßigen Geschlechtsverkehr;
aber ⅓ führt keinerlei Kontrazeption durch;
30% der Mädchen bedauern, „es getan zu haben"
und empfinden es als ekelhaft;
40% dieser Mädchen klagen danach sogar über verschiedene sexuelle Störungen (Bitzer 1990).

Eine alarmierende Folge sind mehr als 20 000 geschätzte **Schwangerschaftsabbrüche** in der früheren Bundesrepublik pro Jahr. Dieses Grundproblem ist inzwischen über viele Jahre unverändert und ungelöst, was sich an der gleichmäßigen Geburtenrate von Teenagern unter 19 Jahren zeigt, die bei 1,4% liegt. Im Vergleich mit den USA und mit England ist der Anteil jugendlicher Mütter in der BRD noch erstaunlich gering: In den USA treten 83 Schwangerschaften pro 1000 Teenagern unter 19 Jahren auf, in Großbritannien 45 und in Deutschland nur 23 (Tab. **23**). Obwohl die psychosexuellen Gegebenheiten wohlbekannt sind, haben Ärzte, Psychologen und Pädagogen große Probleme mit der Vermittlung von **Sexualerziehung** an sexuell aktive Mädchen und Jungen. Dafür sind verschiedenste Gründe anzuführen, z. B. das Negativimage der Ärzte, ihre Unfähigkeit, eine tragfähige Arzt-Patienten-Beziehung zum jungen Patienten herzustellen und mangelndes Einfühlungsvermögen der Erwachsenen, ihre sexuelle Erfahrung jungen Menschen zu vermitteln (Bitzer 1990).

⚠ Die meisten Mädchen machen ihre erste sexuelle Erfahrung unvorbereitet und deshalb ungeschützt.

Ihre erste ärztliche Beratung ist nicht selten Konsequenz erster sexueller Erfahrung und erfolgt meist aus **Angst** vor oder wegen tatsächlich bestehender Schwangerschaft.

Schwangerschaften Jugendlicher

In den *USA* werden jährlich mehr als 1 Million Mädchen schwanger. Weniger als die Hälfte aller Schwangerschaften endet mit einer Lebendgeburt, ungefähr 40 % werden abgebrochen. Die Zahlen für junge Mädchen europäischer Länder liegen deutlich niedriger.

Außergewöhnlich niedrig sind die Zahlen für *Belgien,* während in *Tschechien* (frühere Tschechoslowakei), den *Niederlanden* und in *Großbritannien* höhere Raten angegeben werden (Creatsas u. Mitarb. 1995). Dieser Trend ist hierzulande noch stärker, denn von 1980 – 1990 hat in Deutschland bei Jugendlichen im Alter bis zu 18 Jahren der Anteil von Lebendgeburten von 3,1 % auf 1,4 % abgenommen (Tab. **23**). Die in der *früheren DDR* deutlich häufigeren Schwangerschaften von Teenagern nahmen nach der Wiedervereinigung stark ab. Im Jahr 1992 betrug der Anteil der Lebendgeburten pro 1000 Jugendlicher (jünger als 18 Jahre) in *Deutschland* 18,3 (in der DDR ungefähr 95).

⚠ Die teilweise enormen Unterschiede zwischen verschiedenen Ländern können durch unterschiedliche Methoden der Sexualerziehung, die den Schwangerschaftsabbruch regelnde Gesetzgebung, ethnische Unterschiede und differente sexuelle Verhaltensweisen erklärt werden.

Tab. **23** Lebendgeburten bei Jugendlichen (in Deutschland)

Jahr*	Gesamtzahl der Lebendgeburten	% Jugendliche (≤ 18 Jahre)
1980	620 657	3,1
1985	586 115	1,6
1990	727 199	1,3
1992	809 114	1,5

* 1980, 1985 Bundesrepublik Deutschland,
  1990, 1992 Gesamtdeutschland

In den letzten Jahren hat sich das Alter, in dem der erste Geschlechtsverkehr erfolgte, nicht weiter vorverlegt und der Anteil Jugendlicher, die regelmäßig Geschlechtsverkehr haben, ist nicht weiter angestiegen (Ahrendt 1995).

Die frühe Sexualität Jugendlicher ist für alle *Industrienationen,* aber auch für die *Dritte Welt* gut dokumentiert. In Deutschland haben bereits 18 – 33 % der 14 – 16jährigen Mädchen regelmäßige sexuelle Kontakte. Dieser Prozentsatz erhöht sich bei 16 – 18jährigen auf 20 – 58 %. Ablehnung seitens der Betroffenen, kulturelle Unterschiede innerhalb Europas, sogar innerhalb eines Landes, fehlende Beratungsmöglichkeiten und die Unfähigkeit der medizinischen (Fach-)Gesellschaften sind hauptsächlich dafür verantwortlich, daß **keine angemessene Beratung** erfolgt.

Ziele der Beratung über Kontrazeption

Kenntnis, Motivation und Verantwortungsbewußtsein sind für Teenager die Hauptfaktoren von Fertilität und Sexualität (Bitzer 1990). Dabei erfordert die **Vermittlung** von Wissen über Sexualität und Kontrazeption *didaktische* Fähigkeiten, Verwendung spezieller, *modern* gestalteter Bücher und Videoclips, die zu Diskussionen in der **Gruppe** anregen.

Dies beinhaltet, daß **Broschüren** und für das Selbststudium geeignete Materialien als eine Art Referenzwerk zu Sexualität und Kontrazeption zur Verfügung stehen müssen, um Wissenslücken zu schließen. Als wesentlichste grundlegende Strategie müssen Motivation und Selbstwertgefühl, Sicherheit und soziale Kompetenz vermittelt werden. Ein grundlegendes **Kommunikationsproblem** zwischen den Generationen besteht darin, eine gemeinsame Sprache zu finden, insbesondere auf dem heiklen Gebiet der Sexualität. In Gesprächen über Sexualität und Kontrazeptiva fallen nicht nur medizinische (Fach-)Ausdrücke, sondern auch abenteuerliche, unprofessionelle Bezeichnungen. Jede professionelle Betreuung Jugendlicher muß alle Aspekte der sexuellen Verantwortung, einschließlich Abstinenz, Kontrazeption und Verhütung von Geschlechtskrankheiten beinhalten. **Gespräche** über Geschlechtskrankheiten oder sogar AIDS müssen ausreichend ein- und mitfühlend begonnen werden, um nicht das grundlegende Vergnügen an der Sexualität durch Horrorgeschichten über Geschlechtskrankheiten zu trüben. Schließlich sollte die **Beratung** diesen Aspekt sexueller Abenteuerlust unter dem Gesichtspunkt eines verantwortungsvollen Umgangs mit der Sexualität und gebührender Sorge um den eigenen Körper ansprechen.

Beratung über Kontrazeption

Zur Anleitung bei unterschiedlichen Formen der Kontrazeption sollten Spezialambulanzen eingerichtet und folgende Ziele erreicht werden (Bitzer 1990):

Kontrazeptionsberatung

1. Eine **Spezialambulanz** für Jugendliche kann helfen, Schwellenängste abzubauen und Mädchen sowie Jungen einzeln oder in Gruppen zu beraten.
2. Für die erste Beratung ist ausreichend Zeit einzuplanen. Das Gespräch sollte zunächst auf die **Themen** „Verliebtsein", Partnerschaft und Sexualität eingehen. Danach ist es auch leichter, über Kontrazeption zu sprechen.
3. Bei der Beratung über Kontrazeption sollten Monologe vermieden und Möglichkeiten zur **Diskussion** aller Informationen geboten werden.
4. Alle **Möglichkeiten** der Kontrazeption sollten einschließlich ihrer Risiken und Vorteile im Sinne eines „Kontrazeptions-Supermarktes" vorgestellt und den Adoleszentinnen die Möglichkeit freier Auswahl gegeben werden.
5. Jedes junge Mädchen oder junge Paar sollte eine individuell den persönlichen **Bedürfnissen,** der Persönlichkeit, den Nebenwirkungen und der Beeinflussung des Körpers angepaßte **Methode** zur Kontrazeption erhalten. Spezielle gynäkologische Indikationen (z. B. Dysmenorrhoe, Hypermenorrhoe usw.) sollten bei der **Auswahl** berücksichtigt werden.
6. Falls möglich, sollte jede Beratung über Kontrazeption den **Partner** einbeziehen und gegebenenfalls wiederholt werden. Grundlegend ist dabei, daß die **Sprache** der Teenager verwendet und ein grundsätzliches Verständnis ihrer Kultur entwickelt wird. Das Wissen um Sexualität und Kontrazeption muß, falls erforderlich, aufgefrischt, gefestigt, ergänzt und vertieft werden, um bewußt zu machen, daß jede **Kontrazeption** viel besser ist als jede **ungewollte Schwangerschaft.**

Methoden zur Kontrazeption

Die Kriterien für die Auswahl einer bestimmten Kontrazeptionsmethode muß die **persönliche** Situation des Mädchens, ihre **aktuelle** Form der Partnerschaft und die Verhütung von Geschlechtskrankheiten berücksichtigen. Weitere wichtige Kriterien sind: Sicherheit, Reversibilität, Fehlen von Nebenwirkungen (Gewichtszunahme), individuelle Verträglichkeit, leichte Anwendbarkeit, kein Einfluß auf zukünftige Schwangerschaften, geringe Kosten, kein Einfluß auf Stimmung und sexuelles Erleben, keine unästhetische Manipulation, Billigung seitens des männlichen Partners und Sicherheit davor, von den Eltern entdeckt zu werden.

Kombinierte orale Kontrazeptiva

Trotz vieler Negativstimmen in den Medien sind für Jugendliche orale Kontrazeptiva nach wie vor Mittel der ersten Wahl.

> Die heute verfügbaren, niedrig oder niedrigst dosierten kombinierten oralen Kontrazeptiva sind bei korrekter Einnahme äußerst wirksam.

Alle Pillen verhindern Schwangerschaften, indem sie die *Gonadotropinsekretion* der Hypophyse verhindern, im Ovar lokal *antagonistisch* wirken, den Zervixschleim *rheologisch* fertilitätshemmend verändern, zur *Atrophie* des Endometriums führen und die Tuben*motilität* verändern. Die höhere Viskosität des Zervixschleims vermindert auch das Risiko einer sexuell übertragbaren Erkrankung mit Befall des oberen Genitaltraktes. Alle heute verfügbaren Präparate enthalten als Estrogen **Ethinylestradiol,** ein alkalyiertes Derivat des Estradiols. Dieses wirkt 70fach stärker als das natürliche, im Ovar gebildete 17-β-Estradiol. Die in den Pillen enthaltenen **Gestagene** leiten sich von 2 unterschiedlichen chemischen Gruppen ab, dem 19-Nortestosteron und dem 17-α-Hydroxyprogesteron.

> Für die kontrazeptive Wirksamkeit der Pille ist das Gestagen verantwortlich, Ethinylestradiol ist für die Stimulation des Endometriums und damit für die Blutungsstabilität erforderlich.

Da die wichtigsten **Nebenwirkungen** der Pille mit der Ethinylestradioldosis korrelieren, führt die in den heute verwendeten oralen Kontrazeptiva *verminderte Ethinylestradioldosis* von 20 µg seltener zur Thrombose, Pulmonalarterienembolie, Herzinfarkt und Apoplex (Taubert u. Kuhl 1995). Es gibt neuerdings Hinweise darauf, daß möglicherweise das Risiko einer tiefen Beinvenenthrombose erhöht sein könnte, und so hat die Deutsche Arzneimittelaufsichtsbehörde die Beipackzettel so geändert, daß Kontrazeptiva mit den neueren Gestagenen nicht mehr an Jugendliche abgegeben werden dürfen.

Unabhängig von der Galenik ist die Inzidenz kardiovaskulärer Komplikationen unter modernen, niedrig dosierten, kombinierten oralen Kontrazeptiva (COC) bei den meist gesunden Jugendlichen extrem gering.

Nebenwirkungen

Das **Hauptproblem** der niedrig dosierten Pillen stellen dysfunktionelle Blutungen dar, die bei 5 – 8 % der Frauen innerhalb der ersten 3 Monate auftreten. Als weitere Nebenwirkungen können Gewichtszunahme, Übelkeit, Mastodynie, Veränderungen der Stimmung und Akne auftreten. Die meisten Nebenwirkungen verschwinden allerdings innerhalb der ersten 3 Einnahmemonate.

Therapeutischer Einsatz oraler Kontrazeptiva (nichtkontrazeptive Vorteile)

Die **Kombination** von Ethinylestradiol und Gestagen wird auch bei verschiedenen medizinischen Indikationen eingesetzt. Hierzu zählen Hypermenorrhoe, Dysmenorrhoe, Acne vulgaris, Hirsutismus, Seborrhoe, Endometriose, gutartige Ovarialzysten.

Jugendliche profitieren von der kontinuierlichen Beeinflussung der *Hormonspiegel* während des Zyklus durch die in der Pille enthaltenen Steroide. Hierzu gehören die Hemmung der Steroid- und die Verminderung der Prostaglandinsynthese, die Verminderung der Endometriumproliferation, die Verbesserung von Art und Muster der Blutungen und Linderung von typischen zyklusassoziierten Beschwerden. Vorbestehende *androgenetische Symptome* wie Acne vulgaris, Seborrhoe und Hirsutismus werden unterdrückt, indem die Androgenproduktion im Ovar und in der Nebenniere gehemmt, die Konzentrationen des sexualhormonbindenden Globulins und die Besetzung der Androgenrezeptoren gesteigert und die Aktivität der 5-α-Reduktase vermindert wird.

Nachteile und unerwünschte Nebenwirkungen

Unerwünschte Nebenwirkungen spielen bei Jugendlichen, die COC verwenden, eine geringere Rolle. Sorgfältige Untersuchungen sind bei *familiärer Belastung* durch Fettstoffwechselstörungen und Thromboembolien erforderlich. Auf das erhöhte Herzinfarktrisiko bei Rauchern (mehr als 10 Zigaretten pro Tag), das mit oralen Kombinationskontrazeptiva (COC) in Zusammenhang gebracht wird, sollten Jugendliche hingewiesen werden.

Bei familiärer Belastung durch **Fettstoffwechselstörungen** sollte eine standardisierte Untersuchung der Lipoproteine (Cholesterin, Triglyzeride, HDL-, LDL-Cholesterin, Lp[a]) erfolgen. Bei familiärer Neigung zu **Thromboembolien** sollten Protein-C, Protein-S, Antithrombin-III und APCR (aktivierte Protein-C-Resistenz) bestimmt werden, um Defekte im Gerinnungssystem aufzudecken. Besteht APC-Resistenz oder liegen die Konzentrationen unter 65 % des unteren Normalwertes, sollten keine oralen Kontrazeptiva verordnet werden. Dies gilt auch, wenn Mädchen täglich mehr als 10 Zigaretten rauchen. Die allgemeine Untersuchung vor Verordnung oraler Kontrazeptiva sollte umfassen:

Untersuchung vor Pillenverordnung

1. Sorgfältige Anamnese, besonders hinsichtlich Rauchgewohnheiten, familiärer Belastung mit Thromboembolien, Fettstoffwechselstörungen, Herzinfarkten in jungen Jahren, Apoplex, koronare Herzerkrankungen;
2. Klärung der Partnerschaftsbeziehung (Anzahl der Partner, Gefährdung durch Geschlechtskrankheiten und HIV-Infektion, Häufigkeit des Geschlechtsverkehrs);
3. gynäkologische Untersuchung einschließlich Abstrich mit Färbung nach Papanicolaou, Palpation der Brüste und Messung des Blutdrucks.

Die Verordnung oraler Kontrazeptiva ist unmittelbar nach der **Menarche** möglich, da dann bereits 98 % der endgültigen Körpergröße erreicht ist. Sorgen darüber, daß sich die Epiphysenfugen vorzeitig schließen, die Fertilität abnehmen und nach Absetzen der Pille eine Amenorrhoe auftreten könnte, sind medizinisch unbegründet. Kombinierte Kontrazeptiva induzieren keine Malignome, sie verringern sogar die Inzidenz von

Ovarial- und Endometriumkarzinomen (Cullins 1992).

Andere hormonale Kontrazeptiva

⚠ Die Minipille, die nur Gestagen enthält, weist eine deutlich geringere Sicherheit auf (Pearl-Index: 1 – 2) als kombinierte orale Kontrazeptiva.

Minipillen enthalten *geringe* Gestagendosen (Lynestrenol, Levonorgestrel), wodurch die Rheologie des Zervixschleims verschlechtert und die Wanderung der Spermien in den Uterus gehemmt wird. Zusätzlich ist eine direkte Wirkung auf die Ovarfunktion möglich, aber nicht obligat. Nebenwirkungen, wie dysfunktionelle Blutungen sind häufig. Eine exakte Einnahme (auf die Stunde genau) der Minipille muß gewährleistet sein, damit sie richtig wirken kann (Mall-Haefeli u. Mitarb. 1974).

⚠ Durch den Vertrieb moderner Mikropillen hat die Minipille heute nur noch geringe Bedeutung.

Depotgestagen und Implantate mit Gestagen (Depot-MPA, Levonorgestrel-Implantate)

Die dauerhafte Wirkung der Gestagene hemmt die Proliferation des Endometriums, führt zur Anovulation und bedingt verschiedene **Nebenwirkungen** wie Gewichtszunahme, Kopfschmerz, Depression, Atrophie des Vaginalepithels und sogar Osteopenie.

⚠ Deshalb sind Depotgestagene und Implantate für Mädchen weniger empfehlenswert.

Eine medizinische Indikation für diese Methoden liegt bei juveniler Migräne und Endometriose vor (Cullins u. Mitarb. 1992).

Postkoitale Interzeption („Pille danach")

In der Zyklusmitte muß nach sexuellen Kontakten in 25 – 30% der Fälle mit **Schwangerschaft** gerechnet werden. Die „Kontrazeption danach" wird häufig gewünscht, wenn der Zyklus falsch berechnet oder das Kondom beschädigt wurde. *Früher* wurden mit sehr gutem Erfolg 5 Tage lang hoch dosiert Estrogene gegeben. Diese Methode ist wegen der häufigen Nebenwirkungen, insbe-

sondere Übelkeit, verlassen worden. *Heute* sind folgende Methoden sehr empfehlenswert:

Methoden der Kontrazeption „danach"

1. **Bis zu 72 Stunden nach ungeschütztem Geschlechtsverkehr:**
   Gabe eines estrogen- und gestagenhaltigen Kombinationspräparates (z. B. 50 µg Ethinylestradiol und 250 µg Levonorgestrel): 2 Tabletten sofort und dann 12 Stunden später gleiche Dosierung.
2. **Mehr als 72 Stunden nach dem ungeschützten Geschlechtsverkehr:**
   Als späte Interzeption ist die Einführung eines Intrauterinpessars die Methode der Wahl, zur frühzeitigen Hemmung der Nidation und um durch Stimulation von Prostaglandinen einen Frühabort auszulösen.

Estrogene und Gestagene, die nach dem ungeschützten Geschlechtsverkehr gegeben werden, hemmen die *Nidation* offensichtlich durch direkte Wirkungen auf die Blastozysten und führen zu einem hochgradig veränderten Sekretionsmuster des Endometriums mit *Sekretionshemmung*. **Nebenwirkungen** der postkoital einzunehmenden Pille sind selten, teratogene Wirkungen wurden bei Kindern ausgetragener Graviditäten nicht beobachtet. In einem Fall wurde über eine ektope Schwangerschaft berichtet.

Intrauterinpessare

⚠ Intrauterinpessare stellen die Methode der Wahl für die Kontrazeption bei Frauen dar, die bereits Schwangerschaften hinter sich haben.

Für Nulliparae oder Jugendliche ist diese Methode weniger geeignet und wird von den meisten jungen Mädchen als Eingriff auch abgelehnt. **Hauptprobleme** der Intrauterinpessare sind Expulsion des IUP, Blutung und Schmerz, aufsteigende Infektionen und Versagen der Methode (z. B. Schwangerschaft).

⚠ Bei korrektem Einbringen und sonographischer Lagekontrolle beträgt die Sicherheit der Intrauterinpessare 98,2 – 99,6/100 Frauenjahre.

Wenn sie bei Jugendlichen als Kontrazeptivum verwendet werden, müssen die Frauen über Wirkungen und Nebenwirkungen sorgfältig aufgeklärt, das Intrauterinpessar unter absolut sterilen Bedingungen eingeführt und seine Lage 6 Wochen später, danach alle 6 Monate sonographisch kontrolliert werden. Die heute am häufigsten verwendeten Intrauterinpessare sind Multiload (ML-CU 250,375 normal, kurz, mini), Copper-T-200, Nova-T und Cupfer-safe 300.

Intrauterinpessare werden häufig wegen des höheren **Risikos** für Endometritis und Salpingitis abgelehnt. Verschiedene Studien zeigten aber, daß auch bei jungen Frauen das Risiko einer Genitalinfektion bei monogamer Partnerschaft nicht erhöht ist, aber daß Intrauterinpessare nicht wie orale Kontrazeptiva, Minipillen oder Uteruskappen gegen aufsteigende **Infektionen** schützen. Offensichtlich werden die Infektionen durch die an Spermien adhärenten Bakterien, die in den Genitaltrakt eindringen und einwandern, verursacht. Deshalb sind Frauen dann besonders gefährdet, wenn sie bei verschiedenen Sexualpartnern einer größeren Zahl unterschiedlicher Mikrobenarten exponiert sind (Eschenbach u. Mitarb. 1977, Weström 1976).

Der **Vorteil** eines Intrauterinpessars ist der lokale und nicht der systemische Schutz vor einer Schwangerschaft, der mehrere Jahre lang zuverlässig wirkt, ohne das Endokrinium zu beeinflussen. Wesentliche **Nebenwirkungen** sind die Infektionen, die zur Sterilität führen können. Das relative Infektionsrisiko wird für Trägerinnen eines Intrauterinpessars mit 1,6–7,5% angegeben (Eschenbach u. Mitarb. 1977). Diese große Spannweite unterstreicht die hohe Verantwortung bei der Beratung junger Frauen. Bei Jugendlichen bestehen folgende Kontraindikationen für Intrauterinpessare (IUP):

Kontraindikationen für IUP bei Jugendlichen

1. Persönlicher Lebensstil und sexuelle Gewohnheiten (mehrere Sexualpartner, häufiger Geschlechtsverkehr);
2. anamnestische Hinweise auf Salpingitis (rezidivierende Unterleibsschmerzen);
3. Unmöglichkeit, ein passendes Intrauterinpessar einzuführen.

Um Nebenwirkungen des Intrauterinpessars zu vermindern, sollte die Uterusgeometrie vor der Einbringung, am besten während der Sekretionsphase, mittels **Sonographie** vermessen werden.

Barrieremethoden

Die Verwendung von Kondomen und Diaphragmata hat während der letzten Jahre in Kombination mit Barrieremethoden weite Akzeptanz gefunden. Insbesondere das Kondom erlebte wegen seiner guten Schutzwirkung vor Geschlechtskrankheiten, vor allem vor dem Immunmangelsyndrom (AIDS), weltweite Verbreitung.

> Die Versagerquote (Pearl-Index) aller Barrieremethoden liegt im ersten Jahr ihrer Anwendung zwischen 4 und 25% (Cullins u. Mitarb. 1992).

Kondom

Der **Hauptvorteil** des Latex-Kondoms liegt im Schutz vor Geschlechtskrankheiten, vor Übertragung von Chlamydien, Trichomonaden, Gonorrhoe, Herpes-, AIDS-, Zytomegalie-, Hepatitis-B- und menschlichen Papilloma-Viren.

> Bei konsequenter korrekter Anwendung versagen Kondome in 1–4%.

Kondome sollten technisch geprüft sein und das jugendliche Paar sollte in deren praktischer Anwendung unterwiesen werden. Da Sexualität meist sehr spontan stattfindet, sollte man jungen Mädchen empfehlen, selber Kondome stets mitzuführen, um den **eigenen Schutz** zu gewährleisten. Dies gilt besonders in Städten und bei Unkenntnis der sexuellen Vorgeschichte des Partners.

Falls möglich, sollte die praktische **Anwendung,** die Möglichkeit einer Perforation des Kondoms und das richtige Zurückziehen des Penis mit dem Kondom aus der Vagina an einem anatomischen Modell *geübt* werden. Der Mann ist anzuleiten, das Kondom von der Glans in Richtung Basis über den erigierten Penis zu stülpen. Die Spitze des Kondoms darf nicht gefüllt sein, da dort das Sperma aufgefangen werden muß, um ein Zerreißen zu verhindern. Die zusätzliche Anwendung von geeigneten **Spermiziden** erhöht die kontrazeptive Sicherheit.

Spermizide

Spermizid wirkende Cremes, Gelees, Schäume, Suppositorien, Tabletten und Filme werden *alleine* oder *in Kombination* mit Kondomen, Zervikalkappen oder Diaphragmata verwendet. Die meisten spermizid wirkenden Pharmaka enthalten Benzalkoniumchlorid, Nonoxinol-9 oder Triton-X. Aus ihnen werden 80–100 mg oberflächenaktiv und spermizid wirkende Substanzen freigesetzt, die im Vaginalkanal wirken. Der **Wirkungseintritt** hängt von der jeweiligen Substanz ab und sollte der Packungsbeilage entnommen werden.

Diaphragmata

Diaphragmata sind flexible *Gummimembranen,* die in die Vagina so eingelegt werden, daß die Zervix bedeckt ist. In Europa sind sie kaum, in den USA dagegen weit verbreitet. Diaphragmata müssen auf ihrer der Zervix zugewandten Seite mit *spermizid* wirkenden Substanzen beschichtet sein.

„Safer Sex"

Kontrazeption und Schutz vor Geschlechtskrankheiten stellen besonders in Stadtgebieten, wo Jugendliche Geschlechtskrankheiten, insbesondere HIV-Infektionen, fürchten müssen, ein großes Probleme dar.

Trotz umfassender Beratung über Sexualität und Kontrazeption, einschließlich Verhütung von Geschlechtskrankheiten, besteht bei heterosexuell aktiven Jugendlichen oder bei Jugendlichen, die sexuelle Beziehungen zu Erwachsenen haben, weiterhin ein relativ hohes Risiko. Die meisten Mädchen machen ihre ersten sexuellen Erfahrungen in einer *monogamen* Beziehung, weshalb die **Ansteckungsgefahr** für eine Geschlechtskrankheit relativ niedrig ist. Dies ändert sich allerdings mit zunehmender sexueller Praxis. Die Akzeptanz von **Kondomen** ist heute besser, was auf den Kampagnen gegen AIDS und für „Safer Sex" beruht. Die Erfahrungen mit diesen Methoden sind gut, solange sie konsequent angewendet werden. Es besteht ein sehr geringer bzw. kein **Schutz** vor Geschlechtskrankheiten und Schwangerschaft, wenn die Kondome regelmäßig reißen (materialbedingt), nicht richtig und konsequent angewendet oder nur an „gefährlichen Tagen" eingesetzt werden. Es ist wichtig, jungen Paaren zu erklären, daß verschiedene Sexualpraktiken, die Mund, Rachen oder Rektum einbeziehen, nur gut geschützt ausgeübt werden sollten (Grimes u. Mitarb. 1990). Da Jugendliche auch bei ihren Sexualpraktiken *experimentierfreudig* sind, müssen orogenitale Kontakte in die Sexualberatung einbezogen werden. Es ist empfehlenswert, auch über **sexuelle Tabus** zu sprechen, um eine weitere Ausbreitung von Geschlechtskrankheiten zu verhindern.

Zusammenfassung

Ungeachtet des starken Wunsches heranwachsender Mädchen nach natürlichen und vollständigen Kontrazeptionsmethoden werden **kombinierte orale Kontrazeptiva** von allen Methoden noch immer am besten angenommen (Tab. **24**). Durch Einnahme von *niedrig* und *niedrigst dosierten* Pillen werden Nebenwirkungen weitgehend vermindert.

In Städten, insbesondere bei Partnern mit unbekannter sexueller Vorgeschichte, sollte Mädchen geraten werden, sich durch Verwendung von *Kondomen* und/oder spermizid wirkenden

	Orale Kontrazeptiva (%)	Intrauterinpessar (%)	Barriere (%)
Belgien	61	0	12
Deutschland	40	0	10
Finnland	32	0	50
Griechenland	40,5	3,8	20,7
Ungarn	35	0	5
Italien	7,9	0	31,2
Großbritannien	43	1	5

Tab. **24** Verfahren der Kontrazeption, die von Jugendlichen verschiedener europäischer Länder eingesetzt werden

(Quelle: Creatsas G. u. Mitarb. 1995)

Substanzen ausschließlich oder zusätzlich zur hormonalen Kontrazeption vor Geschlechtskrankheiten zu schützen. Das Intrauterinpessar ist für Jugendliche als Kontrazeptivum weniger wichtig. Eine individuelle, all diese Aspekte der Sexualität berücksichtigende **Beratung** der Jugendlichen, die als reife Persönlichkeiten angesehen werden müssen, ist Voraussetzung für eine ungestörte und befriedigende Sexualität.

Literatur

Ahrendt, H. J.: Epidemiologie der Kontrazeption in Deutschland. Gynäko-Endokrinologie 3 (1995) 35–48

Bitzer, J.: Kontrazeption und Sexualberatung in der Adoleszenz. In: Dunach W., M. Stauber, L. Beck: Psychosomatische Gynäkologie und Geburtshilfe 1989/90. Springer-Verlag, Berlin, Heidelberg, New York 1990 (218–229)

Creatsas, G. K., M. Vekemans, J. Horejsi, R. Uzel, Ch. Lauritzen, M. Osler, N. Athea, J. E. Toublanc, A. Molnar, J. Orley, V. Bruni, J. Rademakers, R. Siegberg, O. Widholm, Y. Stedman: Adolescent sexuality in Europe: A Multicentric study. Adolesc. Pediatr. Gynecol. (1995) 59–63

Cullins, V. E., G. R. Huggins: Adolescent Contraception. In: Koehler Carpenter, S. E, J. A. Rock: Pediatric and Adolescent Gynecology. Raven Press, New York 1992 (341–352)

Eschenbach, D. A., J. P. Harnish, K. K. Holmes: Pathogenesis of acute pelvic inflammatory disease: Role of contraception and other risk factors. Amer. J. Obstet. Gynecol. 128 (1977) 838–842

Grimes, D. A., W. Cates Jr.: Family planning and sexually transmitted diseases. In: Sexually transmitted diseases. McGraw-Hill, New York 1990 (1087–1091)

Mall-Haefeli, M., K. S. Ludwig, A. Uettwiler: The mechanism of low dose progesteron therapy. Clin. Trials J. 11 (1974) 93

Taubert, H. D., H. Kuhl: Anwendung hormonaler Kontrazeption durch Jugendliche. In: Taubert, H. D., H. Kuhl (Hrsg.). Kontrazeption mit Hormonen. Georg Thieme Verlag, Stuttgart, New York 1995 (203–212)

Weström, L.: The risk of pelvic inflammatory disease in women using intrauterine contraceptive devices as compared to nonusers. Lancet 11 (1976) 221–224

Der Nutzen verschiedener Dosierungsregime oraler Kontrazeptiva

The Need for Various Dosage Combinations of Oral Contraceptives

Joseph W. Goldzieher

▬ Vorliegende Daten zeigen, daß bei Frauen, die ein bestimmtes orales Kombinations-Kontrazeptivum einnehmen, täglich wechselnde Konzentrationen der jeweiligen Wirkkomponenten auftreten und daß diese individuell unterschiedlich sein können. Außerdem verändert sich die Pharmakokinetik des Estrogens und des Gestagens nicht gleichsinnig. Dadurch sind einerseits der Möglichkeit, Nebenwirkungen eines bestimmten Präparates zu minimieren, Grenzen gesetzt. Andererseits können aus subjektiven und objektiven Reaktionen Erkenntnisse über die Stoffwechseldisposition der jeweiligen Frau abgeleitet werden. Durchbruchblutungen erlauben den Schluß, daß bei der betroffenen Frau das verwendete Präparat im Blut nicht die Hormonkonzentration bewirkt, die ausreicht, die Integrität des Endometriums zu bewerkstelligen (sofern die Ursache nicht eine mangelnde Compliance – die häufigste Ursache – ist). Eine auftretende Amenorrhoe würde das genaue Gegenteil zeigen. Daher ist es für den Verordner wichtig, eine gewisse Auswahl an Präparaten zu haben, um individuelle Besonderheiten berücksichtigen zu können. Bei Problemen, die das Endometrium betreffen, ist es wichtig, sich daran zu erinnern, daß dieses nicht sofort auf einen Wechsel des Präparates reagiert: Die Wirkungen eines Alternativpräparates sollten frühestens nach einer Anwendungszeit von mindestens 3 Zyklen bewertet werden. Die Korrelation zwischen Klinik und Hormonkonzentrationen im Blut ist selbst bei levonorgestrelhaltigen Implantaten, die im Blut gleichmäßigere Hormonkonzentrationen gewährleisten als oral gegebene Dosen, nicht besonders gut. Es wurde behauptet, daß „Versuche, die Hormonkonzentrationen im Blut von Patientinnen mit Norplant-Implantaten mit den Wirkungen zu korrelieren ... nur mäßig erfolgreich waren". ▬

▬ Available data show that women who take a particular combination oral contraceptive metabolically alter their exposure to the individual active components from day to day and that this can vary from person to person. Moreover, variations in the kinetics of the estrogen and the progestin do not parallel one another. This places a limit on what can be accomplished in minimizing undesirable events with a given formulation. On the other hand, judging from subjective and objective responses, one can gain some insight into what the metabolic proclivities of an individual are: breakthrough bleeding suggests that in this individual some particular formulation does not provide blood hormone levels sufficient to maintain endometrial integrity (assuming the problem is not due to failure of compliance – the most common source of this event), while amenorrhea suggests the opposite situation. Thus, it is most important for the prescriber to offer a range of formulations to deal with individual variability. In the case of endometrial problems it is important to remember that the endometrium does not respond instantly to changes in formulation: evaluation of the impact of a formulation change should be made only after 3 cycles of use. However, clinical/blood level correlations are not very firm even in the case of levonorgestrel implants, which provide much more stable blood levels than do oral doses. It has been stated that "attempts to correlate blood levels among Norplant users with performance ... have only been moderately successful". ▬

Einleitung

Einige Zeit, nachdem die oral wirksamen Gestagene Norethindron und Norethynodrel für gynäkologische Indikationen eingeführt wurden, setzte man sie auch als orale Kontrazeptiva ein. Da Mestranol eine herstellungsbedingte Verunreinigung dieser Substanzen darstellte, wurde die **Estrogen**menge jeder Pille auf *80 µg* (Norethindron) bzw. 150 µg (Norethynodrel) in Kombination mit *10 mg* eines dieser beiden **Gestagene** standardisiert. Damals wurde nicht erkannt, daß diese beibehaltenen Mestranoldosen, die bioäqualent zu 56 µg bzw. 105 µg Ethinylestradiol sind (Brody u. Mitarb. 1989), ausreichen, um durch Hemmung der Hypothalamus-Hypophysen-Ovar-Achse kontrazeptiv zu wirken (Gual u. Mitarb. 1967).

⚠ Obwohl bei diesen Dosen meist subjektive und objektive Nebenwirkungen auftraten, wurden diese Kontrazeptiva gut angenommen und leiteten ein neues Zeitalter der Schwangerschaftsverhütung ein.

Bald danach wurden Studien durchgeführt, um die **Dosis,** hauptsächlich empirisch, zu **senken,** ohne die *kontrazeptive Sicherheit* zu gefährden. Dafür gab es verschiedene Gründe. Erstens ist es allgemein üblich, bei Medikamenten die niedrigste Wirkstoffmenge zu finden, bei der einerseits die erwünschte Wirkung erzielt wird, andererseits Nebenwirkungen und Toxizität vermindert sind. Bei oralen Kontrazeptiva ist dies ein schwieriges Unterfangen. Die Gründe dafür sollen diskutiert werden. Zweitens können Präparate mit verminderter Dosis als Novum vermarktet werden. Drittens wurde vor allem in der britischen medizinischen Fachpresse nach einigen Jahren der Verschreibung berichtet, daß offenbar durch diese Kontrazeptiva selten kardiovaskuläre, potentiell lebensbedrohliche Nebenwirkungen aufträten.

Diese **Komplikationen,** vor allem venöse Thromboembolien, Herzinfarkt und Schlaganfall, zogen sofort die Aufmerksamkeit der Ärzte auf sich und lösten einen breiten Medienwirbel aus. Dies hatte wesentlichen Einfluß auf die Akzeptanz oraler Kontrazeptiva in der Öffentlichkeit und die Bereitschaft der Ärzte, diese zu verschreiben. Es wurde angenommen (fälschlicherweise, wie inzwischen bekannt ist), daß die kardiovaskulären Schädigungen sowohl durch Estrogene (Thrombogenität) als auch durch Gestagene (Atherogenität infolge Beeinflussung des HDL/LDL-Quotienten) verursacht würden.

⚠ Ungeachtet ob richtig oder falsch, stellten diese epidemiologischen Korrelationen einen starken Anreiz dar, die Dosis zu verringern und neue Gestagene mit einem günstigeren biologischen Profil einzuführen.

Die Annahme, daß durch verminderte Dosen das **Risiko** entsprechend abnähme, diente als vernünftige Grundlage dieser Vorgehensweise, aber sie wurde – und wird immer noch – hinsichtlich kardiovaskulärer Ereignisse nicht durch Fakten gestützt. Dieses Problem wurde an anderer Stelle bereits detailliert diskutiert (Realini u. Goldzieher 1985). Auf jeden Fall werden die ursprünglich hoch dosierten oralen Kontrazeptiva, die für die kardiovaskulären Komplikationen verantwortlich gemacht wurden, nicht mehr vertrieben. Es ist unklar, ob die deutlich geringere Häufigkeit derartiger Ereignisse bei den heute üblichen oralen Kontrazeptiva auf einer sorgfältigeren Patientenauswahl, einer besseren Galenik oder weniger gravierender Fehler (wie z.B. Vernachlässigen des Einflusses von Zigarettenrauchen) beruht – Aspekte, die bei früheren Studien nicht beachtet wurden (Goldzieher 1994a).

Die **Untersuchung** der biologischen Wirkungen oraler Kontrazeptiva zeigte, daß Ethinylestrogene und 19-Norprogestine die Gonadotropinsekretion synergistisch hemmen (Goldzieher u. Mitarb. 1975).

⚠ Dadurch konnte die Dosis gesenkt werden, ohne die kontrazeptive Sicherheit signifikant zu gefährden.

Überlegungen zum Nutzen-Risiko-Profil

Medikamente (z.B. Antibiotika, Analgetika, Zytostatika) werden dazu eingesetzt, Gesundheitsschäden zu beseitigen oder die Heilung zu beeinflussen. Um toxische Wirkungen zu vermeiden, wird die minimale Wirkdosis eingesetzt.

⚠ Darin bestand auch der ursprüngliche Ansatz bei oralen Kontrazeptiva – 100 %ige Kontrazeption mit einem Minimum an Nebenwirkungen.

Es wurde jedoch offensichtlich, daß die verwendeten Substanzen zusätzlich zur Kontrazeption einige wichtige, überwiegend vermutete nicht-kontrazeptive Benefits zeigen, wozu die Verminderung oder Beseitigung unregelmäßiger oder verstärkter Menstruationsblutungen, funktioneller Dysmenorrhoen, fibrozystischer Mastopathien, funktioneller Ovarialzysten und – am wichtigsten – ein deutlicher Schutz vor Endometrium-, Ovarial- und eventuell Colonkarzinom zählen.

Daher muß heute jede **Prüfung** eines Kontrazeptivums beide Seiten der Medaille berücksichtigen: Es ist nicht akzeptabel, ausschließlich auf eine wirksame Kontrazeption zu achten und gleichzeitig Gefahr zu laufen, diese wichtigen nicht-kontrazeptiven Benefits zu mindern oder zu verlieren. Das bisherige Streben der **Präparateentwicklung** bestand darin, die Dosis zu senken, um die Wahrscheinlichkeit möglicher kardiovaskulärer oder metabolischer Komplikationen zu minimieren, ohne gleichzeitig zu bedenken, daß dadurch der Schutz vor wichtigen Karzinomen und anderen, weniger ernsthaften Erkrankungen verloren gehen könnte. Es wurde sogar vorgeschlagen (Goldzieher 1994 a), daß wegen dieser so wichtigen Schutzwirkung vor Karzinomen überlegt werden sollte, ob nicht alle Frauen im gebärfähigen Alter, unabhängig vom Aspekt der Schwangerschaftsverhütung, mindestens 2 Jahre lang orale Kontrazeptiva einnehmen sollten. Unglücklicherweise entstammen die Daten, die eine **Karzinomprophylaxe** belegen, aus Erfahrungen mit oralen Kontrazeptiva, die mindestens 50 µg Ethinylestradiol-Äquivalent enthielten. Es bleibt zu zeigen, daß diese Wirkung auch noch bei den intensiv propagierten geringeren Dosen bestehen bleibt.

Anwendungsgebiete neben der Kontrazeption

Bei einigen **gynäkologischen Erkrankungen,** wie persisitierende anovulatorische Zyklen, polyzystisches Ovar und dysfunktionelle Blutungen und als Vorbereitung für die extrakorporale Befruchtung bei anovulatorischen Zyklen, erfolgt eine Hemmung der Ovarialfunktion. Außerdem ist die Androgensynthese im Ovar für Akne und Hirsutismus verantwortlich. In all diesen Fällen muß die Gonadotropinsekretion unterbunden und die endokrine Aktivität des Ovars gehemmt werden. Dies war mit den oralen Kontrazeptiva, die 50 µg **Ethinylestradiol** (oder 75 – 80 µg Mestranol) enthielten, leicht zu erreichen. Sie unterdrückten die Ovarialfunktion bereits nach einem Behandlungszyklus vollständig. Kliniker, die sich für die Verwendung niedrigerer Dosen monophasischer oder triphasischer Kontrazeptiva aussprachen, mußten mit einer deutlichen Restakti-

vität der Follikel rechnen (van der Vange 1988, van der Does u. Mitarb. 1995). Daher sind, zumindest für die ersten Behandlungszyklen, 50 µg Ethinylestradiol enthaltende monophasische Kontrazeptiva von therapeutischer Bedeutung. Für die folgenden Behandlungszyklen können Präparate, die niedrigere Wirkstoffdosen enthalten, versuchsweise eingesetzt werden. Doch sollte das Ausmaß der Suppression des Ovars sonographisch kontrolliert werden. In ähnlicher Weise wurden die Studien, die eine signifikante Abnahme der fibrozystischen Mastopathie mit Indikation zur Biopsie zeigten, überwiegend mit oralen Kontrazeptiva durchgeführt, die *hohe* Gestagenkonzentrationen enthielten. Es ist nicht geklärt, ob die derzeit bevorzugten Präparate ebenso wirksam sind.

> Die vor Endometrium-, Ovarialkarzinomen und eventuell auch Colonkarzinomen schützende Wirkung oraler Kontrazeptiva ist heute allgemein anerkannt.

Wie bereits erwähnt, sind diesbezügliche Ergebnisse mit hohe Hormondosen enthaltenden oralen Kontrazeptiva gewonnen worden. Es ist ermutigend, festzustellen, daß eine ähnliche Risikominderung für das Endometriumkarzinom bei langdauernder Anwendung von Depotmedroxyprogesteronazetat (Lumbiganon 1994) beobachtet wurde, was allerdings keine Gewähr dafür bietet, daß sich die heute übliche Gestagendosis oraler Kontrazeptiva als gleichermaßen wirksam erweist.

„Pille am Morgen danach" – Notfallkontrazeption (Interzeption)

Der postkoitale Einsatz (z. B. die Notfallkontrazeption bzw. die „Pille danach") erfordert eine höhere, über 2 Tage gehende Dosierung kombinierter oraler Kontrazeptiva (COC). Gäbe es dabei nicht die kombinierten oralen Kontrazeptiva mit 50 µg Ethinylestradiol, wäre es notwendig, mehr Pillen einzunehmen, um auf die erforderliche Dosis zu kommen, was für viele Frauen eher abschreckend sein könnte.

Umgang mit „üblichen" Nebenwirkungen

Die **Compliance** stellt den entscheidenden Faktor dar, wenn eine maximale Kontrazeption erzielt werden soll (Rosenberg u. Mitarb. 1995). Die Bedeutung der Compliance nimmt zu, da die

Dosen oraler Kontrazeptiva weiter vermindert und damit Einnahmefehler schneller eine wirksame Schwangerschaftsverhütung gefährden. Die Compliance wiederum hängt von vielen Faktoren ab, wobei als wesentlichste die Beeinflussung der Menstruation und Nebenwirkungen wie Übelkeit, Kopfschmerz, angenommene Gewichtszunahme, prämenstruelle Symptome etc. zu nennen sind.

! Im allgemeinen verkürzen und vermindern hoch dosierte orale Kontrazeptiva die Menstruationsblutung, teilweise bis zur Amenorrhoe, was als Vorteil oder Nachteil angesehen werden kann.

Für Frauen mit verlängerter oder starker Menstruationsblutung ist deren Verkürzung ein deutlicher Vorteil, der mit der Einführung von Mehrphasen- oder niedrig dosierten Präparaten in deutlichem Maße eingebüßt wurde.

Bestimmte **Symptome,** insbesondere Übelkeit, hängen sicherlich mit der Estrogendosis zusammen. Die Zuordnung anderer Nebenwirkungen und der Vergleich verschiedener Präparate untereinander sind dagegen schwierig. Es gibt eindeutig geographische, regionale, ethnische, vom Körpergewicht und vom Alter abhängige Faktoren, die über das Auftreten von Nebenwirkungen mitentscheiden. **Geographische Unterschiede** werden in multinationalen Studien (Snow u. Wilson 1994) erkennbar. Der Metabolismus radioaktiv markierten Ethinylestrogens unterscheidet sich tatsächlich bei Frauen aus Nigeria, Sri Lanka und den USA (Goldzieher 1994 b). Der Einfluß auf das Körpergewicht ist bei oralen Kontrazeptiva widersprüchlich, es besteht aber ein deutlicher Zusammenhang bei injizierbaren und implantierbaren kontrazeptiven Steroiden (Garza-Flores u. Mitarb. 1994, Sivin 1988). Geringes **Körpergewicht** könnte ebenso wie jugendliches Alter dazu beitragen, daß gerade Jugendliche diese Nebenwirkungen stärker empfinden und schlechter tolerieren. Bei Frauen in der Perimenopause, bei denen beginnende Unregelmäßigkeiten der Ovarialfunktion auftreten, und die durch die übliche Estrogensubstitutionstherapie nicht vor einer Schwangerschaft geschützt sind, spielen orale Kontrazeptiva mit minimalen Nebenwirkungen (d.h. geringe Dosis, gute Zykluskontrolle) eine wichtige Rolle.

Inter- und intraindividuelle Unterschiede

Regionale Unterschiede bezüglich subjektiver (Nausea) und objektiver (Durchbruchblutung) Nebenwirkungen gibt Abb. 23 wieder. Hier erkennt man sehr deutliche Unterschiede innerhalb einer Multizenterstudie mit einem hochdosierten COC in verschiedenen amerikanischen Städten. Diese Abbildung zeigt jedoch nicht die wirkliche, individuelle Variationsbreite der Auswirkungen. Es besteht zwar keine einfache Korrelation zwischen der Pharmakokinetik von Ethinylestrogenen oder Gestagenen und den auftretenden klinischen Ereignissen, es ist aber erforderlich, sich das Ausmaß der inter- und intraindividuellen Schwankungsbreite innerhalb der Pharmakokinetik zu verdeutlichen, um eine klare Vorstellung zu entwickeln, welche Wirkungen durch die Wahl unterschiedlich dosierter oraler Kontrazeptiva erreicht bzw. nicht erreicht werden kann. Die Pharmakokinetik von Ethinylestrogenen wurde bereits ausführlich in einer Übersichtsarbeit beschrieben (Goldzieher 1994 b). Insbesondere die große Crossover-Studie von Brody u. Mitarb. (1989) untersuchte die inter- und intraindividuelle Schwankungsbreite. Der Variationskoeffizient der Fläche unter der Konzentrations-Zeit-Kurve (AUC) für Ethinylestradiol im Plasma betrug ca. 50%. Bei einem Mittelwert der AUC von 1036 (nach Gabe von 35 µg Ethinylestradiol) betrug die Standardabweichung ± 483. Die intraindividuelle Variabilität wurde anhand 3fach durchgeführter Messungen bestimmt. Der *Variationskoeffizient* lag um 40%. Einige aktuelle Werte dieser 3 in Monatsabständen wiederholten Bestimmungen der AUC betrugen nach Gabe einer Einzeldosis bei 3 Personen 1002/431/855, 252/499/569 bzw. 1892/637/1390.

! Während bei Medikamenten mit ausgeprägtem first pass-Effekt (wie bei Estrogenen) eine große *interindividuelle* Variabilität der Pharmakokinetik bekannt ist, bleibt die Ursache für die deutliche *intraindividuelle* Variabilität unklar.

Sie beruht auch nicht darauf, daß das Medikament oral gegeben wird, da die in oralen Kontrazeptiva enthaltenen Substanzen sehr schnell resorbiert werden (Hümpel 1994).

Levonorgestrel und andere Gonane, die nach oraler Gabe keinem first pass-Effekt unterliegen und 100% bioverfügbar sind, zeigen ebenfalls

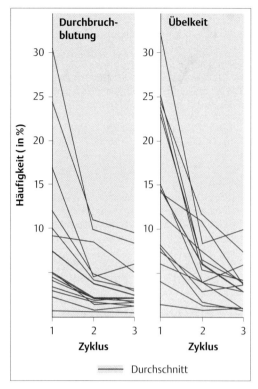

Abb. **23** 14 Studien mit mehr als 200 Patienten pro Studie. Durchschnittliche Häufigkeit subjektiver und objektiver Nebenwirkungen.

das Phänomen einer deutlichen interindividuellen pharmakokinetischen Variabilität. Hümpel u. Mitarb. (1978) zeigten, daß die metabolische Clearance nach einmaliger *intravenöser* Gabe von Levonorgestrel um den Faktor 5 und nach einmaliger *oraler* Gabe eines levonorgestrelhaltigen Kontrazeptivums um den Faktor 4 differiert. Andere Arbeitsgruppen fanden eine geringere Variabilität.

⚠ Aus diesen Ergebnissen wird deutlich, daß bei der Frau, die ein bestimmtes orales Kontrazeptivum einnimmt, die darin enthaltenen wirksamen Komponenten täglich unterschiedlich metabolisiert werden.

Darüber hinaus variiert der Metabolismus der Hormonkomponenten von Frau zu Frau. Die Veränderungen der Kinetik des Estrogen- und des Gestagen-Metabolismus verlaufen zudem nicht parallel. Dadurch werden die Möglichkeiten zur Minimierung unerwünschter Nebenwirkungen

mit einem gegebenen Präparat begrenzt. Andererseits wird anhand subjektiver und objektiver Reaktionen ein gewisser Einblick in die metabolischen Reaktionsmuster eines Individuums möglich. Durchbruchblutungen deuten darauf hin, daß durch das gerade von der Frau eingenommene Präparat keine ausreichend hohen Hormonkonzentrationen im Blut gewährleistet werden, um das Endometrium zu stabilisieren (sofern die Ursache nicht auf fehlender Compliance beruht – dies ist dafür die häufigste Ursache). Eine Amenorrhoe signalisiert das Gegenteil.

⚠ Daher sollte dem Arzt eine gewisse Zahl von Präparaten zur Verfügung stehen, damit er die individuelle Variabilität berücksichtigen kann.

Bei Blutungsproblemen muß beachtet werden, daß das Endometrium *verzögert* auf Kontrazeptiva reagiert. Auswirkungen einer geänderten Therapie können erst nach 3 Therapiezyklen sinnvoll beurteilt werden. Klinische Symptome und Blutkonzentrationen sind auch bei levonorgestrelhaltigen Intrauterinpessaren, die deutlich gleichmäßigere Konzentrationen im Blut sicherstellen, als es bei oraler Gabe möglich ist, nicht sehr eng miteinander korreliert. Nash u. Robertson (1994) berichten, daß „Versuche, die Konzentrationen im Blut von Frauen, die Norplant-Intrauterinpessare tragen, mit der Wirksamkeit zu korrelieren … nur mäßig erfolgreich sind". Die Auswertung der zu verschiedenen Zeitpunkten auftretenden Nebenwirkungen zeigte, daß der anhand von Menstruationstagebüchern erfaßte Eintritt von Blutungen oder von Schmierblutungen der abfallenden **Konzentration** im Blut parallel verläuft, wobei allerdings eine große Wahrscheinlichkeit für ein zufälliges Zusammentreffen besteht. Eine gewisse Korrelation wurde zwischen dem **Körpergewicht** und dem Blutungsmuster und damit den Konzentrationen im Blut gefunden.

Ein den Zusammenhang zwischen der Levonorgestrel-Konzentration (oder anderer Gestagene) im Blut und den Nebenwirkungen beeinflussender Faktor ist der Anteil des gleichzeitig enthaltenen **Estrogens,** das die Synthese von geschlechtshormonbindendem Globulin (SHBG) in der Leber dosisabhängig steigert. Levonorgestrel ist zu etwa 50 % an SHBG gebunden, wodurch seine Bioverfügbarkeit vermindert und die Eliminationshalbwertszeit um 30 – 100 % erhöht wird. Der größte Teil des verbleibenden Levonorgestrels ist im Serum an Albumin gebunden. Diese Bindung ist allerdings schwach und vermutlich metabolisch bedeutungslos (Hümpel 1994).

Es muß noch viel in diesem wichtigen Bereich getan werden, um die pharmakokinetischen Parameter mit den klinischen Symptomen korrelieren zu können. Pragmatisch gesehen, müssen dem Arzt viele verschiedene Estrogen/Gestagen-Kombinationspräparate zur Verfügung gestellt werden. So ist es möglich, auf unterschiedliche Wirkungen zu reagieren und den **individuellen Ansprüchen** der Frau gerecht zu werden.

Literatur

Brody, S. A., A. Turkes, J. W. Goldzieher: Pharmacokinetics of three bioequivalent norethindrone/mestranol 50 mcg and three norethindrone/ethinylestradiol 35 mcg OC formulations: are "low-dose" pills really lower? Contraception 40 (1989) 269

Garza-Flores, J., S. Guo-Wei, P. E. Hall: Population and delivery systems: variability in the pharmacokinetics of long-acting injectable contraceptives. In Snow, R., P. E. Hall (eds.): Steroid Contraceptives and Women's Response. Plenum Press, New York 1994 (69)

Goldzieher, J. W., A. de la Pena, C. B. Chenault, A. Cervantes: Comparative studies of the ethynylestrogens used in oral contraceptives III. Effect on plasma gonadotropins. Amer. J. Obstet. Gynecol. 122 (1975) 625

Goldzieher, J. W.: Are low-dose oral contraceptives safer and better? Amer. J. Obstet. Gynecol. 171 (1994a) 587

Goldzieher, J. W.: Pharmacokinetics and metabolism of ethynylestrogens. In Goldzieher, J., K. Fotherby (eds.): Pharmacology of the Contraceptive Steroids. Raven Press, New York 1994b (127)

Gual, C., C. Becerra, E. Rice-Wray, J. W. Goldzieher: Inhibition of ovulation by estrogens. Amer. J. Obstet. Gynecol. 97 (1967) 443

Hümpel, M., H. Wendt, G. Pommerenke et al.: Investigations of the pharmacokinetics of levonorgestrel to specific consideration of a first pass effect. Contraception 17 (1978) 207

Hümpel, M.: A short review of the sources of variability in pharmacokinetic parameters of sex steroids. In Snow, R., P. E. Hall (eds.): Steroid Contraceptives and Women's Response. Plenum Press, New York 1994 (133)

Lumbiganon, P.: Depot-medroxyprogesterone acetate (DMPA) and cancer of the endometrium and ovary. Contraception 49 (1994) 203

Nash, H. A., D. N. Robertson: Pharmacokinetics of Norplant implants. In Snow, R., P. E. Hall (eds.): Steroid Contraceptives and Women's Response. Plenum Press, New York 1994 (91)

Realini, J., J. W. Goldzieher: Oral contraceptives and cardiovascular disease: a critique of the epidemiologic studies. Amer. J. Obstet. Gynecol. 152 (1985) 729

Rosenberg, M. J., M. S. Burnhill, M. S. Waugh et al.: Compliance and oral contraceptives: a review. Contraception 52 (1995) 137

Sivin, I.: International experience with Norplant and Norplant-2 contraceptives. Stud. Fam. Plann. 19 (1988) 81

Snow, R. C., L. E. Wilson: Why pharmacokinetics: An introduction and overview. In Steroid Contraceptives and Women's Response. Plenum Press, New York 1994 (1)

van der Does, J., N. Exalto, T. Dieben, C. Bennink: Ovarian activity suppression by two different low-dose triphasic oral contraceptives. Contraception 52 (1995) 357

Van de Vange, N.: Ovarian activity during low dose oral contraceptives. In Chamberlain, E. (ed.) Contemporary Obstet. Gynecol, Butterworth, London 1988

Theoretische und klinische Basis einer weiteren Dosisreduktion levonorgestrelhaltiger oraler Kontrazeptiva – Diskussion der Ergebnisse klinischer Prüfungen mit LNG 100/EE 20

Theoretical and Clinical Basis for a Further Dose-Reduction in Levonorgestrel-Containing Oral Contraceptives: Discussion of Results of Clinical Trials with LNG 100/EE 20

Alexander T. Teichmann, Ernst Schulte-Wintrop, Gerhard Lorkowski

▬ Die Vielfalt derzeit verfügbarer levonorgestrelhaltiger Präparate zur Kontrazeption ermöglicht es, eine spezifische Verordnung für verschiedene klinische Gegebenheiten und bestehende Symptome vorzunehmen. Die Erweiterung des Präparate-Spektrums hin zu einer proportionalen Dosisänderung auf 20 µg Ethinylestradiol/100 µg Levonorgestrel (LNG 100/EE 20) und deren klinische Konsequenzen werden anhand zum Teil veröffentlichter Studien ausgewertet. Die hohe kontrazeptive Zuverlässigkeit und die im Vergleich mit der nächsthöheren Dosis (LNG 150/EE 30) nahezu unveränderte Zykluskontrolle bei weniger Nebenwirkungen bietet eine vielversprechende Basis dafür, die Entwicklungen im Niedrigdosisbereich fortzusetzen. ▬

▬ The wide range of levonorgestrel-containing preparations for contraception currently available makes it possible to offer a specific prescription for various clinical situations and the occurrence of different symptoms. The extension of the spectrum of preparations in the direction of a proportional dose reduction to 20 µg ethinylestradiol/100 µg levonorgestrel (LNG 100/EE 20) and the clinical consequences are analysed on the basis of published studies. The high contraceptive reliability and, in comparison to the next higher doses preparation (LNG 150/EE 30), nearly uneffected cycle control accompanied by a reduction of non-contraceptive side effects provides a promising basis for continuation of the development of lower dose formulations. ▬

Klinik niedrigdosierter levonorgestrelhaltiger Kontrazeptiva

Die **Hauptstrategien** bei der Entwicklung neuer oraler Kontrazeptiva der vergangenen 3 Jahrzehnte waren Dosisreduktion, die Einführung neuer Dosierungsschemata und die chemische Modifikation von Gestagenen. Als Kriterien für den Erfolg dieser Maßnahmen wurden klinische und epidemiologische Studien herangezogen. Die **erste Mikropille** kam 1973 als Kombination von 150 µg Levonorgestrel mit 30 µg Ethinylestradiol auf den Markt, so daß seit langem, besonders zu diesem Präparat, auch Daten aus epidemiologischen großen Kohortenstudien verfügbar sind (Croft 1989, Hannaford 1994). Zahlreiche klinische Erhebungen haben gezeigt, daß die genannte **Kombination** zuverlässig eine Schwangerschaft verhindert und ein durchaus akzeptables Nebenwirkungsprofil aufweist (Fioretti u. Mitarb. 1987, Apelo u. Mitarb. 1975, Arnt u. Mitarb. 1977, Bergstein u. Mitarb. 1976, Teichmann 1997). Die **Überzeugung,** daß neue Gestagene der sogenannten 3. Generation insbesondere gegenüber Levonorgestrel wesentliche Vorteile aufweisen könnten, führte zu einer Abkehr des Interesses an Präparaten mit Gestagenen der sogenannten 2. Generation.

Gleichwohl ist **Levonorgestrel** das weltweit am häufigsten zur Kontrazeption verwendete Gestagen. Die oben geschilderten epidemiologischen Erkenntnisse, die breite Basis der Anwendungserfahrung und die vielfältigen Dosierungsregime (monophasig und mehrstufig) ließen Levonorgestrel als kontrazeptives Gestagen erneut in den Blickpunkt des Interesses rücken. Dem allgemeinen pharmakologischen Grundsatz „so viel wie nötig, so wenig wie möglich" folgend, war die Entwicklung eines noch niedriger dosierten levonorgestrelhaltigen Kombinationspräparates, mit der 1989, anknüpfend an die Untersuchungen von Sartoretto (1974), begonnen wurde, die notwendige Folge einer rationalen Analyse. Die Forderungen der Dosisreduktion auf den Estrogenanteil zu beschränken, erscheint allein unter dem Aspekt thromboembolischer Risiken sinnvoll (Böttiger u. Mitarb. 1980, Farmer u. Mitarb. 1995). Da viele physiologische Wirkungen von Estrogenen und Gestagenen, aber ebenso von der absoluten Dosis der verwendeten Substanzen, wie von ihrer relativen Zusammensetzung abhängen, bot sich an, eine proportionale Dosisreduktion beider Komponenten vorzunehmen.

⚠ Es wurde ein Präparat mit 100 µg Levonorgestrel und 20 µg Ethinylestradiol[1] entwickelt, von dem erwartet werden konnte, daß es auf einem um ⅓ reduzierten Niveau zumindest die gleiche klinische Wirksamkeit und Verträglichkeit ausüben würde, wie die Kombination aus 150 µg Levonorgestrel und 30 µg Ethinylestradiol[2].

Hauptaufgabe oraler Kontrazeptiva ist die zuverlässige Verhinderung einer Schwangerschaft. Hierbei steht die Beeinflussung von Eireifungsvorgängen und die Inhibition der Ovulation im Mittelpunkt. Daneben sollen durch Einflüsse auf Tubenmotilität, Endometriumproliferation und Zervixschleim Bedingungen geschaffen werden, unter denen selbst bei Auftreten einer Ovulation eine Fertilisierung oder Nidation einer möglicherweise doch befruchteten Eizelle nicht statthaben kann. **Untersuchungen,** die eine diesbezügliche Wirkung belegen, können sich demnach nicht allein damit begnügen, die biochemischen Zeichen von Eireifung und Ovulation zu überprüfen, sondern müssen auch morphologische Kriterien in der Follikelentwicklung und der Endometriumsbeschaffenheit, sowie auch das klinische Blutungsmuster einbeziehen. Es wurde daher eine Studie konzipiert, die sich den genannten Fragen widmet (Teichmann u. Mitarb. 1996).

Kontrazeption mit 100 µg Levonorgestrel und 20 µg Ethinylestradiol (LNG 100/EE 20) – Ovarielle Aktivität

Im Rahmen dieser offenen **monozentrischen Untersuchung** wurden 20 Probandinnen im Alter von 18 – 30 Jahren mit normalem Menstruationszyklus (25 – 31 Tage) rekrutiert, die keine Kontraindikationen gegen eine Verhütung mit oralen Kontrazeptiva aufwiesen. Frauen mit hormonaler

Medikation in den vorangegangenen 60 Tagen oder mit Anwendung von hormonalen Injektionspräparaten in den letzten 2 Jahren waren ebenso ausgeschlossen, wie Frauen mit einem anovulatorischen Vorzyklus. Ein solcher Vorzyklus war charakterisiert durch einen mehr als 2fachen Anstieg von LH und FSH im Vergleich zum Basalwert, die Entwicklung eines dominanten Follikels, das Verschwinden des Follikels oder zumindest durch den Nachweis einer gefalteten Struktur mit einem internen Echo, einen Temperaturanstieg um 0,5 °C oder um 0,3 °C an 3 aufeinanderfolgenden Tagen (kein Fieber, keine Erkrankungen), einen Anstieg des Progesterons im Serum und eine Zunahme der Endometriumdicke.

Die **Behandlung** begann am 1. Tag der Blutung mit der täglichen Einnahme eines Dragées über 21 Tage um 8.00 Uhr morgens. Nach einem pillenfreien Intervall von 7 Tagen schlossen sich 2 weitere Anwendungszyklen über 28 Tage an. Die Probandinnen dokumentierten die Pilleneinnahme in einem Tagebuch.

Die **Beschreibung** der Einflüsse dieses niedrigdosierten oralen Kontrazeptivums auf die ovarielle Aktivität erfolgte anhand vaginaler *Ultraschalluntersuchungen* (Follikel, Endometrium) und durch *Serumbestimmungen* von LH, FSH, 17β-Estradiol und Progesteron. Die Blutabnahmen und Ultraschalluntersuchungen (Sonoscope 30, Kranzbühler) wurden im Vorzyklus am Tag 9, 10, 12, 14, 16, 18 und 22 und am Tag 1, 3, 7, 11, 15 und 19 unter der Einnahme des oralen Kontrazeptivums durchgeführt. Abweichungen von diesem **Schema** sowie die Durchführung zusätzlicher Untersuchungen waren dem Prüfarzt erlaubt und mußten dokumentiert werden.

Alle Hormonbestimmungen wurden mit Radioimmunoassays (Diagnostic Products Corp. [17β-Estradiol und Progesteron]; Serono [LH und FSH]) vorgenommen.

Im **Tagebuch** dokumentierten die Probandinnen Angaben zu *Blutungsparametern,* der *Basaltemperatur* und zu unerwünschten *Ereignissen.* Vor Untersuchungsbeginn und nach Beendigung der klinischen Studie wurde eine medizinische und gynäkologische **Untersuchung** sowie ein Sicherheitslabor durchgeführt.

Die Durchführung der Studie erfolgte nach den Bestimmungen der europäischen Good Clini-

---

[1] Leios® (Wyeth-Pharma GmbH)
[2] Stediril®30 (Wyeth-Pharma GmbH)

cal Practice Richtlinien und der Deklaration von Helsinki. Die Probandinnen gaben ihr Einverständnis, und das Protokoll wurde von einer lokalen Ethikkommission genehmigt. Die Auswertung der Untersuchungsparameter erfolgte deskriptiv. Durchschnitts- oder Medianwerte inklusive Standardabweichungen wurden berechnet.

Ergebnisse

Von den 20 rekrutierten Probandinnen erwiesen sich 5 anhand der Einschlußkriterien als anovulatorisch (demographische Daten der verbleibenden 15 Probandinnen, s. Tab. **25**). 2 Probandinnen beendeten während des 2. und 3. Anwendungszyklus aufgrund von Zwischenblutungen sowie Durchfall und depressiver Verstimmung vorzeitig die Untersuchung. Eine weitere Probandin wies eine vorbestehende zystische Struktur am rechten Ovar auf. Sie entwickelte im 3. Behandlungszyklus eine 2. Zyste am linken Ovar und wurde im folgenden Zyklus mit Neo-Stediril® (LNG 125 µg/EE 50 µg) behandelt. Eine Ultraschalluntersuchung 4 Wochen nach Behandlungsende wies die Involution der Zyste am linken Ovar nach. Eine Probandin mit ovarieller Aktivität im 3. Anwendungszyklus wurde für einen weiteren Zyklus mit dem Untersuchungspräparat behandelt, ohne daß sich eine ovarielle Aktivität zeigte. Die beobachtete Zykluszahl belief sich auf 40 Behandlungszyklen. Es wurden keine Einnahmefehler im Tagebuch dokumentiert; eine Schwangerschaft trat nicht auf.

Die Bewertung ovarieller Aktivität orientiert sich an dem von Hoogland u. Skouby inaugurierten **Schema** (Hoogland 1993). Zur Auswertung werden die Follikeldurchmesser sowie die Konzentrationen an 17β-Estradiol und Progesteron im Serum herangezogen. Das verwendete Schema erlaubt eine Einteilung in 6 verschiedene Grade der ovariellen Aktivität (Tab. **26**). Legt man die hier genannten Kriterien zugrunde, so hat sich in den untersuchten Zyklen keine Ovulation ereignet (Abb. **24**). Neben der eigentlichen Ovulationshemmung macht die Analyse der untersuchten Parameter deutlich, daß in einer Reihe von Zyklen Proliferation und Abblutung des Endometriums, Eireifungszyklus und Einnahmezyklus des Kontrazeptivums nicht in einer den physiologischen Abläufen analogen („synchronisierten") Weise stattfinden, sondern daß die genannten Vorgänge zeitlich dissoziiert („desynchronisiert") sind. Dies bedeutet, daß, selbst wenn aufgrund eines veränderten Metabolismus, infolge Medikamenteninteraktion oder bei Einnahmefehlern Durchbruchsovulationen stattfinden würden, diese nicht auf ein nidationsbereites Endometrium treffen würden. Für die sichere kontrazeptive Wirkung des untersuchten Präparates sind die Ovulationshemmung, die peripheren Effekte, sowie (insbesondere bei mangelnder

Tab. **25** Demographische Daten der Probandinnen der Untersuchung zur ovariellen Aktivität unter LNG 100/EE 20

Demographische Daten*	N = 15
Größe (cm)	169,3 ± 7,4
Gewicht (kg)	63,9 ± 8,2
Alter (Jahre)	27,8 ± 3,1
Nichtraucher/Raucher	8/7
Dauer des Zyklus (Tage)	28,0 ± 1,7
Blutungsdauer (Tage)	5,1 ± 0,8
Systolischer Blutdruck (mmHg)	116,3 ± 8,3
Diastolischer Blutdruck (mmHg)	74,3 ± 6,6

verändert nach Teichmann u. Mitarb. 1996
* angegeben sind Mittelwert ± Standardabweichung

Tab. **26** Bewertungsschema zur ovariellen Aktivität

Grad der Ovariellen Aktivität	FLS Größe (mm)	Hormone 17β-Estradiol nmol/l	Progesteron nmol/l
0 Keine Aktivitäten	10		
1 Mögliche Aktivitäten	> 10		
2 Nichtaktive FLS	> 13	≤ 0,1	
3 Aktive FLS	> 13	> 0,1	≤ 5
4 LUF	> 13, anhaltend	> 0,1	> 5
5 „Ovulation"	> 13, ruptiert	> 0,1	> 5

FLS = Follicle like structure, LUF = Luteinized unruptured follicle
0,1 nmol/lE2 Δ 30 pg/mlE2, 5 nmol/l Prog. Δ 1,6 ng/ml Prog.
(verändert nach Hoogland u. Mitarb. 1993)

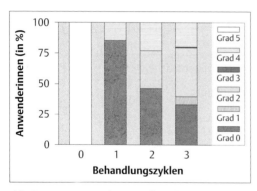

Abb. 24 Bewertung der ovariellen Aktivität unter Anwendung von LNG 100/EE 20 (nach Hoogland u. Skouby 1993).

Compliance oder wirkmindernden Medikamenteninteraktionen) eine Zyklusdissoziation verantwortlich. Eine Erklärung für die gute kontrazeptive Effizienz des in beiden Anteilen niedrigdosierten Präparates kann somit in diesem zusätzlich empfängnisverhütenden Effekt gesehen werden.

Kontrazeption mit 100 µg Levonorgestrel und 20 µg Ethinylestradiol (LNG 100/EE 20) – Klinische Evaluierung

An die Untersuchung zur ovariellen Aktivität schloß sich die Evaluierung der Wirksamkeit und Verträglichkeit von *LNG 100/EE 20* an. Die im folgenden dargestellten Ergebnisse resultieren aus einer prospektiven doppelblinden **Vergleichsstudie,** in der sich ca. 1600 Frauen im Alter von 18 – 35 Jahren, randomisiert im Verhältnis 3 : 3 : 1, durch die folgenden Präparate vor einer ungewollten Schwangerschaft schützten: LNG 100/EE 20 mit 21 bzw. 24 Dragées pro Zyklus und in Form eines internen Standards LNG 150/EE 30 (21 Dragées pro Zyklus). Auf diese Weise sollte gegenüber dem bekannten und allgemein akzeptierten Wirkprofil der Kombination *LNG 150/EE 30* geprüft werden, inwieweit sich durch eine proportionierte Dosisreduktion innerhalb eines 21 und 24 Dragées einschließenden Schemas mit Verkürzung des pillenfreien Intervalles Zyklusstabilität und klinische Effekte vom Referenzpräparat unterscheiden. Ca. 25 % der Frauen in allen Behandlungsgruppen verwendeten das Präparat über 13 Zyklen. Die **Ergebnisse** der Behandlung mit LNG 100/EE 20 (24) über 24 Tage werden in einer nachfolgenden Publikation dargestellt.

Grundlage für die hier vorgestellten Daten ist eine Endauswertung, basierend auf 7 bzw. 13 abgeschlossenen Behandlungszyklen für LNG 100/EE 20 (21) und LNG 150/EE 30. Die Ergebnisse für die Zyklen 8 – 13 (nur ca. 25 % der aufgenommenen Probandinnen) sind aufgrund der niedrigeren Fallzahl im Vergleich zu den Zyklen 1 – 7 nicht durchgängig tabellarisch dargestellt, wohl aber als Referenz im Text erwähnt.

Geeignete **Probandinnen** sollten weniger als 15 Zigaretten pro Tag rauchen und jünger als 30 Jahre (Nichtraucherinnen ≤ 35 Jahre) sein, einen regelmäßigen Menstruationszyklus (24 – 32 Tage) aufweisen, ihr Einverständnis erklären und keine Kontraindikationen gegen eine Verhütung mit oralen Kontrazeptiva aufweisen.

Wegen des doppelblinden Charakters der Untersuchung wurden Blister zu 28 Dragées pro Zyklus mit 7 bzw. 4 (LNG 100/EE 20 [24]) identisch aussehenden Plazebo-Dragées verwendet. Die tägliche Einnahme begann am 1. Tag der Regelblutung und wurde ohne Pause bis zum Ende der Behandlung fortgesetzt. Die Probandinnen dokumentierten in einem **Tagebuch** ihre Compliance (ausgelassene oder verspätet eingenommene Dragées).

Das **Hauptzielkriterium** dieser konfirmatorischen Vergleichsstudie von LNG/EE 100/20 (21) versus LNG/EE 100/20 (24) war die Untersuchung der durchschnittlichen Anzahl der Tage mit *Durchbruchsblutungen* pro Zyklus während der ersten 7 Behandlungszyklen. Als sekundäre Zielkriterien waren die Bestimmung der *Wirksamkeit* (Pearl-Index), sowie die Erfassung weiterer Parameter zur Zykluskontrolle (Inzidenz von Durchbruchsblutungen, Schmierblutungen und Amenorrhoe, mittlere Dauer und Stärke der Entzugsblutung, Latenzzeit und Zykluslänge) und die Erfassung der Verträglichkeit geplant.

Für das Hauptzielkriterium (Vergleich von LNG/EE 100/20 [21] vs. LNG/EE 100/20 [24]) wurde die Gesamtzahl von 558 Probandinnen (4743 Zyklen) pro Gruppe bei $\alpha = 0,04$ (adjustiert für eine Zwischenauswertung) und $\beta = 0,01$ errechnet. Die Fallzahlberechnung basierte auf der Annahme, daß die durchschnittliche Anzahl der Tage mit Durchbruchsblutungen unter der Einnahme von LNG/EE 100/20 (21) sich pro Zyklus auf 1 ± 1 Tage beläuft. Es wurde davon ausgegangen, daß unter der Einnahme von LNG 100/EE 20 (24) eine *Verringerung* der Anzahl der Tage mit Durchbruchsblutung pro Zyklus von einem Tag auf 0,8 Tage erfolgt, was als klinisch bedeutsame Veränderung gesehen wird. Eine Zwischenauswertung, sowie die Endauswertung erfolgten deskriptiv unter Angabe von Mittel- und Prozentwerten. Die Durchführung der Untersuchung orientierte sich an den europäischen Good Clinical Practice-Richtlinien. Sicherheitsrelevante Aspekte wurden durch Anamneseerhebung, sowie eingehende körperliche, gynäkologische und laboranalytische Untersuchungen vor und nach der Behandlung berücksichtigt.

Ergebnisse

Die vorliegende Auswertung basiert auf den Daten von 615 bzw. 199 Probandinnen, die in 76 Studienzentren rekrutiert und mit LNG 100/EE 20 (21) bzw. LNG 150/EE 30 behandelt wurden. Hieraus resultierten jeweils 4525 bzw. 1571 Behandlungszyklen über einen Zeitraum von 13 Monaten. Davon entfielen 814 bzw. 293 auf die Zyklen 8 – 13. Die beteiligten Frauen waren in beiden Gruppen im Mittel 26 ± 4 Jahre alt. Sie hatten ein durchschnittliches Körpergewicht von 63 ± 9 und 64 ± 10 kg bei einer Körpergröße von 167 ± 6 bzw. 168 ± 6 cm. Es ergab sich ein Body-Mass-Index von 22 ± 3 bzw. 23 ± 3. Mit Untersuchungsbeginn wechselten in beiden Behandlungsgruppen knapp 80 % der Teilnehmerinnen von einem anderen, meist höher dosierten Präparat auf die Studienmedikation. Es ergaben sich keine signifikanten Unterschiede innerhalb der Behandlungsgruppen (Tab. **27**).

🛈 Insgesamt dokumentierten die Anwenderinnen von LNG 100/EE 20 im Vergleich zum Standard LNG 150/EE 30 eine gute Zykluskontrolle.

Nach 6 Zyklen ergaben sich für 80 % (LNG 100/EE 20) bzw. 86 % (LNG 150/EE 30) der Frauen dem Gebrauch von oralen Kontrazeptiva angemessene Zyklen mit regulären Abbruch- und ohne Zwischenblutungen. Der Anteil an Frauen mit einer guten Zykluskontrolle stieg im Behandlungsverlauf an und erreichte für LNG 100/EE 20 Werte von *85 %* nach 6 und *92 %* nach 13 Zyklen. Die *Entzugsblutung* setzte im 6. Zyklus für LNG 100/EE 20 nach 2,2 ± 2,3 und für LNG 150/EE 30 nach 3,5 ± 1,4 Tagen nach Absetzen der Medikation ein. Unter LNG 100/EE 20 stieg die Latenzzeit mit der Anwendungsdauer geringfügig an, während sie unter LNG 150/EE 30 konstant blieb. Die Entzugsblutung dauerte für LNG 100/EE 20 im Durchschnitt 5,1 ± 1,8, im Vergleich zu 4,7 ± 1,4 Tagen für LNG 150/EE 30. Die Stärke der Blutung

	LNG 100/EE 20[*] N = 615	LNG 150/EE 30[*] N = 199
Alter (Jahre)	26 ± 4	26 ± 4
Größe (cm)	167,6 ± 6	168 ± 6
Gewicht (kg)	63 ± 9	64 ± 10
Body Mass Index	22 ± 3	23 ± 3
Raucherinnen (%)	29,6	23,1
Zigaretten pro Tag (Mittelwert)	9 ± 4	9 ± 4
Alter Menarche (Jahre)	13,1 ± 1	13,1 ± 1
Zahl der Schwangerschaften	1 ± 1	1 ± 1
Zykluslänge (Tage)	28 ± 1	28 ± 1
Blutungslänge (Tage)	5 ± 1	4 ± 1
Zwischenblutungen in den letzten 2 Zyklen (%)	5,5	6,5
Dauer der Zwischenblutung (Tage)	3 ± 2	4 ± 3
Erstanwenderinnen (%)	5,5	6,5
Umstellungen (%)	77,1	78,9
Dauer der Anwendung (Monate)	29 ± 31	29 ± 30
Neueinstellungen (%)	22,9	21,1
Dauer seit letzter Einnahme (Monate)	20 ± 25	11 ± 14

Tab. **27** Demographische Daten der Probandinnen der Vergleichsuntersuchung (LNG 100/EE 20 vs. LNG 150/EE 30)

[*] Mittelwerte ± Standardabweichung und Prozentwerte

	LNG 100/EE 20*	LNG 150/EE 30*
Zahl der Probandinnen	615	199
Zyklen (1 – 13)	4 525	1 571
Zahl der Probandinnen	186	60
Zyklen (8 – 13)	814	293
Normaler Zyklusverlauf (%)		
6. Zyklus	80,0	86,6
1. – 12. Zyklus	78,0	84,1
Zykluslänge (Tage)		
6. Zyklus	28,0 ± 2,4	28,0 ± 1,2
12. Zyklus	28,2 ± 1,6	28,1 ± 1,1
Latenzzeit (Tage)		
6. Zyklus	2,2 ± 2,3	3,5 ± 1,4
12. Zyklus	2,6 ± 1,9	3,3 ± 1,6
Dauer der Abbruchblutung (Tag)**		
1. – 12. Zyklus	5,1 ± 1,8	4,7 ± 1,4
Stärke der Abbruchblutung**		
1. – 12. Zyklus	2,0 ± 0,5	2,1 ± 0,5
Amenorrhoe (%)		
1. – 7. Zyklus	1,4	0,2
1. – 13. Zyklus	1,6	0,3

Tab. 28 Zyklusdaten der Probandinnen unter Anwendung von LNG 100/EE 20 vs. LNG 150/EE 30

* keine statistisch signifikanten Gruppenunterschiede
** Blutungsintensität: 0 = keine Blutung, 1 = sehr schwach, 2 = schwach, 3 = mittel, 4 = stark

war überwiegend mit „leicht" bis „mittelstark" beschrieben worden, ohne daß sie sich über die Beobachtungsdauer wesentlich veränderte. Die Anwenderinnen dokumentierten für LNG 100/EE 20 bis zum 7. Zyklus in 1,4% aller Zyklen bzw. 0,2% für LNG 150/EE 30 eine *Amenorrhoe* (Tab. **28**). Mit durchschnittlich 1,6% für LNG 100/EE 20 und 0,3% für LNG 150/EE 30 bleiben die Amenorrhoeraten auch über den Beobachtungszeitraum von 13 Zyklen nahezu konstant.

Die Häufigkeit von *Zwischenblutungen* (Stärke von „schwach" bis „stark") ist in Abb. **25** dargestellt. Zum Vergleich sind auch hier die Daten von LNG 150/EE 30 als interner Standard angegeben.

🔲 Die Häufigkeit an Zwischenblutungen reduzierte sich für das niedrig dosierte Präparat in den ersten 6 Zyklen von 18,4% auf 13,3%.

Für die Frauen, die die Präparate über 13 Zyklen anwendeten, ergaben sich im Mittel Zwischenblutungsraten von 12,8% (LNG 100/EE 20) und 9,9% (LNG 150/EE 30) über den gesamten Beobachtungszeitraum.

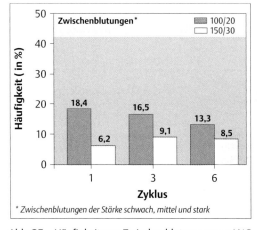

Abb. **25** Häufigkeit von Zwischenblutungen von LNG 100/EE 20 im Vergleich zu LNG 150/EE 30.

🔲 Trotz niedriger Dosierung liegt die mittlere Anzahl an Tagen mit Blutungen für LNG 100/EE 20 im Vergleich zu LNG 150/EE 30 nur geringfügig höher (Abb. **26**), und für 13 Zyklen errechnet sich ein Verhältnis von 4,1 ± 2,7 zu 3,9 ± 2,5.

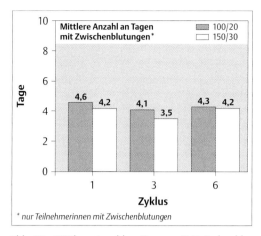

Abb. **26** Mittlere Anzahl an Tagen mit Zwischenblutungen von LNG 100/EE 20 im Vergleich zu LNG 150/EE 30.

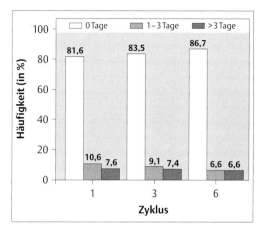

Abb. **27** Häufigkeit und Dauer der Zwischenblutungen unter Anwendung von LNG 100/EE 20.

In wenigen Fällen dauerte die Blutung länger als 3 Tage (Abb. **27**). Mit der Dauer der Anwendung reduzierte sich für LNG 150/EE 30 der Anteil an schwachen, kurz andauernden Zwischenblutungen gegenüber LNG 100/EE 20, während der Anteil an längerandauernden Zwischenblutungen mit 5,3% gegenüber 6,3% annähernd gleich blieb.

Bei sehr niedrig dosierten Präparaten ist eine Betrachtung der Auswirkungen der **Patientencompliance** (Zeitpunkt der Einnahme oder auch ausgelassene Dragées) auf die Blutungsparameter von besonderem Interesse. Anhand der Eintragungen in den Tagebüchern konnte die Rate an Zwischenblutungen im Behandlungsverlauf in Korrelation zur Compliance untersucht werden. Abb. **28** zeigt deutlich, daß für Frauen mit guter Compliance die Rate an Zwischenblutungen über den Verlauf von 6 Zyklen auf ca. 12% abnimmt, wohingegen die Häufigkeit bei mangelnder Compliance um 20% schwankt.

Vor Studienbeginn und nach 6 Behandlungszyklen wurden die Probandinnen zu zyklusabhängigen **Beschwerden** befragt (Tab. **29**). Alle bei Studienbeginn genannten Beschwerden konnten im Beobachtungszeitraum reduziert werden.

Die im Studienverlauf am häufigsten dokumentierten unerwünschten Arzneimittelwirkungen stehen in enger Beziehung zu den vorgenannten Ergebnissen. Mit einer Häufigkeit von mehr als 5% traten Kopfschmerz/Migräne (10%), Gewichtszunahme (7,0%) und Brustschmerzen (7,0%) auf. Die Inzidenz nahm mit der Behandlungsdauer ab. Tab. **30** gibt eine Übersicht aller unerwünschten Arzneimittelwirkungen mit

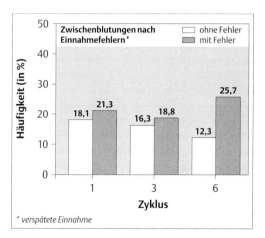

Abb. **28** Häufigkeit von Zwischenblutungen unter Berücksichtigung von Einnahmefehlern.

möglichem Zusammenhang mit der Medikation für beide Behandlungsgruppen.

Wie der Tab. **30** zu entnehmen ist, dokumentierten 7,0% für LNG 100/EE 20 bzw. 11,1% der Frauen mit LNG 150/EE 30 eine Gewichtszunahme unter Anwendung der Präparate. Eine genauere Analyse führt zu dem Ergebnis, daß unter LNG 100/EE 20 über 6 Zyklen mit 0,2 kg im Vergleich zu 0,7 kg fast keine Nettogewichtszunahme zu verzeichnen ist. Das Ergebnis wird durch eine Gruppenauswertung (Abb. **29**) bestätigt.

Die vorgenannten **guten Erfahrungen** im Bereich der Verträglichkeit des Präparates spiegeln sich auch in der Beurteilung der Anwenderinnen

Tab. 29   Zyklusabhängige Beschwerden*

Symptom	LNG 100/EE 20 N = 615				LNG 150/EE 30 N = 199			
	bei Studien-beginn		nach 6 Zyklen Behandlungs-dauer		bei Studien-beginn		nach 6 Zyklen Behandlungs-dauer	
	N	%	N	%	N	%	N	%
Kopfschmerzen	83	13,5	55	10	36	18,1	18	9,8
Übelkeit/Erbrechen	24	3,9	15	2,7	9	4,5	7	3,8
Depressive Verstimmung	31	5	21	3,8	16	8	5	2,7
Spannungsgefühl in den Brüsten	66	10,7	47	8,5	26	13,1	8	4,3
Schweregefühl in den Beinen	22	3,6	12	2,2	10	5	7	3,8
Wasseransammlung in den Beinen	8	1,3	5	0,9	4	2	3	1,6
Gewichtszunahme	42	6,8	36	6,5	13	6,5	20	10,9

* ermittelt anhand eines Fragenkataloges

unerwünschte Ereignisse	LNG 100/EE 20 (N = 615)		LNG 150/EE 30 (N = 199)	
	N	%	N	%
Kopfschmerzen/Migräne	61	10,0	20	10,0
Gewichtszunahme	43	7,0	22	11,1
Brustschmerzen	43	7,0	11	5,5
Übelkeit/Erbrechen	21	3,4	7	3,5
Akne	20	3,3	6	3,0
Depression	18	2,9	4	2,0
Schmerz Abdomen	13	2,1	5	2,5
Ovarialzyste	13	2,1	–	–
Müdigkeit	12	2,0	5	2,5
Dysmenorrhoe	10	1,6	4	2,0
Vulvovaginitis	10	1,6	1	0,5
Mykosen	8	1,3	3	1,5
Ödeme	8	1,3	3	1,5
Hypercholesterinämie	5	0,8	–	–
Alopezie	4	0,7	3	1,5
Schwitzen vermehrt	4	0,7	1	0,5
Bilirubinämie	4	0,7	–	–
Herzbeschwerden	3	0,5	–	–
Schwindel	3	0,5	–	–

Tab. 30   Unerwünschte Arzneimittelwirkungen, deren Zusammenhang mit der Studienmedikation nicht ausgeschlossen wurde (Nennung bei mehr als 2 Patientinnen)

am Ende der 6monatigen Behandlungsphase wider.

⚠ Gut 90 % aller Probandinnen waren mit der Verträglichkeit des niedrigdosierten Präparates gut oder sehr gut zufrieden (Abb. **30**). Wesentliche Unterschiede zum höher dosierten LNG 150/EE 30 traten nicht auf.

Im Verlauf des Beobachtungszeitraumes wurden 3 **Schwangerschaften** für LNG 100/EE 20 dokumentiert. Eine Anwenderin hatte eine *Nichtein-*

nahme von Dragées über mehrere Tage dokumentiert. Die beiden anderen Schwangerschaften sind im Rahmen einer *Antibiotika*anwendung über mehrere Tage aufgetreten. Unter LNG 150/ EE 30 trat keine Schwangerschaft auf. Die Probandinnenzahl betrug jedoch auch nur ca. ⅓.

Aus klinischen Studien liegen inzwischen Erfahrungen aus mehr als 20 000 Zyklen für diese Kombination (LNG 100/EE 20) vor. Die errechneten **Pearl-Indices** verschiedener Studien mit z. T. anderen Formulierungen sind in Tab. **31** dargestellt. Obwohl die in klinischen Studien beobach-

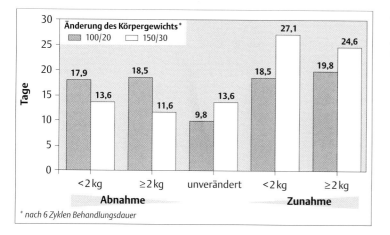

Abb. **29** Änderung des Körpergewichtes unter Anwendung von LNG 100/EE 20 und LNG 150/EE 30.

teten Zyklen zu einer exakten Bestimmung des Pearl-Index noch nicht ausreichen, liegen die Werte in der Größenordnung, die für andere niedrig dosierte Präparate bekannt sind.

Die Erfahrung aus fast 2 Mio. Anwendungszyklen mit LNG 100/EE 20 im deutschen Markt bestätigen die kontrazeptive Sicherheit dieses neuen Präparates.

Im Rahmen eines **Sicherheitslabors** wurden vor und nach der Anwendung von LNG 100/EE 20 hämatologische (Hb, Hämatokrit, rotes und weißes Blutbild), serumanalytische (Harnstoff, Kreatinin, Harnsäure, Gesamteiweiß, Gesamt-, HDL- und LDL-Cholesterin, Gesamtbilirubin, SGOT (AST), SGPT (ALT), γ-GT und alkalische Phosphatase), sowie Urinbestimmungen (pH, Protein, Glukose, Ketone und Hämoglobin) vorgenommen. Es ergaben sich keine Veränderungen mit klinischer Relevanz.

Die empfindlich auf jede **Belastung der Leber** reagierenden Enzyme SGOT/AST und SGPT/ALT

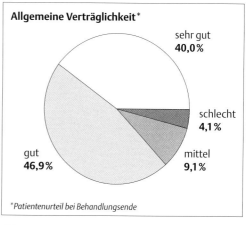

Abb. **30** Allgemeine Verträglichkeit von LNG 100/EE 20.

zeigten keine Veränderungen nach Abschluß der Behandlung, die alkalische Phosphatase eine leichte Reduktion im Rahmen der Normalwerte. Die Werte für Gesamtcholesterin reduzierten

Tab. **31** Übersicht der im Rahmen von klinischen Prüfungen mit unterschiedlichen Formulierungen ermittelten Pearl-Indices[1] für die Kombination LNG 100/EE 20

	Anzahl Prob.	Anzahl Zyklen	Schwangerschaften	Methodenfehler	PI	PI[2] korrigiert
Sartoretto u. Mitarb. (1974)	438	3 424	1	–	0,38	0,0
Schindler u. Mitarb. (1996)	805	4 400	1	1	0,50	0,27
Archer u. Mitarb. (1997)[3]	1 477	7 720	5	–	0,84	–[4]
LNG 100/EE 20	615	4 525	3	–	0,86	0,0

[1] berechnet auf 13 Zyklen/Anwendungsjahr
[2] nur Methodenfehler
[3] Daten aus Zwischenauswertung
[4] Keine Angaben

sich über 13 Zyklen um 5,6% für LNG 100/EE 20 und um 3,2% für LNG 150/EE 30. Die HDL-Cholesterinspiegel sanken im Mittel um 11,7% für LNG 100/EE 20 und 14,8% für LNG 150/EE 30. Die LDL-Cholesterin-Serumkonzentrationen blieben nahezu konstant. Diese Schwankungen im Bereich der Normalwerte sind ohne klinische Relevanz. Eine noch laufende Untersuchung zum Einfluß auf die Parameter des Fettstoffwechsels und Gerinnungssystems wird hierzu detaillierte Daten liefern.

⚠ Auf der Basis der vorliegenden Daten ergibt sich für das Präparat LNG 100/EE 20 trotz der niedrigen Dosierung eine gute Zykluskontrolle, eine geringere Alteration des Körpergewichtes im Vergleich zu LNG 150/EE 30, eine sehr gute Verträglichkeit und ein Pearl-Index, der vergleichbar ist mit dem anderer niedrig dosierter Präparate.

Zusammenfassende Diskussion

Wenngleich der Trend zur **Dosisreduktion** in oralen Kontrazeptiva noch nicht allgemein Konsens gefunden hat (Goldzieher 1997), spricht doch die konsequente Weiterentwicklung der bestehenden Präparate für die Anwendung der niedrigst effektiven Dosis. So ist zwar die **kontrazeptive Zuverlässigkeit** eine unverzichtbare Bedingung, welche als Eingangskriterium in die hormonale Kontrazeption gesehen werden muß, **Unterschiede** zwischen verschiedenen Präparaten ergeben sich jedoch vornehmlich durch die Beeinflussung verschiedener Körperfunktionen, und soweit differenzierte Daten hierüber vorhanden sind, durch die Beachtung der Epidemiologie.

Daß eine *proportionale* Dosisreduktion auf LNG 100/EE 20 eine zuverlässige Kontrazeption ermöglichen muß, resultiert aus der Anwendung der bekannten Ovulationshemmdosis für das Levonorgestrel, welche etwa 50 μg per os/die beträgt (Spona u. Mitarb. 1987). Bemerkenswert allerdings ist, bei subtiler Betrachtung der zur Verhinderung einer Schwangerschaft beitragenden Parameter, daß nicht nur eine Unterdrückung von Eireifung und Ovulation stattfindet, sondern eine, trotz regelmäßig auftretender Abbruchblutung, **Phasenverschiebung** der zur Reproduktion notwendigen zyklischen Funktionen. Dieser sicher nicht für das hier untersuchte Präparat allein zu postulierende Mechanismus verdient in der Zukunft zur Erläuterung kontrazeptiver Wirksamkeit vermehrt Beachtung. Allein aus der theoretischen Überlegung heraus, daß die Entstehung einer Schwangerschaft ein sehr subtiles Zusammenspiel der beteiligten Systeme und Vorgänge erfordert, macht verstehbar, daß auch geringe Eingriffe in die hormonellen Regelkreise zur Unterdrückung der Fortpflanzungsfähigkeit führen. Wie verläßlich solche *hormonelle Interferenz* ist, kann nur durch klinische Studien beantwortet werden.

⚠ Die kontrazeptive Sicherheit der hier untersuchten Kombination konnte in den durchgeführten Studien voll bestätigt werden.

Die **Eignung** eines hormonalen Kontrazeptivums ist, unter der Voraussetzung seiner *sicheren* Wirksamkeit, wesentlich eine Funktion der Beeinflussung der klinischen Symptomatik. Die Erwartung, daß eine proportionierte Dosisreduktion hier zu Vorteilen führt, entspricht der allgemeinen Anschauung, daß endokrine und pharmakologische Effekte in gewissem Umfang dosisabhängig sind. Dies findet sich bei dem **Vergleich** LNG 100/EE 20 mit LNG 150/EE 30 in vollem Umfang bestätigt. Sowohl die dem Einfluß oraler Kontrazeptiva attribuierten vegetativen und körperlichen Symptome, als auch das für die einzelne Probandin mitunter hochrelevante Körpergewicht, scheinen von der niedrigeren Dosis deutlich geringer beeinflußt zu werden. Die Erwartung, daß dies zu Lasten der Zykluskontrolle geschehe, hat sich nicht bestätigt. Ein Vergleich der relevanten Parameter des Blutungsmusters zeigt, daß der Unterschied zwischen den geprüften Präparaten marginal ist.

Die von Hammerstein (1989) schon frühzeitig vertretene Auffassung, daß dem **Verhältnis** von Estrogen- und Gestageneinfluß bei der Zykluskontrolle eine eminente Bedeutung zukommt, hat sich in der klinischen Prüfung von LNG 100/EE 20 klar bestätigt. Inwieweit hieraus abgeleitet werden kann, daß eine weitere proportionierte Dosisreduktion ebenfalls zu akzeptablen Ergebnissen führen wird, werden zukünftige Untersuchungen zeigen müssen.

⚠ Klar erkennbar ist jedoch, daß innerhalb der Levonorgestrelfamilie eine Ergänzung um ein weiteres, zur Zeit am niedrigsten dosiertes Präparat als Einstiegskontrazeptivum sinnvoll ist.

Das Gestagen-Familienkonzept

Bei dem Versuch, eine Systematik hormonaler Kontrazeptiva zu entwerfen, ergeben sich im wesentlichen die *Dosis* von Ethinylestradiol sowie *Art und Dosis* eines Gestagens als Variable. Da das wesentliche qualitative Kriterium die chemische Natur des Gestagens ist, liegt eine **Einteilung** in Gruppen gleicher Gestagenzusammensetzung (Gestagenfamilie) nahe, innerhalb derer sowohl die Estrogen-, als auch die Gestagendosis und das Dosierungsschema variieren können.

Die Formulierung von Gestagenfamilien hat im wesentlichen den **Vorteil**, daß bei der *Erstverordnung* mit der niedrigsten Estrogen- und Gestagendosis begonnen werden kann. Im Falle vor allem des Auftretens von andauernden Zwischenblutungen oder anderer Symptombildungen können die jeweiligen Dosen und Dosierungsschemata verändert und angepaßt werden, ohne daß eine in ihrer Auswirkung schwer kalkulierbare qualitative Veränderung im Gestagenanteil stattfinden müßte. Die nach unten mit der Zusammensetzung LNG 100/EE 20 erweiterte **Präparatepalette** levonorgestrelhaltiger Kontrazeptiva bietet zur Zeit das reichhaltigste Spektrum, innerhalb dessen die Variation von gestagenmediziertem IUP, Implantat, Minipille, bis hin zu mehrphasigen Kombinationspräparaten gegeben ist. Eine *nach unten* proportioniert fortgeführte Weiterentwicklung der einphasigen Kombinationspräparate erschien aus theoretischen Überlegungen heraus als notwendige und sinnvolle Komplettierung.

Danksagung

Wir danken G. Petersen und E. Quentin für ihren unermüdlichen Einsatz im Rahmen der Organisation und Durchführung der klinischen Studien.

Literatur

Apelo, R., I. Veloso: Clinical experience with ethinyl estradiol and D-norgestrel as an oral contraceptive. Fertil. and Steril. 26 (3) (1975) 283–288

Archer, D. F., R. Maheux, A. DelConte, F. B. O'Brien and the North American Levonorgestrel Study Group (NALSG): A new low dose monophasic combination oral contraceptive (Alesse™) with levonorgestrel 100 µg and ethinyl estradiol 20 µg. Contraception 55 (1997) 139–144

Arnt, I. C., A. Ferrari, J. N. Sartoretto, T. B. Woutersz: Low-dose combination oral contraceptives: a controlled clinical study of three different norgestrel-ethinyl estradiol ratios. Fertil. and Steril. 28 (5) (1977) 549–553

Bergstein, N. A. M.: Clinical efficacy, acceptability and metabolic effects of new low dose combined oral contraceptives. Acta obstet. gynecol. scand. 54 (Suppl.) (1976) 51–59

Böttiger, L. E., G. Boman, G. Eklund, B. Westerholm: Oral contraceptives and thromboembolic disease: effect of lowering estrogen content. Lancet 1 (1980) 1097–1101

Croft, P. R., P. C. Hannaford: Risk factors for acute myocardial infarction: Evidence from the Royal College of General Pracitioners' oral contraception study. Brit. med. J. 298 (1989) 165–168

Farmer, R. D. T., T. D. Preston: The risk of venous thromboembolism associated with low dose oestrogen oral contraceptives. J. Obstet. Gynaecol. 15 (1995) 195–200

Fioretti, P., F. Fruzzetti, R. Navalesi, C. Ricci, R. Miccoli, M. Cerri, M. C. Orlandi, G. B. Melis: Clinical and metabolic study of a new pill containing 20 mcg ethinyl estradiol plus 150 mcg desogestrel. Contraception 35 (3) (1987) 229–238

Goldzieher, J. W.: Der Nutzen verschiedener Dosierungsregime oraler Kontrazeptiva. Dieses Werk, S. 103–108

Hammerstein, J., H. Kuhl: Hormonale Kontrazeption. In: Wulf, Schmidt, Matthiesen (Hrsg.): Klinik der Frauenheilkunde und Geburtshilfe, Band II 1989 (171)

Hannaford, P. C., P. R. Croft, C. R. Kay: Oral contraception and stroke – Evidence from the Royal College of General Practitioners' oral contraceptive study. Stroke 25 (1994) 935–942

Hoogland, H. J., S. O. Skouby: Ultrasound evaluation of ovarian activity under oral contraceptives. Contraception 47 (1993) 583–590

Sartoretto, J. N., J. C. Ortega Recio: Clinical evaluation of a low dose estrogen-progestagen combination 100 mcg D-norgestrel + 20 mcg ethinylestradiol. Rev. bras. clin. Ther. 3 (1974) 399–404

Schindler, J. F., H. U. Feldmann: 20 µg Ethinylestradiol/100 µg Levonorgestrel: Mit dem neuen oralen Kontrazeptivum Miranova® ist die Palette Levonorgestrel-haltiger Ovulationshemmer vervollständigt worden. Gyne extra 5 (1996) 179–182

Spona, J., J. C. Huber: Efficacy of low-dose contraceptives containing levonorgestrel, gestoden, and cyproterone acetate. Gynecol. obstet. Invest. 23 (3) (1987) 184–193

Teichmann, A. T., H. M. Martens, C. Bordasch, G. Petersen, G. Lorkowski: The effects of a new low-dose combined oral contraceptive containing levonorgestrel on ovarian activity. Europ. J. Contraception and Reproductive Health Care 1 (1996) 245–256

Teichmann, A. T.: Klinische Erfahrungen mit einem monophasischen oralen Kontrazeptivum mit 150 µg Levonorgestrel und 30 µg Ethinylestradiol: Wirksamkeit, Verträglichkeit und metabolische Interaktionen. Dieses Werk, S. 81–93

Epidemiologie
oraler Kontrazeptiva

Epidemiology
of Oral Contraceptives

Orale Kontrazeptiva aus epidemiologischer Sicht

Oral Contraceptives from an Epidemiological View

Philip C. Hannaford

Levonorgestrelhaltige orale Kontrazeptiva sind seit ihrer Einführung in den frühen 70er Jahren populär. Bedenken wurden jedoch hinsichtlich ihrer vermeintlichen langfristigen kardiovaskulären Risiken geäußert, insbesondere da diese Pillen ausgeprägtere Stoffwechselveränderungen bewirken als orale Kontrazeptiva, die andere Gestagene enthalten. Empirische epidemiologische Daten zeigen für Frauen, die jemals levonorgestrelhaltige Präparate eingenommen haben, langfristig kein Risiko für Myokardinfarkt oder Apoplex. Diese und andere Beobachtungen sprechen dagegen, daß bei Frauen, die orale Kontrazeptiva einnehmen, eine Atherosklerose als Ursache für arterielle Erkrankungen begünstigt wird, und stellen die klinische Bedeutung von Lipid- und Kohlenhydratveränderungen in Frage, die bei Frauen beobachtet wurden, die diese Möglichkeit der Geburtenkontrolle anwenden. Veränderte Gerinnung und Blutdruckwerte könnten für diese Wirkungen wichtiger sein. Ausmaß und klinische Bedeutung dieser Veränderungen sind jedoch unklar.

Bei neueren Präparaten, wie den levonorgestrelhaltigen, scheint ein geringeres Risiko als bei älteren oralen Kontrazeptiva, die noch 50 µg oder mehr Estrogen enthielten, zu bestehen, einen Apoplex zu erleiden. Es stehen nur begrenzte Daten zum Vergleich der Risiken, eine arterielle Erkrankung zu entwickeln, zur Verfügung, wobei Frauen, die levonorgestrelhaltige Pillen bzw. die sogenannten Drittgenerations-Gestagene wie Desogestrel oder Gestoden einnehmen, untersucht wurden. Die beiden Studien zu dieser Frage fanden keine signifikanten Unterschiede, wenn auch die statistische Power sehr gering war. Es gibt deutlichere Hinweise, daß Frauen, die levonorgestrelhaltige Pillen einnehmen, ein geringeres Risiko aufweisen, venöse Thromboembolien zu entwikkeln, als unter oralen Kontrazeptiva der dritten Generation, obwohl die Inzidenz kardiovaskulärer Erkrankungen bei Frauen, die orale Kontrazeptiva einnehmen, insgesamt sehr niedrig ist. ■

Levonorgestrel-containing oral contraceptives (OC's) have been popular since their introduction in the early 1970's. Concern has been expressed, however, about their purported long-term cardiovascular risks, mainly because these pills produce greater metabolic changes than OC's with other progestagens. Empirical epidemiological data do not indicate a long-term risk of myocardial infarction or stroke among women who have ever used levonorgestrel-containing products. These, and other, observations argue against an atherogenic basis for arterial disease in users of oral contraceptives, and call into question the clinical relevance of lipid and carbohydrate changes seen in users of this method of birth control. Alterations in hemostasis and blood pressure may be more important mechanisms by which the pill exerts these effects. However, the extent and clinical significance of these changes are unclear.

Newer preparations, such as those containing levonorgestrel, appear to be associated with a lower risk of stroke than older OC's with 50 micrograms or more of estrogen. There are limited data available about the comparative risk of arterial disease in users of pills containing levonorgestrel and those with the so-called third generation progestagens, desogestrel or gestodene. The two studies to report on this issue did not find significant differences, although the statistical power to do so was low. There is stronger evidence that users of levonorgestrel pills have a lower risk of venous thromboembolism than these third generation OC's although the incidence of cardiovascular disease in OC-users is very low. ■

Einleitung

Levonorgestrelhaltige Kontrazeptiva werden seit ihrer Einführung in den frühen 70er Jahren häufig verordnet. Es wurden jedoch **Bedenken** hinsichtlich möglicher langfristiger kardiovaskulärer Risiken geäußert, da diese Pillenpräparate den Stoffwechsel stärker beeinflussen als orale Kontrazeptiva, die andere Gestagene enthalten. **Epidemiologische Daten** zeigen, daß Frauen, die irgendwann in ihrem Leben levonorgestrelhaltige Kontrazeptiva eingenommen haben, langfristig *keiner* erhöhten Gefahr ausgesetzt sind, einen Herzinfarkt oder Apoplex zu erleiden. Diese und andere Beobachtungen sprechen dagegen, daß arterielle Erkrankungen bei Pillenanwenderinnen auf einer atherogenen Wirkung basieren. Ob Veränderungen des Lipid- und Kohlenhydrat-Stoffwechsels bei Benutzerinnen dieser Methode zur Geburtenkontrolle klinisch relevant sind, ist fraglich. Veränderungen der Blutgerinnung und des Blutdruckes könnten eventuell eher auf Wirkungen der Pille zurückgeführt werden. Das Ausmaß und die klinische Relevanz dieser Veränderungen ist jedoch noch unklar.

Vergleich von neueren und älteren oralen Kontrazeptiva

Bei *neueren* Präparaten, die z.B. Levonorgestrel enthalten, scheint das Risiko eines Apoplexes geringer zu sein, als bei den *älteren* oralen Kontrazeptiva mit mindestens 50 µg Estrogen. Es liegen nur wenige vergleichende Daten zum Risiko einer arteriellen Erkrankung bei Einnahme von oralen Kontrazeptiva mit Levonorgestrel oder mit Gestagenen der sogenannten 3. Generation, wie Desogestrel oder Gestoden, vor. In beiden hierzu veröffentlichten Studien bestanden keine signifikanten Unterschiede, wobei die statistische Power allerdings gering war. Es gibt deutliche Hinweise darauf, daß Frauen, die levonorgestrelhaltige Kontrazeptiva einnehmen, ein geringeres Risiko venöser Thromboembolien aufweisen als solche, die orale Kontrazeptiva der 3. Generation einnehmen, obwohl die Inzidenzrate der kardiovaskulären Erkrankungen bei Pillenanwenderinnen sehr gering ist.

Orale Kontrazeptiva mit Levonorgestrel (aus der Gruppe der Gonane) wurden in den frühen 70er Jahren infolge der Bemühungen, Präparate mit *vermindertem Estrogengehalt* bei unverändert *zuverlässiger Kontrazeption* herzustellen, eingeführt. Deren Erfolg führte dazu, daß sie in vielen Teilen der Welt rasch den Markt der Kontrazeptiva beherrschten. Levonorgestrelhaltige Pillen behaupten auch dort, wo später neue Präparate eingeführt wurden, oftmals einen hohen **Marktanteil.** Trotz ihrer Beliebtheit bei Anwenderinnen und Verordnern blieben diese Präparate nicht ohne Kritik. Beispielsweise erklärte einer der führenden Experten auf dem Gebiet pillenassoziierter Stoffwechselbeeinflussungen auf der Basis der Erkenntnis, daß orale Kontrazeptiva einen Kompromiß darstellen, daß „es meist unnötig sei, mehr als 30 oder 35 µg Estrogen zu verabreichen, und daß wahrscheinlich eine Dosis von 150 µg Levonorgestrel über einen Einnahmezeitraum von über 2 Jahren bereits zuviel sei" (Wynn 1982). Diese Bedenken stützen sich zumeist auf Beobachtungen, nach denen levonorgestrelhaltige Kontrazeptiva den **Stoffwechsel** stärker beeinflussen als andere breit eingesetzte Präparate (Godsland u. Mitarb. 1990).

Das Arterioskleroserisiko

1975 postulierten Miller u. Miller, daß eine **Korrelation** zwischen niedrigen *HDL*-Cholesterinkonzentrationen und *Arteriosklerose* besteht (Miller u. Mitarb. 1975). Ein Jahr später lieferte Berg auch beim Menschen dafür neue **epidemiologische Hinweise** (Berg 1976). Bald danach fand Kay, daß eine direkte Beziehung zwischen dem Risiko arterieller Erkrankungen und der Norethisteronazetatdosis (Kay 1980) besteht. In einer Studie, die bereits in Mißkredit geraten ist, wurde eine enge Beziehung zwischen der Dosis dieses Gestagens und der Abnahme der HDL-Cholesterinkonzentration beschrieben (Briggs 1979). Da im Vergleich ein spiegelbildlicher Verlauf erkennbar wird (Kay 1980), lassen sich Vermutungen über den Mechanismus der vaskulären Effekte der Pille anstellen: Orale Kontrazeptiva senken die HDL-Cholesterinkonzentration, wodurch arteriosklerotische Gefäßveränderungen gefördert würden. Die 1982 publizierten Daten, denen zufolge das Apoplex-Risiko mit zunehmender Norethisterondosis (Kay 1982) steigt, unterstreichen die klinische Relevanz der Lipidveränderungen.

Die **Hypothese,** daß Vaskulopathien bei Frauen, die die Pille einnehmen, auf einer *Arteriosklerose* beruhen, würde durch folgende epidemiologische Ergebnisse gestützt: Ein steigendes Risiko mit zunehmender Einnahmedauer, fortbestehende Veränderungen bei Frauen, die früher die Pille eingenommen haben, eine zeitlich positive Entwicklung nach Absetzen oraler Kontrazeptiva und ein erhöhtes Arterioskleroserisiko bei Frauen, die Präparate einnehmen, welche zu einer besonders ausgeprägten Senkung der HDL-Cholesterinkonzentration führen (z.B. levonorgestrelhaltige orale Kontrazeptiva).

Anscheinend ist bei Frauen während der Pilleneinnahme ein erhöhtes Risiko für unterschiedliche Gefäßkomplikationen vorhanden: Erhöhter Blutdruck, venöse Thromboembolien, Herzerkrankungen, periphere arterielle Gefäßerkrankungen und insbesondere thromboembolische oder ischämische Insulte (Royal College of General Practitioners' Oral Contraception Study 1983, Vessey 1990). Frauen, die zusätzlich zur Einnahme der Pille *rauchen,* scheinen durch die arteriellen Veränderungen besonders gefährdet zu sein (Royal College of General Practitioners' Oral Contraception Study 1983, Croft u. Mitarb. 1989 a, Hannaford u. Mitarb. 1994). Es gibt jedoch nur geringe Hinweise dafür, daß die Wirkungen von der *Dauer der Einnahme* abhängen und nur sehr wenige Studien berichteten über ein anhaltendes Risiko nach Absetzen der Pille. Eine bemerkenswerte Ausnahme stellt die Royal College of General Practitioners (RCGP) Oral Contraception Study dar, in der das Risiko, einen Apoplex zu erleiden, bei Frauen, die früher die Pille eingenommen hatten, mäßig erhöht war (Hannaford u. Mitarb. 1994). Eingehendere Auswertungen der Daten zeigten, daß sich dieses Risiko mit der Zeit verringert. Im Alter von 50 Jahren haben Frauen, die früher die Pille eingenommen und solche, die niemals orale Kontrazeptiva verwendet hatten, vergleichbare Risiken, einen Apoplex zu erleiden (Hannaford 1995). Außerdem scheint das erhöhte Risiko bei Frauen, die früher die Pille eingenommen hatten, im wesentlichen durch hämorrhagische Ereignisse verursacht zu sein (Hannaford 1995).

⚠ Alle diese Beobachtungen sprechen dagegen, daß die Einnahme der Pille dauerhaft atherogene Wirkungen hat.

Levonorgestrelhaltige orale Kontrazeptiva und Gefäßerkrankungen

Zu bemerken ist, daß es bis vor kurzem nur wenige **empirische Hinweise** für das Risiko von Gefäßschäden durch die Einnahme bestimmter oraler, insbesondere levonorgestrelhaltiger Kontrazeptiva gab. Dies beruht teilweise darauf, daß eine Vielzahl unterschiedlicher Präparate vorhanden ist. Außerdem wurden viele dieser Studien bereits durchgeführt, bevor die neueren Präparate breiteren Absatz fanden. Die **RCGP-Studie** zur oralen Kontrazeption, die eine der größten Untersuchungen darstellt, anhand derer die Häufigkeit von Gefäßerkrankungen bei Einnahme verschiedener Pillen ermittelt werden kann, verdeutlicht dies. Diese Studie begann in den späten 60er Jahren. 1400 Allgemeinärzte in Großbritannien erfaßten 23 000 Frauen, die die Pille einnahmen und 23 000 Frauen, die niemals die Pille verwendet hatten. Durch regelmäßige *Kontrollen* konnten über 100 000 Frauenjahre unter Einnahme der Pille ausgewertet werden. Beeindruckenderweise wurden insgesamt 61 verschiedene *Präparate* erfaßt. Entsprechend konnten für jedes einzelne Präparat nur relativ knappe Beobachtungszeiträume und demgemäß auch relativ wenige Komplikationen erfaßt werden. Es entfallen beispielsweise nur 11 % (11 546) der 105 733 Frauenjahre auf levonorgestrelhaltige Präparate. Daher ist es selbst Untersuchungen im Umfang der RCGP-Studie nur begrenzt möglich, bei Frauen, die ein bestimmtes Präparat eingenommen haben, geringe Effekte oder Unterschiede zwischen einzelnen Präparaten festzustellen. 1988 löste eine **Publikation** aus Großbritannien erneut Diskussionen um Langzeiteffekte levonorgestrelhaltiger Kontrazeptiva aus (Deer 1988). Aus der RCGP-Studie wurden Ergebnisse einer Fall-Kontroll-Studie von 158 Fällen mit akutem Myokardinfarkt publiziert (Croft u. Mitarb. 1989 a), wodurch sich die günstige Gelegenheit ergab, das *Risiko* bei Einnahme levonorgestrelhaltiger mit dem unter anderen oralen Kontrazeptiva zu vergleichen (Croft u. Mitarb. 1989 b). Frauen, die die Pille verwendeten, wurden in 2 unterschiedliche Gruppen aufgeteilt, wobei Frauen der einen Gruppe levonorgestrelhaltige Präparate einnahmen (Levonorgestrelanwenderinnen) und Frauen der anderen Gruppe stets andere Präparate eingenommen hatten (Anwenderinnen anderer Gestagene). Es wurden 2 *Vergleiche* angestellt: Zum einen wurden Patientinnen, die levonorgestrelhaltige Präparate einnahmen, mit Nichtanwenderinnen verglichen und getrennt davon mit solchen, die andere Gestagene einnahmen. Zum anderen wurden Patientinnen, die levonorgestrelhaltige Präparate einnahmen, mit solchen kombiniert verglichen, die keine Pille oder andere Gestagene enthaltende Präparate eingenommen hatten (Tab. **32**). Die Prävalenz der Levonorgestrel-Nehmerinnen bedeutete, daß die Analysen eine 80prozentige Power hatten, eine

Tab. **32** Herzinfarktrisiko bei oder nach Einnahme kombinierter levonorgestrelhaltiger oraler Kontrazeptiva

Orale Kontrazeptiva	Fälle	Kontrollen	Odds ratio*	95% Konfidenz-intervall
Niemals eingenommen	64	227	1,0	
Levonorgestrel	11	51	0,55	0,24 – 1,26
Andere Gestagene	83	196	1,24	0,81 – 1,91
Niemals eingenommen, anderes Gestagen	147	423	1,0	
Levonorgestrel	11	51	0,48	0,22 – 1,05

* Angepaßte Werte bezüglich Rauchen, sozialen Status, Hypertonie und Schwangerschafts-Toxämie
(Quelle: Croft, P., P. Hannaford: BMJ 298 [1989] 674)

Tab. **33** Apoplexrisiko in Abhängigkeit von oralen levonorgestrelhaltigen oralen Kombinationskontrazeptiva

Orale Kontrazeptiva	Fälle	Kontrolle	Odds ratio*	95% Konfidenz-intervall
Niemals eingenommen	84	335	1,0	
Andere Gestagene	147	350	1,5	1,1 – 2,1
Levonorgestrel	22	74	1,2	0,7 – 2,1
Niemals eingenommen, andere Gestagene	231	685	1,0	
Levonorgestrel	22	74	0,9	0,5 – 1,5

* Angepaßte Werte für Rauchen und sozialen Status
(Quelle: Hannaford, P.: Doktorarbeit 1995)

Verdopplung des Myokardinfarktrisikos bei Levonorgestrel-Nehmerinnen zu ermitteln (alpha = 0,05, einseitiger Test).

❗ Bei keinem der Vergleiche aber wurde für Patientinnen, die Levonorgestrel eingenommen hatten, ein erhöhtes Risiko gefunden.

Im Gegenteil, das kalkulierte Risiko war eher erniedrigt. Dieser Unterschied war jedoch nicht signifikant, so daß daraus nicht auf eine protektive Wirkung geschlossen werden kann.
Ähnliche **Vergleiche** wurden in einer kürzlich veröffentlichten Fall-Kontroll-Studie erstellt, die (bis 1990) 253 apoplektische Insulte beschrieb und eine Teilauswertung innerhalb der RCGP-Studie zu oralen Kontrazeptiva darstellte (Tab. **33**) (Hannaford 1995). Infolge der größeren Fallzahl war die statistische Power auf mehr als 90% erhöht, eine Verdopplung des Risikos aufzudecken (alpha = 0,05, zweiseitiger Test). Auch hier schien in allen Vergleichen bei Patientinnen, die levonorgestrelhaltige Pillen eingenommen hatten, das Apoplexrisiko nicht erhöht zu sein.

❗ Bis jetzt gibt es daher keine Hinweise, die die Hypothese stützen, daß levonorgestrelhaltige Pillen langfristig eine Arteriosklerose hervorrufen würden.

Eine weitere Frage ist, ob kurzfristig auftretende **Gefahren** für Frauen bestehen, die levonorgestrelhaltige Pillen einnehmen. In der RCGP-Studie wurde auch bei Patientinnen, die aktuell verschiedene Gestagene eingenommen hatten, das Risiko für einen Schlaganfall ermittelt (Tab. **34**) (Hannaford u. Mitarb. 1994). Levonorgestrelhaltige orale Kontrazeptiva erwiesen sich als vergleichbar mit anderen Gestagenen. Da aber in jeder Gruppe nur wenige Ereignisse auftraten, ist es nicht möglich, eventuell bestehende Unterschiede statistisch zu erfassen. Bei dieser Auswertung wurde unterstellt, daß die Wirkung bisher eingenommener Präparate nach deren Absetzen oder nach Wechsel des Präparates schnell abnimmt. Diese Annahme scheint aufgrund des aktuellen Wissensstandes bezüglich der metabolischen Wirkungen oraler Kontrazeptiva gerechtfertigt. Der Vergleich ließ weitere Faktoren,

Tab. **34** Apoplexrisiko in Abhängigkeit vom Gestagen- und Estrogengehalt oraler Kontrazeptiva, die im zeitlichen Zusammenhang mit dem Ereignis eingenommen wurden, wobei nur aktuell eingenommene Kontrazeptiva berücksichtigt werden

Orale Kontrazeptiva	Fälle	Kontrollen	Odds ratio*	95% Konfidenz-intervall
Niemals eingenommen	84	335	1,0	
Ereignis trat auf, nachdem die Pille abgesetzt wurde oder nur Gestagene eingenommen wurden	121	340	1,2	0,9 – 1,7
Gestagengehalt:				
Norethisteronazetat				
4 mg + 50 µg Ethinylestradiol	5	4	6,7	1,6 – 28,5
3 mg + 50 µg Ethinylestradiol	14	17	3,6	1,6 – 8,2
1 mg + 50 µg Ethinylestradiol	7	15	2,6+	0,9 – 7,0
Andere Präparate, die Norethisteron-azetat enthalten	6	6	4,6	1,2 – 17,1
Lynestrol	4	10	2,2	0,6 – 8,1
Ethynodiol	7	11	2,5	0,9 – 7,5
Levonorgestrel	3	15	1,0	0,3 – 3,6
Andere Gestagene	2	6	1,5	0,3 – 7,9
Estrogengehalt:				
Mestranol oder Ethinylestradiol				
> 50 µg	6	8	5,8	1,5 – 22,8
50 µg	40	63	2,9	1,7 – 5,0
< 50 µg	2	13	0,6+	0,1 – 2,9

+ Test für den Trend bei Pillen, die 50 µg Ethinylestradiol und 4,3 oder 1 mg Norethisteronazetat enthalten
$X^2 = 10{,}6$, 1 Freiheitsgrad, $p < 0{,}01$; zwischen verschiedenen Östrogen-Dosen $X^2 = 7{,}5$, 1 Freiheitsgrad, $p < 0{,}01$
* Angepaßte Werte für Rauchen und sozialer Status
(Quelle: Hannaford, P., P. Croft, C. Kay: Stroke 25 [1994] 935 – 942)

wie die Gestagendosis oder Art und Dosis der Estrogenkomponente, außer acht. Wahrscheinlich wurde jedoch das den norethisteronazetat-, lynestrol- bzw. ethynodiolenthaltenden oralen Kontrazeptiva anhaftende Risiko zu hoch angesetzt, da diese Gestagene mit relativ hohen Dosen Estrogen (mindestens 50 µg) kombiniert waren. Im Gegensatz dazu enthielten orale levonorgestrelhaltige Kontrazeptiva niemals mehr als 50 µg Ethinylestradiol und meistens nur 30 µg. Daher führte die Einteilung eher dazu, daß *ältere* mit *neueren* Präparaten verglichen wurden, als daß spezifische Wirkungen einzelner Gestagene untersucht wurden. Auch die Auswertung in Abhängigkeit vom Estrogengehalt verglich eigentlich ältere mit neueren Präparaten, da es unmöglich war, die Pillen hinsichtlich Menge und Art des enthaltenen Gestagens zu differenzieren.

Auch andere Studien zeigten, daß das **Apoplexrisiko** für Frauen, die neuere Präparate einnehmen, vermindert ist (Lidegaard 1993, Meade 1980). Diese Beobachtung läßt vermuten, daß Frauen mit erhöhtem Apoplexrisiko bevorzugt Pillen früherer Generationen eingenommen haben, obwohl die Auswahl altersgleicher Kontrollpersonen unter Berücksichtigung des Zeitpunktes des Insultes mögliche zeitabhängige Beeinflussungen der Kohorte hätte ausgleichen sollen. Ferner wurde das Risiko unter Berücksichtigung der Variablen *Rauchen* und *sozialer Status* bestimmt, wodurch auch diesbezügliche Unterschiede der Gruppen ausgeglichen wurden.

⚠ Insgesamt läßt dieses Ergebnis vermuten, daß das durch moderne Pillen verminderte Apoplexrisiko entweder auf Anstrengungen beruht, Präparate mit geringerem Risikopotential zu entwickeln, oder auf einer selektiveren Verschreibung durch die Ärzte, oder auf einer Kombination dieser beiden Faktoren.

Der Einfluß oraler Kontrazeptiva auf das arterielle Gefäßsystem

Diese Ergebnisse führen dazu, die **biologischen Wirkungen** oraler Kontrazeptiva auf das arterielle System neu zu überdenken. Die Pille beeinflußt den Lipid- und Kohlenhydratstoffwechsel, die Blutgerinnung und den Blutdruck sicherlich in komplexer und vielfältiger Weise. Obwohl diese Wirkungen zunehmend detailliert bekannt werden, bleiben noch viele Fragen zu den *Wechselbeziehungen* innerhalb des Systems ungeklärt (Konsensus-Treffen 1990). Alle betroffenen biologischen Systeme interagieren wahrscheinlich auf verschiedenen Ebenen, wodurch Störungen des einen Systems wahrscheinlich die anderen beeinflussen. Mit zunehmender Wahrscheinlichkeit sind Störungen der Blutgerinnung und/oder Veränderungen des Blutdruckes von entscheidenderer Bedeutung für die Pathogenese einiger Gefäßveränderungen bei Pillenanwenderinnen als ein veränderter Lipid- oder Kohlenhydrat-Stoffwechsel.

Epidemiologische Studien zeigten eine signifikante positive Korrelation zwischen Fibrinogenkonzentration, koronarer Herzerkrankung und Apoplex (Kannel u. Mitarb. 1987). *Rauchen* erhöht die Fibrinogenkonzentration, wobei dieser Effekt mit der Anzahl gerauchter Zigaretten zunimmt und reversibel ist, sobald das Rauchen aufgegeben wird (Kannel u. Mitarb. 1987). Daher könnte das erhöhte Risiko eines Apoplex durch Thromboembolie dadurch entstehen, daß die Pille die *Gerinnung* beeinflußt. In einer Studie über den Einfluß der in der Pille enthaltenen Hormone auf die Gerinnungsfaktoren wurden bei Frauen, die Pillen mit 30 μg Estrogen einnahmen, Mittelwerte zwischen denen von Frauen, die Präparate mit 50 μg einnahmen und denen von Frauen in der Prämenopause, die keine oralen Kontrazeptiva einnahmen, gefunden (Meade u. Mitarb. 1977).

⚠ Diese Beobachtungen sind mit der Annahme vereinbar, daß bei neueren Pillen das Apoplexrisiko geringer ist, da sie das Gerinnungssystem weniger beeinflussen.

Man sollte sich aber klar machen, daß auch Präparate mit 30 μg Estrogen die Gerinnungsparameter beeinflussen. Außerdem bewirken auch die zuletzt eingeführten oralen Kontrazeptiva, die neuere Gestagene wie Desogestrel oder Gestoden enthalten, ähnliche Veränderungen, wie die schon länger auf dem Markt befindlichen Präparate (David u. Mitarb. 1990, Daly u. Mitarb. 1990). Falls diese Gerinnungsstörungen die Hauptursache darstellen, könnte das Apoplexrisiko durch alle derzeit verfügbaren Präparate erhöht sein.

Änderungen des **Blutdrucks** durch die Pilleneinnahme könnten ebenfalls relevant sein. Dieser Einfluß wird einerseits meist als gering angesehen und es wird ihm keine Bedeutung zugemessen, andererseits wurde diskutiert, daß schon so geringe Blutdruckanstiege, wie 5 mmHg systolisch und 2 mmHg diastolisch, das Gefäßsystem schädigen könnten (Prentice 1988). Der Anstieg des Blutdruckes könnte sich rein mechanisch oder über eine veränderte Fibrinogenkonzentration auswirken (Kannel u. Mitarb. 1987). In einer Studie mit *Nichtraucherinnen,* die norethisteronazetat-, levonorgestrel-, desogestrel- oder gestodenhaltige Pillen einnahmen, in denen das Gestagen stets mit 30 μg Ethinylestradiol kombiniert war, waren die systolischen (mittlerer Anstieg: 5,8 mmHg) und die diastolischen (mittlerer Anstieg: 4,1 mmHg) Blutdruckwerte in allen Gruppen ähnlich signifikant erhöht (Nichols u. Mitarb. 1993). Wenn diesen geringen Blutdruckanstiegen eine Bedeutung zukommen würde, könnten alle derzeit verfügbaren Pillen arterielle Erkrankungen hervorrufen.

Somit erhebt sich die **Frage,** inwieweit levonorgestrelhaltige Pillen mit später eingeführten Pillen der 3. Generation vergleichbar sind. In einer Studie, an der 470 Allgemeinärzte teilnahmen, deren Praxen der Forschungsdatenbank Großbritanniens für Allgemeinärzte (GPRD – General Practice Research Database) angeschlossen sind, wurden bei 303 470 Frauen, die levonorgestrel-, desogestrel- oder gestodenhaltige orale Kontrazeptiva einnahmen, 15 unerwartete, idiopathische kardiovaskuläre *Todesfälle* erfaßt (Jick u. Mitarb. 1995). Die meisten dieser Ereignisse waren *arteriellen Ursprungs.* Das Risiko eines plötzlichen Todes errechnete sich unter Levonorgestrel mit 4,3 (95 % Konfidenzintervall: 2,2 – 8,6), unter Desogestrel mit 1,5 (0,4 – 5,4) und unter Gestoden mit 4,8 (2,0 – 11,1) pro 100 000 Frauen. Vergleichbare Daten für Nichtanwenderinnen lagen nicht vor. Unglücklicherweise war die statistische Aussagekraft zu gering um einen signifikanten Unterschied der Produkte zu finden.

Die sogenannte **transnationale Studie** zu kardiovaskulären Erkrankungen junger Frauen wurde in 5 europäischen Ländern (Österreich, Frankreich, Deutschland, Schweiz und Großbritannien) begonnen, um vaskuläre Risiken für Frauen, die unterschiedliche Präparate einnehmen, zu untersuchen. Daraus wurden kürzlich vorläufige Ergebnisse von 153 Frauen im Alter von 16 – 44 Jahren, die einen akuten *Myokardinfarkt* erlitten, und bezüglich des Alters vergleichbaren 498 Frauen, die als Kontrollen dienten, veröffentlicht (Lewis u. Mitarb. 1996). Nur wenige dieser Frauen nahmen zum Zeitpunkt der Erhebung die Pille ein. 6 betroffene und 34 Kontrollpersonen nahmen ein orales Kontrazeptivum der 3. Generation (30 oder 20 µg Ethinylestradiol, kombiniert mit Desogestrel oder Gestoden) und 23 betroffene, sowie 45 Kontroll-Personen ein Präparat der 2. Generation (andere Präparate mit weniger als 50 µg Ethinylestradiol und früher eingeführten Gestagenen) ein. Viele, aber nicht alle, dieser Pillen der 2. Generation enthielten *Levonorgestrel*. Verglichen mit der Situation, daß aktuell keine oralen Kontrazeptiva eingenommen wurden, war das Risiko, einen akuten Myokardinfarkt zu erleiden, bei den oralen Kontrazeptiva der 2. Generation 3fach erhöht (odds ratio 3,1; 95 %, Konfidenzintervall: 1,5 – 6,3), während bei Präparaten der 3. Generation das Risiko nicht erhöht war (odds ratio 1,1; 95 %, Konfidenzintervall: 0,4 – 3,4). Dies legt zwar einen Vorteil von Präparaten der 3. Generation nahe (odds ratio 0,36; 95 %, Konfidenzintervall: 0,1 – 1,2), stellt aber keinen statistisch signifikanten Unterschied dar. Sicherlich unterscheiden sich diese Ergebnisse von denen der RCGP-Studie, die bewies, daß Anwenderinnen von Pillen mit Levonorgestrel ein geringeres Risiko eines Myokardinfarktes aufweisen (statistisch nicht signifikant) als Frauen, die noch nie die Pille verwendet haben (RR 0,55; 95 %, CI 0,24 – 1,26) (Tab. **32**). Die Werte für Pillen der 3. Generation liegen nicht vor.

In all den Studien erschwerte die kleine Zahl von Ereignissen die Bestimmung der jeweiligen relativen Sicherheit des Gestagens (wie die weiten Konfidenzintervalle zeigen).

⚠ Im Moment liegen zu wenige epidemiologische Daten vor, um Ärzte über derzeit auf dem Markt befindliche orale Kontrazeptiva hinsichtlich der jeweiligen *arteriellen* Risiken ausreichend informieren zu können.

Der Einfluß oraler Kontrazeptiva auf das venöse Gefäßsystem

Mehr ist zum Risiko **venöser Thromboembolien** bekannt. Ende 1995 veröffentlichte die Weltgesundheitsorganisation (WHO) Ergebnisse einer großen, 21 Zentren umfassenden, internationalen Fall-Kontroll-Studie zu kardiovaskulären Erkrankungen junger Frauen (Kooperative Studie der Weltgesundheitsorganisation zu kardiovaskulären Erkrankungen bei Kontrazeption mittels Steroidhormonen 1995). Als Teil der geplanten Auswertung zeigte die Studie, daß bei Frauen, die levonorgestrelhaltige Pillen einnehmen, das Risiko venöser Thromboembolien signifikant 3fach höher ist als bei Frauen, die keine oralen Kontrazeptiva einnehmen (odds ratio 3,8; 95 %, Konfidenzintervall: 2,8 – 5,2). Dieses Ergebnis war nicht unerwartet, da fast alle früheren Studien ein 2 – 11fach erhöhtes Risiko für venöse Thrombosen bei Frauen fanden, die verschiedene OC einnahmen (Hannaford 1996).

⚠ Überraschend war dagegen der Befund, daß Frauen, die desogestrel- oder gestodenhaltige orale Kontrazeptiva einnehmen, ein nochmals 3fach höheres Risiko haben als Frauen, die levonorgestrelhaltige Pillen einnehmen (odds ratio für den Vergleich dieser beiden Gestagene mit Levonorgestrel: 2,7; 95 %, Konfidenzintervall: 1,6 – 4,6).

Drei weitere, in etwa zeitgleich veröffentlichte Studien zeigten ähnliches. Die erste war die Transnational Study (Spitzer u. Mitarb. 1996), die zweite eine Auswertung von Teilen der GPRD (Jick u. Mitarb. 1995) und die dritte eine erneute Auswertung von Daten, die in den Niederlanden für eine Fall-Kontroll-Studie zu venösen Thromboembolien im ambulanten Bereich gesammelt worden waren (Bloemenkamp u. Mitarb. 1995). Insgesamt legen diese Studien nahe, daß die Präparate der 3. Generation ein 2fach höheres Risiko haben im Vergleich zu Präparaten der 2. Generation (kumulatives Risiko 2,0; 95 %, Konfidenzintervall: 1,4 – 2,7) (Mc Pherson 1996).

Für diese Befunde wurden verschiedene **Erklärungen** gesucht. Die Pillen der 3. Generation wurden bei der Einführung oftmals als „kardioprotektiv" und als besonders geeignete „Pille für die Ersteinnehmerinnen" angepriesen. Der Zusammenhang zwischen Pillen der 3. Generation und thrombotischen Erkrankungen könnte sich fälschlich dadurch ergeben haben, daß Ärzte diese Präparate bevorzugt Frauen verschrieben haben, bei denen ein erhöhtes Risiko für Gefäßerkrankungen bestand. Jede dieser Studien schloß jedoch Frauen mit Thrombosedisposition, wie frische Operation, Schwangerschaft oder Immobilisation aus. Bei den meisten erfolgten auch statistische Adjustierungen bezüglich möglicher, die Ergebnisse beeinflussender Faktoren (Confounding Factors) wie Rauchen und Adipositas, obwohl diese das errechnete Risiko kaum veränderten. Deshalb ist es unwahrscheinlich, daß selektive Verschreibungen die Befunde erklären können.

Es wurde auch postuliert, daß venöse Thromboembolien meistens bei Frauen, die dafür **genetisch prädisponiert** waren und die Pille einnahmen, innerhalb der ersten Monate auftreten würden, insbesondere bei solchen, die nicht bereits durch vorausgegangene Schwangerschaften als thrombosegefährdet erkannt und daher von der Verordnung ausgeschlossen wurden. Wenn bei Nehmerinnen der Präparate der 3. Generation die Rate der Ersteinnehmerinnen größer wäre, könnten falsche Rückschlüsse gezogen werden. Keine der Studien hat jedoch das Risiko unter nulliparen Ersteinnehmerinnen untersucht. Die WHO-Studie fand aber, daß für desogestrel- und gestodenhaltige Pillen das Risiko im Vergleich zu levonorgestrelhaltigen während des zweiten und dritten Anwendungsjahres höher als im ersten ist (Poulter u. Mitarb. 1996).

Obwohl immer noch die Möglichkeit besteht, durch unberücksichtigte Einflußgrößen das höhere Risiko venöser Thrombosen von Frauen, die Pillen der 3. Generation einnehmen, zu erklären, deutet die erstaunliche Übereinstimmung der Befunde stark auf einen tatsächlich bestehenden, wenn auch geringen, Effekt hin.

⚠ Kliniker müssen nun ein offensichtlich erhöhtes Risiko für ein relativ häufiges, aber selten tödliches Ereignis (venöse Thrombose) gegen die vage Möglichkeit eines reduzierten Risikos für ein weniger häufiges, aber öfter tödlich endendes Ereignis (Myokardinfarkt), abwägen.

Die Situation wird noch *komplizierter,* da das Risiko für eine venöse Thrombose bei jungen und bei älteren Frauen sehr ähnlich ist, während Herzerkrankungen hauptsächlich bei älteren Frauen unter der Pille auftreten. Die meisten Frauen, die orale Kontrazeptiva einnehmen, sind jünger als 30 Jahre und haben keine relevanten Risikofaktoren bezüglich kardiovaskulärer Erkrankungen. Bei diesen Frauen ist die Wahrscheinlichkeit, eine venöse Thrombose zu entwickeln, gering und die eines Herzinfarktes sogar sehr gering. Der mögliche Schutz vor einer Herzerkrankung durch orale Kontrazeptiva der 3. Generation dürfte kaum das erhöhte Risiko einer venösen Thromboembolie aufwiegen. Deshalb sollte für die meisten Frauen als **Pille der 1. Wahl** ein orales Kontrazeptivum der 2. Generation, z. B. ein levonorgestrelhaltiges, gewählt werden. Anders könnte sich die Situation bei älteren Frauen oder bei Frauen mit Risikofaktoren für kardiovaskuläre Erkrankungen darstellen, bei denen die Möglichkeit der Kardioprotektion den Einsatz eines oralen Kontrazeptivums der 3. Generation nahelegen könnte.

⚠ Man sollte sich jedoch darüber klar sein, daß es sehr wenig epidemiologische Daten gibt, die eine derartige Entscheidung stützen.

Des weiteren könnte der theoretische Vorteil einer günstigen Beeinflussung der Lipide, wie er bei Frauen, die Pillen der 3. Generation einnahmen, beobachtet wurde, bei der Pathogenese arterieller Erkrankungen durch orale Kontrazeptiva irrelevant sein.

Schlußfolgerung

Bei der **Diskussion,** welches der im Handel befindlichen oralen Kontrazeptiva verwendet werden sollte, wird leicht vergessen, daß eine Frau, die die Pille einnimmt, nur selten eine Gefäßerkrankung entwickelt. Das Risiko einer venösen Thromboembolie beträgt z. B. für Frauen, die ein Präparat der 3. Generation einnehmen, ungefähr 30 pro 100 000 Frauenjahre. Werden levonorgestrelhaltige Präparate eingenommen, beträgt das Risiko 15 pro 100 000 und bei Frauen, die kein orales Kontrazeptivum einnehmen, 5 pro 100 000 Frauenjahre. Außerdem wird das Erkrankungsrisiko oftmals stark durch andere Faktoren beeinflußt, die der Kontrolle des Arztes nicht, wohl aber der der Frau unterliegen. Das Risiko arterieller Erkrankungen ist z. B. bei Frauen, die rauchen, erhöht. Außerdem läßt die ausschließliche Beschäftigung mit dem Risiko vaskulärer Erkrankungen, das mit der Einnahme der Pille assoziiert wird, ihre vielen Vorteile außer acht, zu denen der wichtige langfristige Schutz vor Endometrium- und Ovarialkrebs zählt (Vessey 1990). Wenn alle diese Erwägungen in die Diskussion einfließen, wird die Frage, welches Präparat genommen werden soll, immer weniger wichtig. Neueste Ergebnisse deuten darauf hin, daß unter Beachtung des kardiovaskulären Risikos, levonorgestrelhaltige orale Kontrazeptiva ebenso gut sind, wie andere Präparate, einschließlich der verbreiteten Pillen der 3. Generation.

Literatur

Berg, K., A.-L. Børresen: Serum high-density lipoprotein and atherosclerotic heart disease. Lancet I (1976) 499–501

Bloemenkamp, K. W. M., F. R. Rosendaal, F. M. Helmerhorst, H. R. Büller, J. P. Vandenbroucke: Enhancement by factor V Leiden mutation of risk of deep-vein thrombosis associated with oral contraceptives containing a third-generation progestagen. Lancet 346 (1995) 1593–1596

Briggs, M. H.: Recent biological studies in relation to low dose hormonal contraceptives. Brit. J. Family Planning 5 (1979) 25–28

Consensus Development Meeting: Metabolic aspects of oral contraceptives of relevance for cardiovascular diseases. Amer. J. Obstet. Gynecol. 162 (1990) 1335–1337

Croft, P., P. C. Hannaford: Risk factors for acute myocardial infarction in women: evidence from the Royal College of General Practitioners' Oral Contraception Study. BMJ 298 (1989a) 165–168

Croft, P., P. Hannaford: Risk factors for acute myocardial infarction in women. BMJ 298 (1989b) 674

Daly, L., J. Bonnar: Comparative studies of 30 µg ethinylestradiol combined with gestodene and desogestrel on blood coagulation, fibrinolysis, and platelets. Amer. J. Obstet. Gynecol. 163 (1990) 430–437

David, J. L., U. J. Gaspard, D. Gillain, R. Raskinet, M. R. Lepot: Hemostasis profile in women taking low-dose oral contraceptives. Amer. J. Obstet. Gynecol. 163 (1990) 420–423

Deer, B.: The Pill: still cause for concern. In Sunday Times. 20 November 1988

Godsland, I. F., D. Crook, R. Simpson, T. Proudler, C. Felton, B. Lees et al.: The effects of different formulations of oral contraceptive agents on lipid and carbohydrate metabolism. New Engl. J. Med. 323 (1990) 1375–1381

Hannaford, P. C., P. R. Croft, C. R. Kay: Oral contraception and stroke. Evidence from the Royal College of General Practitioners' Oral Contraception Study. Stroke 25 (1994) 935–942

Hannaford, P. C.: Determinants of Stroke in Women. MD Thesis, University of Aberdeen 1995

Hannaford, P. C.: Combined oral contraceptive use and thromboembolism. Gynaecol. Endocrinol. 10 (Suppl. 2) (1996) 13–18

Jick, H., S. S. Jick, V. Gurewich, M. Wald Myers, C. Vasilakis: Risk of idiopathic cardiovascular death and nonfatal venous thromboembolism in women using oral contraceptives with differing progestagen components. Lancet 346 (1995) 1589–1593

Kannel, W. B., R. B. D'Agostino, A. J. Belanger: Fibrinogen, cigarette smoking, and risk of cardiovascular disease: Insights from the Framingham Study. Amer Heart J. 113 (1987) 1006–1010

Kay, C. R.: The happiness pill? J. roy. Coll. gen. Practit. 30 (1980) 8–19

Kay, C. R.: Progestogens and arterial disease – Evidence from the Royal College of General Practitioners' study. Amer. J. Obstet. Gynecol. 142 (1982) 762–765

Lewis, M. A., W. O. Spitzer, L. A. J. Heinemann, K. D. MacRae, R. Bruppacher, M. Thorogood on behalf of TransNational Research Group on Oral Contraceptives and Health of Young Women. Third generation oral contraceptives and risk of myocardial infarction: an international case-control study. BMJ 312 (1996) 88–90

Lidegaard, O.: Oral contraception and risk of a cerebral thromboembolic attack: results of a case-control study. BMJ 306 (1993) 956–963

McPherson, K.: Third generation oral contraception and venous thromboembolism. BMJ 312 (1996) 68–69

Meade, T. W., R. Chakrabarti, A. P. Haines, D. J. Howarth, W. R. S. North, Y. Stirling: Haemostatic, lipid, and blood-pressure profiles of women on oral contraceptives containing 50 µg or 30 µg oestrogen. Lancet II (1977) 948–951

Meade, T. W., G. Greenberg, S. G. Thompson: Progestogens and cardiovascular reactions associated with oral contraceptives and a comparison of the safety of 50- and 30-µg oestrogen preparations. BMJ 2 (1980) 1157–1161

Miller, G. J., N. E. Miller: Plasma high-density lipoprotein concentration and development of ischaemic heart disease. Lancet I (1975) 16–19

Nicols, M., G. Robinson, W. Bounds, B. Newnan, J. Quillebaud: Effect of combined all contraceptives on blood pressure in the pill-free interval. Contraception 47 (1993) 367–376

Poulter, N. R., T. U. M. Farley, C. L. Chang, M. G. Marnot, O. Meivik: Safety of combined all contraceptive pills. Lancet 347 (1996) 547

Prentice, R. L.: On the ability of blood pressure effects to explain the relation between oral contraceptives and cardiovascular disease. Amer. J. Epidemiol. 127 (1988) 213–219

Royal College of General Practitioners' Oral Contraception Study: Incidence of arterial disease among oral contraceptive users. J. roy. Coll. gen. Practit. 33 (1983) 75–82

Spitzer, W. O., M. A. Lewis, L. A. J. Heinemann, M. Thorogood, K. D. MacRae on behalf of TransNational Research Group on Oral Contraceptives and Health of Young Women. BMJ 312 (1996) 83–88

Vessey, M.: The Jephcott Lecture, 1989. An overview of the benefits and risks of combined oral contraceptives. In Mann, R. D. (Ed.): Oral Contraceptives and Breast Cancer. Parthenon Publishing Group, Carnforth 1990 (121–135)

World Health Organization Collaborative Study of Cardiovascular Disease and Steroid Hormone Contraception: Effect of different progestagens in low oestrogen oral contraceptives on venous thromboembolic disease. Lancet 346 (1995) 1582–1588

Wynn, V.: Effect of duration of low-dose oral contraceptive administration on carbohydrate metabolism. Amer. J. Obstet. Gynecol. 142 (1982) 739–746

Orale Kontrazeptiva und Mammakarzinom

Oral Contraceptives and Breast Cancer

Christian Jackisch, Martina Dören, Hermann P. G. Schneider

Untersuchungen zur Proliferationskinetik des Brustdrüsenepithels von Frauen vor der Menopause zeigen während der Lutealphase des Zyklus ein Proliferationsmaximum. Estrogene wirken dabei mitogen, während Gestagene den Zellzyklus in der frühen G_1-Phase durch Beeinflussung der Cyclin-abhängigen Kinasen modulieren. Die Gestagene bewirken in der späten G_1-Phase eine beschleunigte Überführung der Zellen in die S-Phase. Neben der funktionellen Fähigkeit verschiedener tumorsupprimierender Genprodukte (p53, pRB) trägt dieser Mechanismus zur Stabilisierung der genomischen DNA durch eine gestageninduzierte Modulation der Apoptose und Interaktion von p53 bei. Auf diese Weise vermindern die Gestagenkomponenten oraler Kontrazeptiva auch die Mitoserate des Brustgewebes. Darauf beruhend, ist eine günstige Beeinflussung oder sogar Regression prämaligner Veränderungen des Brustgewebes (Hyperplasie) vorstellbar. Ein Vorteil der Estrogen/Gestagen-Kombination oraler Kontrazeptiva kann daraus abgeleitet werden. Der Einfluß der Gestagene auf das Wachstum des Brustdrüsengewebes und des Mammakarzinoms sollte als eher hemmend angesehen werden. Unabhängig von der Einnahme oraler Kontrazeptiva besteht für Frauen vor der Menopause ein geringeres absolutes Risiko, ein Mammakarzinom zu entwickeln, als danach. Ein gering erhöhtes Risiko für ein erstmals erkanntes Mammakarzinom besteht, solange orale Kontrazeptiva eingenommen werden und für einen fast 10jährigen Zeitraum danach. Danach ist kurzzeitig ein schützender Effekt erkennbar: Die Ergebnisse dieser retrospektiven Auswertung umfassen ungefähr 90 % der weltweit hierzu verfügbaren Daten. Es ist erwähnenswert, daß Mammakarzinome bei Frauen, die die Pille eingenommen hatten, meist begrenzter sind, eine geringere Lymphknotenbeteiligung zeigen und alles in allem seltener Fernmetastasen entwickeln als bei Frauen der Kontrollgruppe, die keine Kontrazeptiva einnahmen. Die völlige Ausschöpfung heute verfügbarer vorbeugender Maßnahmen für Mammakarzinome und deren günstigere Prognose bei Patientinnen, die Kontrazeptiva einnahmen, dürfte sowohl der Patientin, als auch dem Arzt ein breiteres Spektrum individueller Interventionsmaßnahmen bieten. ◼

Investigations on proliferation kinetics of premenopausal mammary epithelium show a proliferation peak in the luteal phase of the ovarian cycle. Estrogens exert a mitogenic effect in this process while gestagens effect a cessation of the cell cycle in the early G_1 phase by way of modulation of the cyclin-dependent kinases. The effects caused by gestagens in the late G_1 phase lead to accelerated transformation of the cells from the late G_1 phase to the S phase. In addition to the functional ability of various tumor suppressing gene products (p53, pRB), this mechanism contributes to stabilization of the genomic DNA by way of gestagen-induced modulation of apoptosis and p53 interaction. Thus, the gestagen components of an oral contraceptive also effect a reduction in the rate of mitosis of mammary tissue. On this basis, a possible positive influence or even regression of premalignant lesions in mammary tissue (hyperplasia) is feasible. One advantage of an estrogen/gestagen combination in oral contraceptives can be deduced from this knowledge. The influence of gestagens on the growth of mammary tissue and mammary carcinoma cells should rather be considered as inhibitory. Independent of the use of oral contraceptives, women in the premenopausal stage are exposed to a lower absolute risk of breast cancer than those in the postmenopausal stage. A slightly increased risk for a newly diagnosed mammary carcinoma exists for the duration of use of the oral contraceptive and for a period of almost ten years thereafter. After this period a short-term protective effect can be recognized: The results of the retroanalysis presented here include about 90% of the data available world wide on this problem. It is worthy of note that mammary carcinomas occurring in women who have taken the pill are usually more localized, exhibit less involvement of lymph nodes and, on the whole, less distant metastases as those in the control group of non-users. Full exploitation of present day preventative procedures for breast cancer and the more favorable prognosis for mammary carcinomas in patients who have used oral contraception should provide both patient and physician with a wider scope of individual interventional measures. ■

Einleitung

Neoplasien der weiblichen Brust zählen zu den bedeutenden gesundheitspolitischen Herausforderungen westlicher Industrienationen in diesem auslaufenden Jahrhundert. Nach **Schätzungen** der amerikanischen Krebsgesellschaft werden in den USA 184 000 Neuerkrankungen allein für 1996 erwartet. Damit entfallen 31% aller neu diagnostizierten Malignomerkrankungen der weiblichen Reproduktionsorgane auf die Brust. Im Hinblick auf die karzinombedingte *Mortalität* steht das Mammakarzinom mit 13% an zweiter Stelle hinter dem Bronchialkarzinom (25%). Das Risiko, an einem Mammakarzinom zu erkranken, wird heute weltweit mit 1 : 9 angegeben (Parker u. Mitarb. 1996). Die höchste Inzidenz wird in den USA mit 94, Kanada 58 – 74, Westeuropa mit 44 – 72 und Australien mit 60 auf 100 000 Frauen erreicht. In Süd- und Osteuropa wird eine wesentlich niedrigere Inzidenz von 20 – 40 auf 100 000 Frauen errechnet. Nach Angaben des Surveillance, Epidemiology and End Results Program (SEER) der USA wird seit 1940 eine jährliche Steigerung der Inzidenz um 1% beobachtet.

🛈 Folgt man den Angaben des Statistischen Bundesamtes in Wiesbaden, so erkranken in der Bundesrepublik Deutschland jährlich 45 000 Frauen an einem Mammakarzinom.

Trotz zahlreicher Risiko- und Prognosefaktoren, die zur Identifikation von Risikogruppen beitragen sollen, bleiben die **Ursachen** der Brustkrebserkrankung auch heute noch weitgehend unbekannt. Bei nur 30 – 40% der sporadisch auftretenden Mammakarzinome ist einer dieser *Risikofaktoren* zu identifizieren. Neben einer heriditären *Disposition* (5 – 10%) konnte in zahlreichen Stu-

dien der Einfluß *epidemiologischer* Faktoren auf die Brustkrebsentwicklung dargestellt werden (Colditz u. Mitarb. 1993). Frühe Menarche, späte Menopause, Polymenorrhoe und postmenopausale Adipositas stellen, neben der ersten Schwangerschaft nach dem 30. Lebensjahr, erhöhte Risiken für die Entstehung eines Mammakarzinoms dar (Colditz u. Mitarb. 1995).

Die *kombinierte* Anwendung von *Estrogenen* und *Gestagenen,* wie sie tagtäglich im Rahmen der oralen Ovulationshemmung erfolgt, stellt derzeit die zuverlässigste Form der reversiblen **Antikonzeption** dar. Bei weltweit mehr als 200 Millionen Anwenderinnen ist es nicht verwunderlich, daß die Risiko-Nutzen-Kalkulation der oralen Antikonzeption neben *individuellen* Vorbedingungen auch *soziokulturellen* Einflüssen unterliegt. Für viele Entwicklungsländer hat die mit einer effektiven Antikonzeption verbundene Reduktion der schwangerschaftsassoziierten Morbidität und Mortalität einen wesentlich höheren Stellenwert, als die eher für die Industrienationen bedeutsamen kardiovaskulären, neurologischen und neoplastischen Risiken. Aus präventionsmedizinischer Sicht besteht jedoch ein universales Interesse an möglichen **Zusammenhängen** von oraler Kontrazeption mit dem Mammakarzinom.

Hormonelle Regulation der Brustdrüse

Mehr als 40% aller weiblichen Neoplasien werden als *endokrin modulierbare* Tumore eingestuft. Hierzu zählt neben dem Mamma- und Endometriumkarzinom, wenn auch in geringerem Ausmaß, das Ovarialkarzinom. Der **positive Steroidrezeptorstatus,** den wir bei ca. 60% aller primären Mammakarzinome nachweisen können, erlaubt neben dem Menopausen- und Nodalstatus eine Prognoseeinschätzung und differenzierte Behandlung dieser Erkrankung. Wie die gesunde, so kann auch die maligne erkrankte Brustdrüse hormonell beeinflußt werden.

🛈 Die kumulative Estrogen- und Gestagenexposition des Brustdrüsengewebes kann sowohl Risiko als auch Protektion bedeuten (Tab. **35**).

Die normale Entwicklung des Brustdrüsengewebes ist durch ovarielle Steroidhormone kontrolliert. Bei nichtschwangeren prämenopausalen Frauen durchlaufen Mitose- und Apoptoserate des Brustdrüsengewebes, in Analogie zum ovariellen Zyklus, repetitive Phasen. Hierbei sind

Tab. 35 Risikofaktoren und protektive Faktoren für die Karzinogenese des Mammakarzinoms

Risikofaktoren
(erhöhte Estrogen- und Gestagenexposition)
– Frühe Menarche
– Späte Menopause
– Adipositas (v.a. in der Postmenopause)
– Hormonelle Substitution (möglicherweise Langzeitsubstitution mit Estrogenen > 5 Jahre)

Protektive Faktoren
(reduzierte Estrogen- und Gestagenexposition)
– Frühe erste Schwangerschaft
– Stillen
– Körperliche Aktivität

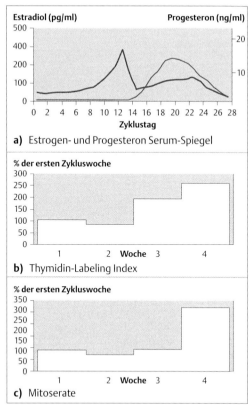

a) Estrogen- und Progesteron Serum-Spiegel

b) Thymidin-Labeling Index

c) Mitoserate

Abb. 31 Zellproliferation in der terminalen ductulo-lobulären Einheit (TDLE) der prämenopausalen Brust während des Menstruationszyklus.
a Serum-Spiegel für Estradiol und Progesteron während des Menstruationszyklus.
b Thymidin-Labeling-Index bezogen auf die Zykluswoche des Menstruationszyklus, angegeben in Prozent der ersten Zykluswoche.
c Mitoserate entsprechend der Zykluswoche angegeben in Prozent der ersten Zykluswoche (modifiziert nach Pike 1993).

morphologisch 3 Phasen gegeneinander abzugrenzen (Masters u. Mitarb. 1977, Prechtel u. Mitarb. 1973):

> **Das Brustdrüsengewebe im ovariellen Zyklus**
> – **Tag 1–10:** Tubuloazinäre Involution;
> – **Tag 11–16:** Proliferation der Drüsenläppchen mit begleitender Hypervaskularisation;
> – **Tag 17–28:** Azinäre Proliferation mit lobulärer Hyperplasie und Vaskularisation.

In der *Follikelphase* ist in der termino-ductulären Einheit (TDLE), der kleinsten funktionellen Einheit der Brustdrüse, eine nahezu konstante Proliferation zu beobachten, während in der *mittleren Lutealphase* eine Proliferationssteigerung um das 2–3fache erfolgt (Abb. **31**). Eine Homöostase auf zellulärem Niveau wird durch Aktivierung des programmierten Zelltodes mit maximaler Apoptoserate in der späten Lutealphase erreicht (Ferguson u. Mitarb. 1981, Pike u. Mitarb. 1993).

Kernproblem ist, ob die in oralen Antikonzeptiva enthaltenen *exogenen* Estrogene und Gestagene einen stärkeren proliferativen Effekt auf das Brustdrüsenepithel ausüben, als *endogenes* Estradiol und Progesteron.

Für Estradiol und Ethinylestradiol konnte *in vitro* kein Unterschied hinsichtlich ihres proliferativen Effektes auf normale, atypische oder maligne Brustepithelien gezeigt werden. In Konzentrationen, die man *in vivo* unter der Einnahme von oralen Antikonzeptiva findet, haben die synthetischen Gestagene Levonorgestrel, 3-Keto-desoge-strel und Gestoden keinen Einfluß auf das estrogenstimulierte Wachstum.

Einen offensichtlich rezeptorvermittelten, stimulierenden Effekt auf Mammakarzinomzellen findet man für diese Gestagene erst in extrem hohen Dosierungen (Van der Burg u. Mitarb. 1992).

Der zyklische Verlauf der Mitoserate, mit seinem Maximum am 21. Zyklustag, bleibt auch unter der Einnahme von **Ovulationshemmern** erhalten. Weder *Anwendungsdauer*, noch *Zusammen-*

setzung der Ovulationshemmer scheinen den zyklischen Verlauf der mitotischen Aktivität zu beeinflussen. Niedrig dosierte Ovulationshemmer mit weniger als 35 µg Ethinylestradiol beeinflussen das Proliferationsverhalten des Brustdrüsengewebes offenbar nicht (Anderson u. Mitarb. 1989). Bei der Anwendung reiner Gestagenpräparate bleibt ein Proliferationspeak in der zweiten Zyklushälfte erhalten – trotz kontinuierlicher Gestagengabe.

⚠ Während für Estrogene eine gewisse Dosis-Wirkungs-Beziehung im Hinblick auf die zelluläre Proliferation nachgewiesen werden konnte, scheint diese weder für Progesteron noch für synthetische Gestagene zu bestehen.

Estrogene gelten nicht als Karzinogene. Als Mitogene können sie wie *Wachstumspromotoren* wirken, wenn infolge des Einwirkens anderer Faktoren eine maligne Transformation der Zelle eingetreten ist. Der Aktivierung von *Onkogenen* in Form von Mutationen, Translokationen oder Amplifikationen, wie auch einer Inaktivierung von Tumorsuppressorgenen folgt eine Sequenz von genetischen Signalen, die letztlich die Entwicklung eines malignen Phänotypen zur Folge haben kann. Eine gesteigerte Proliferationsrate und ein Verlust der Kontrollphasen innerhalb des normalen Zellzyklus begünstigen die *Karzinogenese.* In in vitro-Modellen konnte unter Estradiolzusatz reversibel eine Erhöhung des TGF-α und eine Reduktion des antiproliferativen TGF-β beobachtet werden.

Die **Brustdrüse** verfügt über alle für die Estrogenbiosynthese erforderlichen *Enzyme* wie Sulfatasen und Sulfokinasen, Dehydrogenasen und Aromatasen. *Wachstumsfaktoren* wie EGF, TGF-α, TGF-β, TNF und IL-1 werden in **Brustkrebszellen,** aber auch in Adipozyten nach Stimulation durch Estrogene produziert (Simpson u. Mitarb. 1992). Nach Simpsons Auffassung besteht die Möglichkeit eines parakrinen und autokrinen Feedback-Loops, in dem das Tumorwachstum durch im umgebenden Fettgewebe produzierte Estrogene reguliert wird und dieses wiederum unter dem Einfluß von Wachstumsfaktoren steht, die der Tumor produziert. Dabei inhibiert TGF-β das Wachstum von Brustkrebszellen. Auf der anderen Seite hemmt Estradiol die Produktion des TGF-β durch diese Tumorzellen. Auf diese Weise können Estrogene das Wachstum und die Entwicklung dieser Tumorzellen fördern, indem sie die Expression eines Inhibitors unterdrücken (Simp-

son u. Mitarb. 1989). Die Zellen von Adipozyten, auch bei postmenopausalen Frauen, weisen eine sehr hohe Estradiolkonzentration auf, wie sich aus Biopsien verschiedener Mammagewebe ergeben hat. Da die Estradiolkonzentrationen in Mammakarzinomgewebe höher als im Blutplasma, respektive im gesunden Mammagewebe, sind, ist Karzinomgewebe offensichtlich – auch in der Postmenopause – in der Lage, seinen Gehalt an Estradiol gegen einen sehr hohen Konzentrationsgradienten zwischen Gewebe und Blutplasma aufrechtzuerhalten und sogar zu steigern.

Gestagene gehören zu jenen Hormonen, die die zelluläre Antwort normalen Brustdrüsengewebes wie auch eines Mammakarzinoms beeinflussen können. In Abhängigkeit von Dosis und Dauer der Einwirkung am Rezeptor werden dabei unterschiedliche biologische Reaktionen hervorgerufen. Gestagene können die Proliferation des Brustgewebes über eine Reihe verschiedener Mechanismen beeinflussen (Wren 1995, Fergusson u. Mitarb. 1981):

Einfluß der Gestagene auf das normale Brustdrüsengewebe

1. Induktion der Produktion von 17β-Hydroxysteroiddehydrogenasen und Estrogensulfotransferasen, die schnell und sukzessive Estradiol zu Estron oxidieren und Estron in das relativ inaktive Estronsulfat überführen;
2. Reifung und Ausdifferenzierung des alveolären Epithels der Mamma (nach Abschluß der Ausdifferenzierung findet hier keine weitere Zellteilung statt);
3. Reduktion der Estradiol-Rezeptorinduktion im Brustepithel und damit Verringerung der estrogeninduzierten Zellmitose;
4. Induktion und p53-vermittelte Modulation der Apoptose und der Absterberate von Brustkrebszellen;
5. Synthesereduktion der mitogen wirkenden Protoonkogene c-myc und c-fos.

Gestagene wirken auf unterschiedliche Weise auf den **Zellzyklus** ein. Einerseits werden ruhende Zellen aus der G_0-Phase wieder in den Zellzyklus eingeschleust, andererseits bewirken sie zunächst eine Arretierung in der frühen G_1-Phase über cyklinabhängige Kinasen (CDK-4) mit anschließender Akzeleration in der späten G_1-Phase über die Aktivierung der cyklinabhängigen Kinase CDK-2 mit anschließendem Übergang in

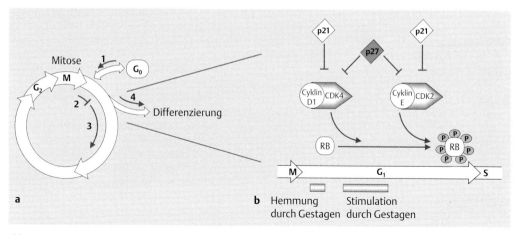

Abb. 32 Gestagenwirkungen auf den Zellzyklus.
a Dargestellt sind die vier Phasen des Zellzyklus: G_1-Phase, S-Phase (DNA-Synthese), G_2-Phase und Mitose (M)-Phase: 1. Wiedereinschleusung von Zellen aus der G_0-Phase in den Zellzyklus, 2. Inhibition des Zellzyklus in der frühen G_1-Phase, 3. Akzeleration des Zellzyklus in der späten G_1-Phase, 4. Terminale Differenzierung von Brustdrüsenzellen (modifiziert nach R. L. Sutherland 1995).
b Kontrolle der G_1-Phase: Im Anschluß an die Mitose (M) führt die sequentielle Aktivierung des Cyklin-

D1/CDK4-Komplexes und des Cyklin-E/CDK2-Komplexes zur Phosphorylierung (P) des Tumor-Suppressor-Gen-Produktes RB mit nachfolgendem Eintritt in die S-Phase. Sowohl der Cyklin-D1/CDK4-Komplex als auch der Cyklin-E/CDK2-Komplex sind Angriffspunkt verschiedener CDK-Inhibitoren (p21, p27). Die schraffierten Kästen geben die Phasen der gestagenbedingten Inhibition bzw. Stimulation an (modifiziert nach R. L. Sutherland 1995).

die S-Phase. Der Komplex der cyklin/cyklinabhängigen Kinasen (CDK) ist Angriffspunkt der CDK-Inhibitoren p21[WAF1/CIP1] und p27[KIP1]. Das physiologische Substrat der cyklinabhängigen Kinasen in der G_1-Phase ist noch nicht eindeutig identifiziert. Vieles deutet aber auf eine entscheidende Rolle des *Tumor-Suppressor-Genproduktes* (pRB) während der G_1-Phase hin. Nach Beendigung der Mitose (M-Phase) ermöglicht die sequentielle progesteronregulierte Aktivierung von Cyklin-D1/CDK-4 und Cyklin-E/CDK-2 die Phosphorylisierung des RB mit anschließendem Übertritt in die S-Phase (Abb. **32**). Eine *Hemmung* dieses physiologischen Prozesses führt zur Arretierung des Zellzyklus innerhalb der G_1-Phase. Die Aufrechterhaltung der Stabilität der genomischen DNA setzt die Funktionsfähigkeit der Tumor-Suppressor-Genprodukte pRB und p53 voraus. Über einen posttranskriptionellen Mechanismus kommt es in Zellen mit einer Schädigung der DNA zu einem p53-Anstieg. Weiterhin ist die Transkription der p53-abhängigen Gene (GADD45, MDM", WAF1) erhöht. Die somit erzielte Arretierung des Zellzyklus am Übergang der G_1-Phase/S-Phase (G_1-/S-Phasen-Checkpoint) ermöglicht es der Zelle, den *DNA-Schaden* vor

Eintritt in die S-Phase (Replikation) zu beheben. Ist der DNA-Defekt irreparabel, so kann bei intaktem p53 ein genetisch determiniertes Programm, das zur Induktion des programmierten Zelltodes (Apoptose) führt, initiiert werden. Der Verlust dieses G_1-/S-Phasen-Checkpoints führt zur Instabilität der genomischen DNA und ist somit von entscheidender Bedeutung für die **Karzinogenese** des Mammakarzinoms (Hartwell u. Mitarb. 1994).

Die Ergebnisse von Biopsien aus Brustgewebe während des normalen Zyklus gestatten einen Einblick in das **Proliferationsverhalten** der Brustdrüsenzelle während des normalen ovariellen Zyklus. So wurde eine Steigerung der Mitoserate sowohl in der Follikelphase (Vogel u. Mitarb. 1981) als auch in der Lutealphase des ovariellen Zyklus gefunden (Pike u. Mitarb. 1993). Bei aller Schwierigkeit der Interpretation der temporären Abhängigkeit einer *erhöhten Mitoserate* von einem vorangehenden hormonellen Einfluß kann jedoch geschlossen werden, daß eine verstärkte Mitose in der 2. Zyklushälfte das Ergebnis eines graduellen Anstiegs der Estrogenaktivität in der Follikelphase sein kann wie auch Ergebnis eines transienten Schubs zu Beginn der Lutealphase

(Musgrove u. Mitarb. 1991). Musgrove konnte nachweisen, daß die Applikation von Gestagenen Cykline supprimiert. Als direkte Folge dieser Suppression ist die Arretierung des Zellzyklus in der frühen G_1-Phase zu werten.

⚠ Deshalb sollte eine kontinuierliche Verabfolgung von Gestagenen zu einer Verminderung der Zellaktivität mit einer in der Folge reduzierten Mitoserate führen.

Epidemiologie von Brustkrebserkrankungen

Es ist sicher, daß *endogenes* Estradiol und Progesteron während der Menstruationszyklen der Frau über die geschilderten Mechanismen Einflüsse auf den Zellzyklus der Brustdrüsenzellen haben. Ob und inwieweit orale Kontrazeptiva einen von den ovariellen Sexualsteroiden divergierenden Effekt haben, ist nicht geklärt.

Bedeutung der Menarche

Eine *frühe* Menarche gilt als **Risikofaktor** für die Entwicklung des Brustkrebses. Generell kann man davon ausgehen, daß eine *verspätete* Menarche mit einer Risikoreduktion von ca. 20% pro Jahr verbunden ist. Für Frauen mit einer frühen Menarche (≤ 12. Lebensjahr) und frühzeitig einsetzenden ovulatorischen Zyklen ergibt sich ein *4fach* erhöhtes relatives Risiko im Gegensatz zu denjenigen mit später Menarche (≥ 13. Lebensjahr) und längerfristigen anovulatorischen Zyklen.

Bedeutung der Menopause

Ein Zusammenhang von Menopause und Brustkrebs wurde immer wieder vermutet. Obwohl die absolute Brustkrebs**inzidenz** im Alter erhöht ist, verzeichnet man jenseits der Menopause eine relativ geringere Zuwachsrate im Vergleich zur *Prä*menopause. Bei *post*menopausalen Frauen erhöht sich das jährliche Erkrankungsrisiko langsam, die Zellproliferationsrate ist verlangsamt. Der lebenslange **protektive Effekt** einer frühen Menopause, ob natürlich oder interventionell bedingt, kann vereinfacht als eine frühe Reduktion der mitogenen Beeinflussung des Brustdrüsenepithels angesehen werden.

⚠ Frauen mit natürlichem Eintritt der Menopause vor dem 45. Lebensjahr reduzieren ihr Risiko um die Hälfte, verglichen mit Frauen mit einem Menopausenalter oberhalb des 55. Lebensjahres.

Anders betrachtet läßt sich schlußfolgern, daß Frauen mit einer mehr als 40jährigen Menstruationsanamnese ein doppeltes relatives Risiko für eine Brustkrebserkrankung aufweisen im Vergleich zu denen mit einem Menstruationsintervall von weniger als 30 Jahren. Die artifiziell induzierte Menopause (bilaterale Ovarektomie, Z.n. Chemotherapie, Radiomenolyse, GnRH-Analoga) führt nur dann zu einer Reduktion des relativen Risikos, wenn sie vor dem 45. Lebensjahr liegt. So bedingt eine bilaterale Ovarektomie vor dem 35. Lebensjahr eine Risikoreduktion um 64% (Trichopoulos u. Mitarb. 1972, Spicer u. Mitarb. 1994).

Bedeutung der ersten Schwangerschaft

MacMahon konnte anhand von Fallkontrollstudien bereits 1988 belegen, daß sowohl nichtverheiratete als auch verheiratete **Nulliparae** ein um den Faktor 1,4 erhöhtes relatives Risiko aufweisen, verglichen mit Frauen, die bereits geboren haben. Im Hinblick auf eine *graviditätsbedingte Reduktion* des relativen Brustkrebsrisikos gilt es heute als sicher, daß der Zeitpunkt der ersten voll ausgetragenen **Schwangerschaft** (≤ 20. Lebensjahr) zu einer Halbierung des relativen Risikos führt. Erfolgt die erste Schwangerschaft jenseits des 30. Lebensjahres, so erhöht sich das relative Risiko um den Faktor 2. Weniger klar und von untergeordneter Bedeutung ist in diesem Zusammenhang die Gesamtzahl der Geburten. Im allgemeinen gibt es unterschiedliche Ergebnisse bezüglich der Risikoreduktion in Abhängigkeit von der Anzahl an Schwangerschaften. Ein **Abort,** ob natürlich oder induziert, erhöht das relative Brustkrebsrisiko, falls ihm keine voll ausgetragene Schwangerschaft vorausging (Collaborative Group on Hormonal Factors in Breast Cancer 1996, Westhoff 1996).

Bedeutung der oralen Antikonzeption

Unter epidemiologischen Gesichtspunkten ist das **Brustkrebsrisiko,** neben genetisch bedingten Faktoren (5–8%), vor allem mit dem Zeitpunkt der *Menarche* und *Menopause* korreliert. Grundlage hierfür sind die mitogenen Effekte der ovariellen Sexualhormone.

⚠ Orale Antikonzeptiva (OC) führen generell über eine Down-Regulation der Gonadotropinsekretion zu einer reduzierten ovariellen Steroidausschüttung.

Die für eine ausreichende antikonzeptive Wirkung notwendigen peripheren Hormonspiegel bedingen dabei während des gesamten Zyklus eine Zellproliferation, die sich von der physiologischen Schwankung wenig unterscheidet. Daher könnte die Einnahme von oralen Antikonzeptiva mit einer **Erhöhung** des relativen Brustkrebsrisikos einhergehen. Ein von Pike (1987) entwickeltes Modell veranschaulicht den prädiktiven Effekt verschiedener kontrazeptiver Maßnahmen im Hinblick auf das altersabhängige Brustkrebsrisiko (Abb. **33**). Seit vielen Jahren versuchen zahlreiche **Studien** die Frage nach der direkten Beeinflussung des Brustkrebsrisikos durch orale Antikonzeption zu beantworten (Tab. **36**).

Mit der 1996 vorgelegten Reanalyse der Collaborative Group on Hormonal Factors in Breast Cancer liegen nun **retrospektive Daten** zur Interaktion zwischen oraler Antikonzeption und Brustkrebs aus 54 epidemiologischen Studien in 25 Ländern vor, in denen 53 239 Frauen *mit* Brustkrebs und 100 239 Frauen *ohne* Brustkrebserkrankung ausgewertet wurden. Eingang in diese Reanalyse fanden alle epidemiologischen Studien mit mehr als 100 auswertbaren Mammakarzinom-Patientinnen, die Angaben über den Verlauf der Brustkrebserkrankung, die Anwendung oraler Antikonzeptiva und das reproduktive Verhalten enthielten. Dabei bezogen sich die Daten der Reproduktionsanamnese auf das Alter zum Zeitpunkt des Abschlusses der Konzeptionsfähigkeit (Hysterektomie, Tubenligatur oder Ovarektomie) und nicht auf den Zeitpunkt der Menopause. Obwohl in dieser Reanalyse verschiedene Wirkstoffe, Dosierungen und Kombinationen der oralen Antikonzeption berücksichtigt wurden, kann man generell davon ausgehen, daß es sich in der Mehrzahl um eine **Kombination** von entweder *Ethinylestradiol* oder *Mestranol* mit verschiedenen Nortestosteron- und 17α-OH-Progesteronderivaten handelte.

Das mediane Alter bei **Erstdiagnose** der Brustkrebserkrankung betrug 49 Jahre. Die Erstdiagnose erfolgte im Median im Jahre 1984. Zum Zeitpunkt der Erstdiagnose waren 9 % der Frauen mit einem Mammakarzinom jünger als 35 Jahre,

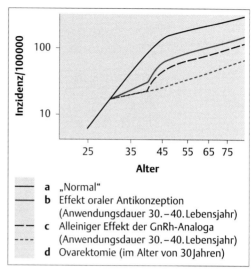

Abb. **33** Modell zur Angabe des prädiktiven Effektes des Brustkrebsrisikos verschiedener Kontrazeptiva.
a Normale altersbezogene Inzidenz des Mammakarzinoms.
b Bilaterale Ovarektomie im Alter von 30 Jahren.
c Alleiniger Effekt der GnRH-Analoga für die Dauer der Anwendung vom 30.–40. Lebensjahr.
d Effekt oraler Antikonzeption für die Dauer der Anwendung vom 30.–40. Lebensjahr (Pike 1987).

25 % zwischen 35 und 44 Jahren, 33 % zwischen 45–54 Jahren, und 33 % waren älter als 55 Jahre.

Anwendung kombinierter oraler Antikonzeptiva

Innerhalb der Gruppe von Frauen, die jemals eine Form der kombinierten oralen Antikonzeption (COC) angewandt haben, waren insgesamt 21 567 (41 %) Frauen mit Brustkrebserkrankung, sowie 39 626 (40 %) Frauen ohne Brustkrebserkrankung. Das relative Risiko (RR) für Brustkrebs war für Frauen, die jemals eine Form der COC angewandt hatten, im Vergleich zu Nichtanwenderinnen *geringgradig* (RR 1,07 ± 0,02) *erhöht*.

Dauer der Anwendung kombinierter oraler Antikonzeptiva

Nur 25 % der COC-Anwenderinnen gaben eine Anwendung von weniger als 1 Jahr an. Im Mittel wurden Maßnahmen der COC für die Dauer von 3 Jahre benutzt. Statistisch läßt sich *kein signifikanter Unterschied* für das RR im Hinblick auf die

Tab. 36   Relatives Brustkrebsrisiko für Anwenderinnen (ever-users) und Nichtanwenderinnen (never-users) einer kombinierten oralen Antikonzeption. SD: Standardabweichung (Collaborative Group on Hormonal Factors in Breast Cancer. Lancet 347 [1996] 1713–1727)

Diagnose-stellung Median (Jahr)	Studie	Anwenderinnen Fälle/Kontrollen	Nichtanwenderinnen Fälle/Kontrollen	Relatives Brustkrebs-risiko ever-users/ never users Relatives Risiko ± SD
Prospektive Studien				
1980	RCPG	198/728	128/576	1,26 ± 0,151
1982	Oxford/FPA	96/437	101/342	0,69 ± 0,162
1985	Nurses Health	1 105/4 243	1 645/6 703	1,09 ± 0,050
1985	Canadian NBSS	741/2 905	594/2 418	1,06 ± 0,071
1987	Am. Canc. Soc.	264/1 091	907/3 671	1,02 ± 0,104
1988	Netherl. Cohort	105/406	348/1 248	1,06 ± 0,152
	Diverse	138/431	436/1 576	1,10 ± 0,206
Alle prospektiven Studien		2 647/10 243	4 159/16 534	1,07 ± 0,035
Fall-Kontroll-Studien mit externen Kontrollen				
1976	Brinton	714/781	2 503/2 764	1,07 ± 0,075
1980	Bernstein/Pike	373/369	66/70	1,01 ± 0,218
1981	Hislop	370/414	579/535	0,91 ± 0,133
1981	CASH	2 815/2 872	1 879/1 784	0,93 ± 0,049
1983	UK National	684/673	71/82	1,20 ± 0,197
1983	Bain/Siskind	197/424	343/671	0,88 ± 0,167
1983	Ewertz	479/458	1 066/941	0,95 ± 0,109
1984	Meirik/Lund	289/338	133/189	1,23 ± 0,171
1984	Long Island	266/230	914/950	1,27 ± 0,149
1984	Clarke	257/543	350/669	0,92 ± 0,139
1985	Yu/Yuan/Wang	184/180	650/654	1,16 ± 0,163
1985	Paul/Skegg	674/1 512	217/343	1,07 ± 0,124
1987	Daling	685/875	62/86	1,00 ± 0,194
1988	4-State Study	2 427/3 726	4 443/5 793	1,02 ± 0,050
1988	Rookus/van Leeuven	781/782	137/136	1,07 ± 0,163
1989	Yang/Gallagher	407/441	609/584	0,76 ± 0,118
1989	Primic-Zakelj	296/297	323/322	1,05 ± 0,135
1991	WISH	1 532/1 597	334/412	1,19 ± 0,100
	Diverse	1 563/2 029	1 417/2 141	1,10 ± 0,08
Alle Fall-Kontroll-Studien mit externen Kontrollen		14 993/18 550	16 096/19 126	1,02 ± 0,023
Fall-Kontroll-Studien mit internen Kontrollen				
1980	Vessey	963/972	1 420/1 419	1,04 ± 0,074
1981	Ravnihar	161/460	370/1 479	1,57 ± 0,163
1983	WHO Entwicklungsländer	525/5 117	118/9 936	1,17 ± 0,081
	WHO Industrienationen	667/1 933	922/2 116	1,07 ± 0,082
1986	Clavel	247/424	248/472	1,21 ± 0,166
1987	LaVecchia	366/238	2 897/2 490	1,38 ± 0,121
1992	Franceschi	382/314	218/2 274	1,27 ± 0,104
	Diverse	616/1 378	1 879/3 543	1,10 ± 0,104
Alle Fall-Kontroll-Studien mit internen Kontrollen		3 927/10 863	11 103/23 729	1,17 ± 0,035
Alle Studien		**21 567/39 629**	**31 358/59 389**	**1,07 ± 0,017**

Dauer der Anwendung errechnen (RR < 1 Jahr: 1,07 ± 0,023; RR ≥ 15 Jahre: 1,08 ± 0,063). Der Trend eines leicht erhöhten Risikos mit Zunahme der Anwendungsdauer (Nichtanwenderinnen vs. ≥ 15 Jahre) ist epidemiologisch ohne Bedeutung.

Alter zum Zeitpunkt der ersten Anwendung kombinierter oraler Antikonzeptiva

Das Alter bei Erstanwendung der COC schwankte von unterhalb des 20. Lebensjahres (LJ) (14 %) bis über das 35. Lebensjahr (17 %) hinaus. Der Median lag bei 26 Jahren. Das relative Brustkrebsrisiko *variierte* innerhalb der verschiedenen Altersgruppen unterhalb eines statistischen Signifikanzniveaus (RR < 20. LJ: 1,22 ± 0,044; RR ≥ 35. LJ: 1,11 ± 0,032). Für Frauen, die vor dem 20. Lebensjahr mit der COC begonnen haben, scheint sich eine nicht signifikante Risikoerhöhung für Brustkrebs abzuzeichnen.

Zeitraum seit der ersten Anwendung einer Form der kombinierten oralen Antikonzeption

Die Anwendung der COC lag bei der Mehrzahl der Frauen 10 – 20 Jahre vor der Diagnosestellung der Brustkrebserkrankung. Das relative Risiko war in allen 5-Jahreskategorien seit der Erstanwendung leicht über 1,0 erhöht. Es zeichnete sich eine leichte *Abnahme* des relativen *Risikos* mit der *Zunahme* des *Intervalls* seit der ersten Einnahme ab (RR < 5 J: 1,09 ± 0,058; RR ≥ 20 J: 1,03 ± 0,029).

Zeitraum seit der letzten Anwendung einer Form der kombinierten oralen Antikonzeption

In die Gruppe der gegenwärtigen Anwenderinnen (25 % der ever-users) wurden diejenigen Frauen eingeschlossen, die eine Form der COC zum Zeitpunkt der Brustkrebsdiagnose oder in den vorangegangenen 12 Monaten angewandt hatten. Hier ergaben sich in einer Untergruppe Hinweise für ein *erhöhtes* Brustkrebsrisiko bei gegenwärtigen COC-Anwenderinnen (RR: 1,24 ± 0,038) und denjenigen, die ein anwendungsfreies Intervall von 1 – 4 Jahren aufwiesen (RR: 1,16 ± 0,032). Eine leichte Risikoerhöhung wurde für ein anwendungsfreies Intervall von 5 – 9 Jahren (RR: 1,07 ± 0,024) beobachtet. Dagegen konnte eine Risikoabsenkung erst nach einer 10jährigen Anwendungspause verzeichnet werden (RR: 0,98 ± 0,022).

Offensichtlich scheint eine Risikoerhöhung für eine Brustkrebserkrankung eher für die *derzeitigen* COC-Anwenderinnen zu bestehen als für diejenigen, die in der Vergangenheit eine Form der COC angewandt haben. Dabei ist es nicht unwahrscheinlich, daß die Gesamtdauer der COC-Anwendung bei intermittierender Einnahme ohne Relevanz ist. Weiterhin zeigt sich keine Risikoerhöhung, wenn die gesamte Anwendungszeit (exklusiv Schwangerschaftszeiten) ununterbrochen war oder für 24 oder weniger Monate unterbrochen wurde. Ebenso konnte kein Zusammenhang zwischen Dauer der COC-Anwendung und Erhöhung des Brustkrebsrisikos für die Subgruppe der Nulliparae gezeigt werden.

Einfluß des Paritätsstatus auf das relative Brustkrebsrisiko

Eine Risikoerhöhung für *Nulliparae* zeichnet sich nur für gegenwärtige Anwenderinnen (RR: 1,30 ± 0,098) und diejenigen, deren letzte Anwendung weniger als 5 Jahre zurücklag (RR: 1,13 ± 0,092), ab. Weiterhin gilt für Frauen, die *vor* ihrer ersten ausgetragenen *Schwangerschaft* irgendeine Form der COC angewandt hatten, daß sowohl für gegenwärtige Anwenderinnen (RR: 1,33 ± 0,081), als auch bis zu einem einnahmefreien Intervall von weniger als 10 Jahren eine leichte Risikoerhöhung zu verzeichnen ist (RR: 1,04 ± 0,051). Eine Risikoerhöhung ist ebenfalls für die Gruppe derjenigen zu verzeichnen, die mit der COC *nach* der ersten ausgetragenen Schwangerschaft begonnen haben. Hier zeigt sich eine Risikoreduktion ebenfalls erst nach einem anwendungsfreien Intervall von mehr als 10 Jahren (RR current-user: 1,21 ± 0,0054 vs. RR Einnahmepause < 10 J: 0,97 ± 0,032).

Alter bei Diagnosestellung des Mammakarzinoms

Insgesamt ist eine Risikoerhöhung für diejenigen gegenwärtigen COC-Anwenderinnen, die bei Diagnosestellung jünger als *40 Jahre* waren und mit der Anwendung vor dem 20. Lebensjahr begonnen hatten, zu verzeichnen (RR < 30 LJ: 1,95 ± 0,134; RR 36 – 39 LJ: 1,27 ± 0,116).

Tumorausdehnung

Die unter COC-Anwendung diagnostizierten Mammakarzinome waren signifikant weniger fortgeschritten als in der Gruppe der Nichtanwenderinnen. Sowohl die Zahl der nodal positiven *Primärkarzinome* (RR: 0,89 ± 0,029), als auch die Rate der *Fernmetastasen* (RR: 0,70 ± 0,106) war geringer als in der Gruppe der Karzinomträgerinnen, die niemals in irgendeiner Form die COC angewandt hatten. Dieser Effekt steigt mit der Dauer des anwendungsfreien Intervalls.

> Somit finden sich unter der COC-Anwendung vermehrt *prognostisch günstige* Mammakarzinome als in dem entsprechenden Vergleichskollektiv.

Zusammensetzung der kombinierten oralen Antikonzeption

Soweit Angaben über die unterschiedlichen Wirkstoffe, Dosierungen und Kombinationen vorlagen, zeigte sich kein Unterschied in den 3 Estrogendosierungen (< 50 µg, 50 µg, > 50 µg Ethinylestradiol). Interessanterweise wurde ein *protektiver Einfluß* einer hohen Estradiolkonzentration (≥ 50 µg Ethinylestradiol) nach einem therapiefreien Intervall von mehr als 10 Jahren beobachtet. Eine inverse Korrelation zeigte sich für das therapiefreie Intervall von weniger als 5 Jahren.

Zusammenfassung der Reanalyse

Zusammenfassend lassen die Ergebnisse dieser Reanalyse 4 entscheidende Schlüsse zu:

Erhöhung des relativen Brustkrebsrisikos durch OC

1. Eine Erhöhung des relativen Brustkrebsrisikos (RR: 1,24 ± 0,038) wird sowohl für die gegenwärtige Dauer der Anwendung einer kombinierten oralen Antikonzeption, als auch für die darauf folgenden 10 Jahre gesehen;
2. Dieses erhöhte Risiko ist nicht kumulativ, sondern nach einer anwendungsfreien Zeit von zehn und mehr Jahren als reversibel anzusehen (Abb. **34**);
3. Die unter oraler Antikonzeption aufgetretenen Karzinome gehören häufiger prognostisch günstigen Subgruppen (nodal negativ, keine Fernmetastasen) an;
4. Die Aufnahme einer kombinierten oralen Antikonzeption vor dem 20. Lebensjahr scheint mit einer statistisch nicht signifikanten Erhöhung des relativen Brustkrebsrisikos verbunden zu sein.

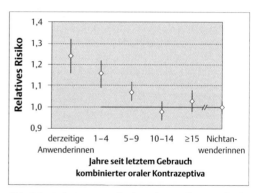

Abb. 34 Relatives Brustkrebsrisiko in Jahren nach Absetzen einer kombinierten oralen Antikonzeption (Relatives Risiko [95% Vertrauensintervall] im Vergleich zu Nichtanwenderinnen, stratifiziert nach Studie, Alter bei Brustkrebsdiagnose, Paritätsstatus, Alter bei erster ausgetragener Schwangerschaft sowie dem Alter bei Beendigung der Konzeptionsfähigkeit). (Collaborative Group on Hormonal Factors in Breast Cancer. Lancet 347 [1996] 1713–1727)

Schlußfolgerung

Untersuchungen der Proliferationskinetik am prämenopausalen Brustdrüsenepithel zeigen einen Proliferationspeak in der Lutealphase des ovariellen Zyklus. Dabei üben **Estrogene** einen mitogenen Effekt aus, während **Gestagene** über die Modulation der cyklinabhängigen Kinasen eine Arretierung des Zellzyklus in der frühen G_1-Phase bewirken. Die gestagenbedingten Effekte in der späten G_1-Phase führen zum beschleunigten Übertritt der Zellen aus der späten G_1-Phase in die S-Phase. Neben der Funktionsfähigkeit verschiedener Tumorsuppressor-Gen-Produkte (p53, pRB) trägt dieser Mechanismus über die gestagenbedingte Modulation der Apoptose- und p53-Interaktion zur Stabilisierung der genomischen DNA bei.

> Gestagene führen somit auch als Bestandteil einer oralen Antikonzeption zu einer Reduktion der Mitoserate im Mammagewebe.

Auf dieser Grundlage wäre somit auch eine positive Beeinflussung oder gar eine *Rückbildung* prämaligner Läsionen des Brustdrüsengewebes (Hyperplasien) denkbar.

⚑ Aus diesen Erkenntnissen läßt sich der Vorteil einer Estrogen/Gestagen-Kombination im Rahmen der oralen Antikonzeption ableiten.

Der Einfluß der Gestagene auf das Wachstum von Brustdrüsenepithel- und Mammakarzinomzellen ist dabei eher als *inhibitorisch* anzusehen. Unabhängig von der Anwendung einer oralen Antikonzeption bleibt festzuhalten, daß Frauen während der *Prämenopause* einem niedrigeren absoluten Brustkrebsrisiko als *jenseits* der *Menopause* ausgesetzt sind.

Eine geringe Risikoerhöhung für ein neu diagnostiziertes Mammakarzinom besteht für die Dauer der Anwendung bis zu einem Intervall von annähernd 10 Jahren nach Beendigung der oralen Antikonzeption. Nach diesem Intervall kann sogar ein kurzzeitiger *protektiver Effekt* gesehen werden. Die Ergebnisse der hier vorgestellten Reanalyse umfassen 90% aller weltweit zu dieser Problematik vorliegenden Daten.

Bemerkenswert bleibt die Tatsache, daß Mammakarzinome bei Frauen, die die Pille eingenommen haben, *lokalisierter* auftraten, einen *geringeren* Befall der Lymphknoten und insgesamt *weniger* Fernmetastasen aufwiesen, als dies in der Kontrollgruppe der Nichtanwenderinnen der Fall war.

⚑ Eine volle Ausschöpfung der heutigen Möglichkeiten der Brustkrebsvorsorge (Jackisch u. Mitarb. 1995) und die günstigere Prognose der unter Anwendung einer oralen Antikonzeption entstandenen Mammakarzinome dürften Arzt und Patientin einen breiteren individuellen Handlungsspielraum einräumen.

Literatur

Anderson, T. J., S. Battersby, R. J. B. King, K. McPherson, J. J. Going: The effect of age and menstrual cycle upon proliferative activity of the normal human breast. Brit. J. Cancer 58 (1988) 1139 – 1144

Colditz, A., S. E. Hankinson, D. B. Petitti et al.: The use of estrogens and progestins and the risk of breast cancer in postmenopausal women. New Engl. J. Med. 33 (1995) 1589 – 1593

Colditz, G. A.: Epidemiology of breast cancer: Findings from the Nurses Health Study. Cancer 71 (1993) 1480 – 1489

Collaborative Group on Hormonal Factors in Breast Cancer. Lancet 347 (1996) 1713 – 1727

Eden, J. A., T. Bush, S. Nand, B. G. Wren: A case-control study of combined continuous estrogen-progestin replacement therapy among women with a personal history of breast cancer. Menopause 2 (1995) 67 – 72

Ferguson, D. J. P., T. J. Anderson: Morphological evaluation of cell turnover in relation to the menstrual cycle in the "resting" human breast. Brit. J. Cancer 44 (1981) 177 – 181

Hartwell, L. H., M. B. Kastan: Cell cycle control and cancer. Science 266 (1994) 1821 – 1828

Jackisch, C., H. P. G. Schneider: Screening for gynecologic cancer. Int. J. Fertil. 40 (1995) 140 – 153

Masters, J. R. W., J. P. Grife, J. J. Scarisbrick: Cyclic variation of DNA synthesis in human breast epithelium. J. National Cancer Inst. 58 (1977) 1263 – 1268

Musgrove, E. A., C. S. L. Lee, R. L. Sutherland: Progestins both stimulate and inhibit breast cancer cell cycle progression while increasing expression of transforming growth factor, epidermial growth factor receptor, c-fos and c-myc genes. Mol. Cell. Biol. 11 (1991) 5032 – 5043

Parker, S. L., T. Tong, S. Bolden, P. A. Wingo: Cancer Statistics 1996. CA Cancer J. Clin. 46 (1996) 5 – 27

Pike, M. C., D. V. Spicer, L. Dahmoush et al.: Estrogens, progestogens, normal breast cell proliferation and breast cancer risk. Epidemiol. Rev. 15 (1993) 17 – 35

Prechtel, K., G. Rudzki: Histomorphologisch nachweisbare Brustdrüsenveränderungen während des biphasischen Ovarzyklus. Geburtsh. u. Frauenheilk. 33 (1973) 370 – 375

Simpson, E. R., C. R. Mendelson: The regulation of estrogen biosynthesis in human adipose tissue. Proceedings of the Royal Society of Edinburgh 95 B (1992) 153 – 159

Spicer, D. V., M. C. Pike: Sex Steroids and Breast Cancer Prevention. Monogr. Natl. Cancer Inst. 16 (1994) 139 – 147

Trichopoulos, D., B. MacMahon, P. Cole: Menopause and breast cancer risk. J. Natl. Cancer Inst. 48 (1972) 605 – 613

Van der Burg, B., E. Kalkhoven, L. Isbrücker, S. W. De Laat: Effects of progestins on the proliferation of estrogen-dependent human breast cancer cells under growth factor-defined conditions. J. Steroid. Biochem. 42 (1992) 457 – 465

Vogel, P. M., N. G. Geogiade, B. E. Fetter, F. S. Vogel, K. S. McCarty: The correlation of histologic changes in the human breast with the menstrual cycle. Amer. J. Pathol. 104 (1981) 23 – 34

Westhoff, C. L. (ed.): Oral contraceptives and breast cancer-resolution emerges. Breast cancer and hormonal contraceptives: Further results collaborative group on hormonal factors in breast cancer. Contraception 54, Suppl. 3 (1996) i – ii

Hormonale Substitutionstherapie

Hormonal Replacement Therapy

Levonorgestrel zur Hormonsubstitution: Langfristiger kardiovaskulärer Nutzen

Levonorgestrel in HRT-Formulations: Longterm Cardiovascular Benefits

Reijo Punnonen, Hannu Jokela

▦ Die vorliegenden Daten zeigen, daß die kombinierte Gabe von Estradiolvalerat und Levonorgestrel, wie auch die Estradiolvalerat-Monotherapie, die Progression der Atherosklerose bei Frauen in der Postmenopause verhindert. Eine ausgezeichnete Reproduzierbarkeit der angewandten Ultraschalltechnik wurde vor kurzem und in der vorliegenden Studie gezeigt. Radiologisch nachweisbare kalkdichte Schatten in der Aorta stellen ein fortgeschrittenes Stadium der Atherosklerose der Intima dar, das in Form kalzifizierter Plaques gesehen werden kann. Ihr Auftreten ist eng mit einem späteren Tod infolge kardiovaskulärer Ursachen verbunden. Die klinische Bedeutung der in dieser Studie erhobenen Ultraschallbefunde bei beschwerdefreien Frauen ist unklar.

Zusammenfassend kann gesagt werden, daß die präventive Wirkung der Kombination von Estradiolvalerat und Levonorgestrel gegen Atherosklerose durch biochemische, sonographische und epidemiologische Studien belegt ist. ▪

▦ The data presented show that combined estradiol valerate + levonorgestrel therapy, like estradiol valerate monotherapy, prevents the progression of atherosclerosis in large arteries in postmenopausal women. A high reproducibility for the ultrasonographic technique used has been shown previously and in this study. Calcified densities in the aorta, as detected in roentgenograms, represent an advanced stage of intimal atherosclerosis that can be seen as calcified plaques. Their presence is strongly associated with subsequent cardiovascular death. The clinical significance of the ultrasonographic findings for asymptomatic women in this study is not clear.

In conclusion, the preventative effect in postmenopausal women of combined estradiol valerate + levonorgestrel treatment on atherosclerosis has been shown by biochemical, ultrasonographic, and epidemiological studies. ▪

Einleitung

Eine Reihe epidemiologischer Studien lassen den Schluß zu, daß eine Estrogensubstitution einen präventiven Effekt bezüglich kardiovaskulärer Erkrankungen hat. Zur langfristigen Behandlung von Frauen mit funktionsfähigem Uterus sollte zusätzlich ein Gestagen gegeben werden, um abnorme Blutungen und Endometriumhyperplasien/-neoplasien zu vermeiden. Bisher wurden nur wenige Studien durchgeführt, um zu prüfen, ob zwischen *Hormonsubstitution* und *Atherosklerose* (oder dadurch entstehende kardiovaskuläre Erkrankungen) Zusammenhänge bestehen. Gestagene antagonisieren eine Vielzahl estrogener Wirkungen. Es wird vermutet, daß insbesondere 19-Nortestosteron-Derivate mit androgener Partialwirkung den Fettstoffwechsel ungünstig beeinflussen. Möglicherweise verhindern sie die günstigen Estrogenwirkungen auf Atherogenese und kardiovaskuläre Erkrankungen (Henderson u. Mitarb. 1988). Der Schwerpunkt dieser Übersicht liegt auf den Wirkungen von **Levonorgestrel,** das in Präparaten, die zur Hormonsubstitution verwendet werden, enthalten ist. Dabei werden dessen langfristige *kardiovaskuläre* Wirkungen besonders beleuchtet.

Fettstoffwechsel

Die Wirkungen von Estrogenen und Gestagenen auf Lipide, Lipoproteine und Apolipoproteine im Serum wurden ausgiebig untersucht. Multivarianzanalysen legen nahe, daß die Veränderungen des Fettstoffwechsels, die während einer Hormonsubstitution auftreten, 30–50 % der beobachteten Senkung des kardiovaskulären Risikos bewirken. Verschiedene Studien belegen, daß die HDL-Cholesterinkonzentration im Serum durch 19-Nortestosteronderivate gesenkt wird. Eine neuere Studie zeigte jedoch (Haarbo u. Mitarb. 1991), daß Kombinationen gleich hoch dosierter 19-Nortestosteronderivate (Levonorgestrel, Desogestrel) oder 17-Hydroxyprogesteronderivate (Medroxyprogesteronazetat, Cyproteronazetat), kombiniert mit vergleichbaren Estrogenen, die HDL-Cholesterin- und die ApoA1-Konzentrationen im Serum ähnlich beeinflussen.

⚠ Insgesamt können die dadurch bewirkten Veränderungen der Lipide, der Lipoproteine und der Apolipoproteine im Serum hinsichtlich kardiovaskulärer Erkrankungen und Atherosklerose als günstig angesehen werden.

Bisher wurden meist nur *Kurzzeitwirkungen* untersucht. Die Hormonsubstitution erfolgt aber häufig mehrere Jahre lang, weshalb die Beachtung der *Langzeitwirkungen* besonders wichtig ist. Die bisher veröffentlichten epidemiologischen Studien beziehen sich nur auf Gestagene allgemein. Es gibt nur wenige Daten, die sich spezifisch auf langfristige Wirkungen von Levonorgestrel beziehen.

Vor mehr als 10 Jahren untersuchten wir in einer Studie (Vilska u. Mitarb. 1983) die **Lipidkonzentrationen** im Serum von Frauen in der *Postmenopause,* die langfristig Estradiolvalerat (2 mg) und Norgestrel (0,5 mg) oder nur Estradiolvalerat (2 mg) einnahmen.

⚠ Bei Patientinnen, die mit Estradiolvalerat und Norgestrel behandelt wurden, war sowohl die Gesamtcholesterin-, als auch die Triglyzeridkonzentration im Serum signifikant niedriger als bei Frauen, die nur Estradiolvalerat einnahmen oder bei Frauen, die keine Hormonpräparate erhielten.

Bei Frauen, die das Kombinationspräparat einnahmen, war die HDL-Cholesterinkonzentration im Serum niedriger als bei Frauen unter Estradiolvalerat als alleiniger Medikation.

Die einander entgegengesetzten Wirkungen von Estradiolvalerat und Norgestrel auf die **HDL-Cholesterinkonzentration** im Serum wurden unter Kurzzeittherapie während verschiedener Zyklusphasen gemessen. Nach längerfristiger Einnahme schienen diese Unterschiede der HDL-Cholesterinkonzentration im Serum zu verschwinden (Vilska u. Mitarb. 1983). In dieser Studie wurden die Hormonkonzentrationen vor dem Behandlungsbeginn nicht bestimmt.

In einer neueren Studie, bei der die Hormonkonzentrationen vor dem Behandlungsbeginn bestimmt wurden, verminderte die gleichzeitige Gabe von Estradiolvalerat und Levonorgestrel die Gesamt-HDL-Cholesterinkonzentration im Serum jedoch nur nach 1- und nach 4monatiger Behandlung. Nach 12monatiger Anwendung unterschied sich die HDL-Cholesterinkonzentration im Serum allerdings nicht signifikant von derjenigen vor der Behandlung (Wollter-Svensson u. Mitarb. 1995).

In unserer neuesten Studie (Punnonen u. Mitarb. 1995) wurden die **Lipid-, Lipoprotein-** und **Apolipoproteinkonzentrationen** im Serum nach gleichzeitiger Gabe von Estradiolvalerat (2 mg) und Levonorgestrel (0,25 mg) bzw. nach alleiniger Gabe von Estradiolvalerat (2 mg) bestimmt. Die Behandlungszeit betrug ungefähr 10 Jahre. Die mittleren Triglyzerid-, Gesamtcholesterin- und Apo-B-Konzentrationen im Serum waren bei Frauen unter Kombinationstherapie signifikant niedriger als bei Frauen, die nur Estradiolvalerat oder keine Hormonsubstitution erhielten. Außerdem waren die Apo-A1-, Gesamt-HDL-Cholesterin- und HDL 2-Cholesterinkonzentrationen bei Frauen, die mit Estradiolvalerat und Levonorgestrel behandelt wurden, niedriger als bei Frauen unter alleiniger Estradiolvaleratsubstitution. Die HDL 3-Cholesterinkonzentrationen im Serum waren bei allen Frauen ähnlich, unabhängig davon, ob sie mit Estradiolvalerat plus Levonorgestrel, nur mit Estradiolvalerat oder überhaupt nicht behandelt wurden.

⚠ Der kardioprotektive Wert der pharmakologisch induzierten höheren HDL-Cholesterinkonzentration wird daher möglicherweise überschätzt und könnte weniger wichtig sein als die Verminderung der LDL-Cholesterinkonzentration.

Es bestehen auch noch zahlreiche ungeklärte Fragen zur Rolle der Apolipoproteine A1 und A2 und unterschiedlicher HDL-Subgruppen bei der Atherosklerose (Forte u. Mitarb. 1994). Mittels multipler logistischer Regressionsanalyse konnte gezeigt werden, daß bei Frauen in der Postmenopause eine nicht erfolgende Estrogensubstitution der stärkste unabhängige Prädiktor für eine koronare Herzerkrankung ist, und daß das Verhältnis der Gesamtcholesterin- und der HDL-Cholesterinkonzentration die einzige weitere unabhängige Variable darstellt (Hong u. Mitarb. 1992). Die Lp(a)-Konzentration im Serum, die als unabhängiger Risikofaktor für kardiovaskuläre Erkrankungen diskutiert wird (Soma u. Mitarb. 1991), waren bei Frauen unter hormoneller Kombina-

Tab. **37** Konzentrationen des freien und des veresterten Cholesterins sowie der Öl (18:1n9)- und der Linolsäure (18:2n6) in den Phospholipiden in der Intima der A. uterina von Frauen in der Prämenopause, von Frauen in der Postmenopause, die mit Estradiolvalerat und Levonorgestrel behandelt wurden und von Frauen in der Postmenopause ohne Hormonsubstitution

	Frauen in der Prämenopause	Frauen in der Postmenopause mit Hormonsubstitution	Frauen in der Postmenopause ohne Hormonsubstitution	ANOVA
Alter (Jahre)	$48,1 \pm 2,6$ (37)[1]	$58,3 \pm 4,5$ (15)	$64,5 \pm 6,6$ (20)	p < 0,0001
Freies Cholesterin[2]	162 ± 55 (37)	267 ± 182 (15)	418 ± 279 (20)	p < 0,0001
Verestertes Cholesterin[2]	23 ± 41 (30)	130 ± 185 (7)	335 ± 336 (7)	p < 0,0001
Freies/verestertes Cholesterin	$12,8 \pm 5,8$ (30)	$9,8 \pm 8,6$ (7)	$3,3 \pm 3,0$ (7)	p < 0,0001
18:1n9	$15,6 \pm 3,4$ (37)	$16,6 \pm 3,6$ (15)	$15,2 \pm 1,9$ (20)	NS
18:2n6	$4,2 \pm 1,2$ (37)	$5,1 \pm 1,9$ (15)	$7,3 \pm 2,8$ (20)	p < 0,0001
18:1n9/18:2n6	$3,9 \pm 1,5$ (37)	$3,6 \pm 1,1$ (15)	$2,4 \pm 0,9$ (20)	p < 0,0002

[1] Patientenzahl
[2] µg/100 mg Feuchtgewicht des Gewebes

tionstherapie etwas niedriger als bei Frauen ohne Hormonsubstitution.

Lipidgehalt der arteriellen Intima

Die Konzentrationen des freien Cholesterins und der Phospholipide nehmen in der Aorta und in den Koronarien mit dem Lebensalter zu (Smith 1974, Ylä-Herttuala u. Mitarb. 1987). Während der ersten beiden Lebensjahrzehnte sind die Konzentrationen der Cholesterinester niedrig und nahezu konstant. Später, im Alter von 30–40 Jahren, nehmen sie rasch zu und machen ungefähr die Hälfte des Gesamtcholesterins in der Intima der Aorta aus (Smith 1974). Neben unseren Daten, die in der A. uterina bestimmt wurden (Punnonen u. Mitarb. 1995), liegen nur **sehr wenige Befunde** einer Assoziation einer Hormonsubstitution und dem Lipidgehalt der arteriellen Gefäßwand vor. Wir stellten auch **Autopsiebefunde** vor, die zeigten, daß eine signifikante, positive Korrelation zwischen dem Schweregrad der Atherosklerose der A. uterina und der Koronararterien besteht. Vor der Menopause ist die Konzentration des freien Cholesterins in der Intima der A. uterina ungefähr so hoch wie es für die normale Aorta angegeben ist (Insull u. Mitarb. 1966). Sie nimmt während der letzten 20 Jahre vor der Menopause nicht zu (Jokela u. Mitarb.).

Die Konzentrationen des freien **Cholesterins** in der Intima der A. uterina sind für Frauen vor der Menopause und nach der Menopause mit und ohne Hormonsubstitution in Tab. **37** und in Abb. **35** dargestellt. Die Konzentration des freien

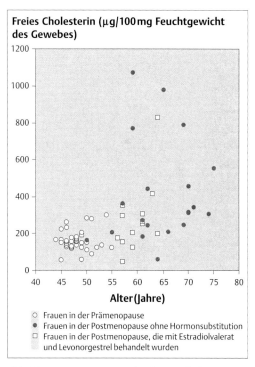

Abb. **35** Konzentrationen des freien Cholesterins in der Intima der A. uterina bei Frauen in der Prämenopause und bei Frauen in der Postmenopause ohne und mit Hormonsubstitution mit Estradiolvalerat und Levonorgestrel.

Cholesterins in der Intima nimmt demnach unvorhersehbar und stark schwankend nach der Menopause zu und ist in der Postmenopause signifikant höher.

⚠ Bei postmenopausalen Frauen, die mit Estradiolvalerat plus Levonorgestrel behandelt wurden, war die Konzentration des freien Cholesterins höher als bei Frauen vor der Menopause, allerdings geringer als bei postmenopausalen Frauen, die keine Hormonsubstitution erhielten.

Im Mittel waren die Konzentrationen der Cholesterinester in der Intima der A. uterina bei Frauen nach der Menopause ohne Hormonsubstitution 15fach höher als bei Frauen in der Prämenopause. Bei Frauen, die mit Estradiolvalerat plus Levonorgestrel behandelt wurden, waren die Konzentrationen der Cholesterinester in der Intima im Mittel nicht signifikant höher als bei Frauen vor der Menopause, allerdings signifikant niedriger als bei Frauen nach der Menopause, die keine Hormonsubstitution erhielten. Das Verhältnis aus freiem und verestertem Cholesterin war bei Frauen nach der Menopause unter Hormonsubstitution und bei Frauen in der Prämenopause vergleichbar. Es war aber bei Frauen nach der Menopause, die keine Hormonsubstitution erhielten, höher. Insgesamt waren die logarithmischen Werte der Konzentrationen des freien und des veresterten Cholesterins hoch signifikant miteinander korreliert ($r = 0,847$, $p < 0,001$).

Bei Frauen, die Estradiolvalerat plus Levonorgestrel einnahmen, war der **Linolsäure-** (18:2n6-)Gehalt der Phospholipide in der Intima altersunabhängig niedriger als bei Frauen in der Postmenopause, die keine Hormonsubstitution erhielten, und gleich hoch wie bei Frauen in der Prämenopause (Tab. **37**). Da der Linolsäure- (18:1n9-)Gehalt bei Frauen in der Prämenopause und in der Postmenopause vergleichbar ist, war das Verhältnis der in den Phospholipiden der Intima vorliegenden Fettsäuren (18:1n9/18:2n9) bei Frauen in der Postmenopause ohne Hormonsubstitution signifikant niedriger als bei Frauen unter Hormonsubstitution oder bei Frauen vor der Menopause. Eine enge positive Korrelation bestand zwischen dem Linolsäuregehalt der Phospholipide und der Konzentration des freien Cholesterins in der Intima der A. uterina bei Frauen nach der Menopause ($r = 0,842$, $p < 0,001$), nicht aber bei Frauen, die Estradiolvalerat plus Levonorgestrel einnahmen. Das Verhältnis der

18:1n9- und der 18:2n6-Fettsäuren korrelierte bei Frauen in der Postmenopause unter ($r = -0,598$, $p = 0,01$) und ohne ($r = -0,606$, $p < 0,001$) hormoneller Kombinationstherapie negativ mit der Konzentration des freien Cholesterins in der Intima.

Es wird vermutet, daß sich **LDL** in der Arterienwand nur ablagert, wenn es vor der Aufnahme durch Makrophagen und Ablagerung der Cholesterinester in Zellen der Arterienwand oxidiert wird (Witztum 1993). Von *Estrogenen* wurde gezeigt, daß sie die Oxidation von LDL verhindern (Sack u. Mitarb. 1994). Es gibt deutliche Hinweise darauf, daß LDL mit einem hohen Verhältnis aus 18:1n9- und 18:2n6-Fettsäuren weniger leicht oxidiert wird als LDL mit einem niedrigeren Quotienten der betreffenden Fettsäuren (Kleinveld u. Mitarb. 1993).

⚠ Unsere Befunde, daß das Verhältnis aus 18:1n9- und 18:2n6-Fettsäuren in den Phospholipiden der Intima von Frauen in der Prämenopause und von Frauen in der Postmenopause, die eine Hormonsubstitution erhielten, höher ist als bei Frauen, die nach der Menopause ohne Hormonsubstitution waren, könnte mit **antioxidativen Wirkungen** der Estrogene zusammenhängen.

Herzinfarktrisiko

In einer kürzlich veröffentlichten, prospektiven Studie wurde das Herzinfarktrisiko in Abhängigkeit von einer Hormonsubstitution untersucht (Falkeborn u. Mitarb. 1992). Für Frauen, die mit Estradiolvalerat plus Levonorgestrel behandelt wurden, betrug das relative Risiko, einen Herzinfarkt zu erleiden, 0,5. Für Frauen, die allein mit Estradiol oder konjugierten Estrogenen behandelt wurden, betrug das relative Risiko 0,73. Dies deutet daraufhin, daß die zyklische Anwendung von Levonorgestrel die ausgeprägte **Schutzwirkung** der Estrogene nicht entscheidend beeinflußt. Weniger wirksame Estrogene, wie Estriol, veränderten das Risiko nicht signifikant.

Atherosklerose der großen Gefäße

Um mehr Informationen über den Zusammenhang zwischen einer **Kombinationstherapie** mit Estrogen und Gestagen und der Atherosklerose zu erhalten, haben wir mittels hoch auflösendem Ultraschall untersucht, wie häufig bei Frauen in der *Postmenopause,* die **langjährig** Estradiolvale-

Tab. **38** Sonographische Bestimmung von Plaques in der Aorta abdominalis und in den Aa. carotis und iliacae bei Frauen in der Postmenopause mit und ohne Hormonsubstitution

Anzahl gefundener Plaques	Gruppe 1 ohne Hormonsubstitution (n = 40)				Gruppe 2 Estradiolvalerat plus Levonorgestrel (n = 40)				Gruppe 3 Estradiolvalerat (n = 40)			
	Aorta abdominalis	Aa. carotis	Aa. iliacae	Alle untersuchten Gefäße	Aorta abdominalis	Aa. carotis	Aa. iliacae	Alle untersuchten Gefäße	Aorta abdominalis	Aa. carotis	Aa. iliacae	Alle untersuchten Gefäße
0	5	20	27	4	7	26	32	5	9	25	36	7
1	4	17	9	1	9	11	6	6	11	13	4	8
2	6	3	3	5	10	3	2	7	11	1	–	12
3	9	–	–	5	9	–	–	10	4	–	–	6
4	10	–	1	11	3	–	–	7	5	–	–	2
5	5	–	–	4	1	–	–	4	–	–	–	3
6	1	–	–	6	1	–	–	–	–	–	–	2
7	–	–	–	2	–	–	–	–	–	–	–	–
8	–	–	–	2	–	–	–	1	–	–	–	–
Gesamt	40	40	40	40	40	40	40	40	40	40	40	40
Bezug					0,022	N.S.	N.S.	0,011	0,001	N.S.	N.S.	0,001

Die 40 Frauen jeder Gruppe wurden aufgrund der Zahl arteriosklerotischer Plaques eingeteilt. Die Daten entsprechen der Anzahl der Frauen jeder Untergruppe, bei denen in der Aorta abdominalis, in den Aa. carotis und in den Aa. iliacae sonographisch 0–8 Plaques nachgewiesen wurden. Zusätzlich wurden die Frauen anhand der Gesamtzahl der in allen untersuchten Gefäßen gefundenen Plaques eingeteilt.

rat (2 mg) plus Levonorgestrel (0,25 mg) einnahmen, arteriosklerotische Plaques in den Aa. carotides, der Aorta abdominalis und den Aa. iliacae auftreten (Punnonen 1995). Frauen in der Postmenopause, die nur Estradiolvalerat einnahmen oder nie eine Hormonsubstitution durchführten, dienten als Kontrollen. Alter, Körpermasse-Index (BMI), Anzahl postmenopausaler Jahre und Dauer der Therapie unterschieden sich in den Gruppen nicht. Alle Frauen waren gesund, rauchten nicht, hatten keinen Hochdruck und bedurften keiner Dauermedikation. Die Ernährungsgewohnheiten waren in den 3 Gruppen fast identisch. Die *Anzahl arteriosklerotischer Plaques* bei Frauen mit und ohne Hormonsubstitution sind in Tab. **38** zusammengestellt. Bei der statistischen Auswertung dienten Frauen ohne Hormonsubstitution als Referenzgruppe. Die p-Werte gelten für die lineare Trendberechnung.

⚡ Der Trend arteriosklerotischer Plaques war unter Hormonsubstitution geringer als bei den postmenopausalen Frauen ohne Hormonsubstitution.

Mehr als 3 arteriosklerotische Plaques wurden bei 62 % der Frauen ohne Hormonsubstitution, aber nur bei 30 % der Frauen, die Estradiolvalerat plus Levonorgestrel (p = 0,003), und bei 17 % der Frauen, die nur Estradiolvalerat einnahmen, beobachtet. Nur bei 1 von 40 (2,5 %) Frauen, die eine kombinierte Hormonsubstitution durchführten, bestanden mehr als 5 sonographisch nachweisbare Plaques, während dies bei 25 % der Frauen ohne Hormonsubstitution und bei 5 % der Frauen, die nur Estradiolvalerat einnahmen, der Fall war. Außerdem war die Gesamtzahl arteriosklerotischer Plaques und die Zahl der Plaques in der Aorta bei Patientinnen, die Estradiolvalerat plus Levonorgestrel einnahmen, signifikant niedriger als bei Frauen ohne Hormonsubstitution. Zwischen beiden hormonellen Behandlungsschemata bestand kein signifikanter Unterschied.

⚡ Unsere Daten zeigen, daß die **Kombinationstherapie** mit Estradiolvalerat plus Levonorgestrel, ähnlich der Monotherapie mit Estradiolvalerat, bei Frauen in der Postmenopause die *Progression* der Atherosklerose großer Arterien *verhindert*.

Unsere Studie bestätigte die bereits zuvor gezeigte gute Reproduzierbarkeit der angewendeten Ultraschall-Technik. Kalkdichte Schatten in Röntgenaufnahmen der Aorta stellen ein fortgeschrittenes Stadium der Intimasklerose dar und können als verkalkte Plaques gesehen werden (Hyman u. Mitarb. 1954). Sie stehen in enger Beziehung zu späterer kardiovaskulärer Todesursache (Witteman u. Mitarb. 1986). Die klinische Bedeutung der in unserer Studie erhobenen sonographischen Befunde bei asymptomatischen Frauen ist allerdings nicht klar.

🛈 Zusammenfassend läßt sich sagen, daß die *präventive* Wirkung der Kombinationstherapie mit Estradiolvalerat plus Levonorgestrel auf die Atherosklerose von Frauen in der Postmenopause durch biochemische, sonographische und epidemiologische Studien nachgewiesen wurde.

Literatur

Falkeborn, M., I. Persson, H.-O. Adami, R. Bergström, E. Eaker, H. L. R. Mohsen, T. Naessén: The risk of acute myocardial infarction after oestrogen and oestrogen-progestogen replacement. Brit. J. Obstet. Gynaecol. 99 (1992) 821 – 828

Forte, T. M., M. R. McCall: The role of apolipoprotein A-I-containing lipoproteins in atherosclerosis. Current Opinion in Lipidology 5 (1994) 354 – 364

Haarbo, J., C. Hassager, S. B. Jensen, B. J. Riis, C. Christiansen: Serum lipids, lipoproteins and apolipoproteins during postmenopausal estrogen replacement therapy combined with either 19-nortestosterone derivatives or 17-hydroxyprogesterone derivatives. Amer. J. Med. 90 (1991) 584 – 589

Henderson, B. E., R. K. Ross, R. A. Lobo, N. C. Pike, T. M. Mack: Re-evaluation the role of progestogen therapy after the menopause. Fertil. Steril. 49 (Suppl. 2) (1988) 9 S– 15 S

Hong, M. K., P. A. Romm, K. Reagan, C. E. Green, C. E. Racley: Effects of estrogen replacement therapy on serum lipid values and angiographically defined coronary artery disease in postmenopausal women. Amer. J. Cardiol. 69 (1992) 176 – 178

Hyman, J. B., F. H. Epstein: A study of the correlation between roentgenographic and postmortem calcification of the aorta. Amer. Heart J. 47 (1954) 540 – 543

Insull, W., G. E. Bartsch: Cholesterol, triglyceride and phospholipid content of intima, media and atherosclerotic fatty streak in human thoracic aorta. J. Clin. Invest. 45 (1966) 513 – 523

Jokela, H., R. Punnonen: Unpublished results

Kleinveld, H. A., A. H. Naber, A. F. H. Stalenhoef, P. N. M. Demacker: Oxidation resistance, oxidation rate, and extent of oxidation of human low-density lipoprotein depend on the ratio of oleic acid content to linoleic acid content: Studies in vitamin E deficient subjects. Free Radical Biology & Medicine 15 (1993) 273 – 280

Punnonen, R. H., H. A. Jokela, P. S. Dastidar, M. Nevala, P. J. Laippala: Combined oestrogen-progestin replacement therapy prevents atherosclerosis in postmenopausal women. Maturitas 21 (1995) 179 – 187

Punnonen, R., H. Jokela, P. K. Heinonen, R. Aine, P. Dastidar: Hormone replacement therapy and atherosclerosis. J. Reprod. Med. 40 (1995) 267 – 272

Sack, M. N., D. J. Rader, R. O. Cannon: Oestrogen and inhibition of oxidation of LDL in postmenopausal women. Lancet 343 (1994) 269 – 270

Smith, L. B.: The relationship between plasma and tissue lipids in human atherosclerosis. Adv. Lipid. Res. 12 (1974) 1 – 49

Soma, M., R. Fumagalli, R. Paoletti, M. Meschia, M. C. Maini, P. Crosignani: Plasma Lp(a) concentration after oestrogen and progestagen in postmenopausal women. Lancet 337 (1991) 612 – 613

Vilska, S., R. Punnonen, L. Rauramo: Long-term postmenopausal hormone therapy and serum HDL-C, total cholesterol and triglycerides. Maturitas 5 (2) (1983) 97 – 104

Witteman, J. C. M., F. J. Kok, J. L. C. M. van Saase, H. A. Valkenburg: Aortic calcification as a predictor of cardiovascular mortality. Lancet 15 (1986) 1120 – 1122

Witztum, J. L.: Role of oxidised low density lipoprotein in atherogenesis. Brit. Heart J. 69 (Suppl.) (1993) 12 – 18

Wollter-Svensson, L.-O., E. Stadberg, K. Andersson, L.-A. Mattsson, V. Odlind, I. Persson: Intrauterine administration of levonorgestrel in two low doses in HRT. A randomized clinical trial during one year: effects on lipid and lipoprotein metabolism. Maturitas 22 (1995) 199 – 205

Ylä-Herttuala, S., H. Sumuvuori, K. Karkola, M. Möttönen, T. Nikkari: Atherosclerosis and biochemical composition or coronary arteries in Finnish men. Atherosclerosis 65 (1987) 109 – 115

Langwirksame Kontrazeptiva mit Levonorgestrel

Long Acting Levonorgestrel Contraceptives

Levonorgestrelfreisetzende Intrauterinpessare

Levonorgestrel-Releasing Intrauterine Device

Tapani Luukkainen, Goran Rybo

Die Verwendung levonorgestrelfreisetzender Intrauterinpessare korreliert mit deutlich weniger Blutungstagen und einem geringeren Blutverlust während der Menstruation. Diese Eigenschaft wurde zur Behandlung und Vorbeugung der Eisenmangelanämie genutzt, bei der sich diese günstige Wirkung in erhöhten Ferritin-Konzentrationen im Serum ausdrückt. Die intrauterine Freisetzung von Levonorgestrel macht den Zervixschleim relativ undurchlässig, was unsere Beobachtung erklären könnte, daß die Verwendung levonorgestrelhaltiger Intrauterinpessare (LNG-IUP) mit einem verminderten Risiko für Entzündungen im Beckenbereich assoziiert ist, wie es auch bei Einnahme oraler Kontrazeptiva beobachtet wird. Die Suppression des Endometriums hemmt dessen Synthese von Prostaglandinen und Wachstumsfaktoren, was viele der beobachteten günstigen und therapeutischen Wirkungen erklären kann.

Wenn ein levonorgestrelhaltiges Intrauterinpessar verwendet wird, sollten die Frauen jedoch dahingehend beraten werden, daß während der ersten Monate nach Implantation vermehrt Schmierblutungen auftreten können, und daß bei längerer Anwendung häufiger eine Amenorrhoe auftritt. Der verordnende Arzt sollte die Patientinnen darauf hinweisen, daß diese Besonderheiten harmlos und Ziel der Anwendung sind. Die Funktionen von Ovar und Hypophyse bleiben erhalten, auch wenn die Amenorrhoe während der gesamten Verweildauer des levonorgestrelhaltigen Intrauterinpessars bestehen bleibt. Fertilität und Menstruation kehren nach Entfernung des Pessars rasch zurück. Informationen über die verschiedenen Gesundheitsvorteile bei Anwendung des levonorgestrelhaltigen Intrauterinpessars zu erhalten, ist das Recht jeder Frau, die sich für diese Methode zur Regulation und zum Schutz ihrer Fruchtbarkeit oder zur Behandlung gynäkologischer Erkrankungen entscheidet. ∎

Use of the levonorgestrel-releasing intrauterine device is associated with a marked reduction in the number of bleeding days and menstrual blood loss. This attribute has been associated with the treatment and prevention of iron deficiency anemia, where the positive effect is reflected in increased serum ferritin concentrations. The intrauterine release of levonorgestrel renders the cervical mucus relatively impermeable, and this may explain our observation that the use of levonorgestrel IUD is associated with a decreased risk of pelvic inflammatory disease, similar to that seen with the use of oral contraceptives. Suppression of the endometrium inhibits the synthesis of endometrial prostaglandins and growth factors, that may explain many of the beneficial and therapeutic effects observed.

However, when the levonorgestrel IUD method is used, women should receive counseling with regard to increased spotting during the first months of use and increased incidence of amenorrhea during long-term use. The provider of the method should inform patients that these characteristics are harmless and the aim of the use. Ovarian and pituitary functions remain normal even though amenorrhea persists for the entire duration of use of the levonorgestrel IUD. Fertility and menstruation return rapidly after removal of the device. Information on the different health benefits associated with the use of the levonorgestrel IUD is the right of women accepting this method for regulation and protection of their fertility or treatment of gynecological disorders. ∎

Einleitung

Viele hormonelle Methoden, die zur Schwangerschaftsverhütung eingesetzt werden, wirken, indem sie die *Ovulation hemmen.* Die in den Präparaten enthaltenen Steroide erreichen die Zielgewebe über den **Blutkreislauf.** Deshalb beeinflussen orale oder monatlich zu injizierende Kontrazeptiva neben der Ovulation auch andere Prozesse des Organismus. Hormonelle Methoden, die nicht auf einer dauernden Hemmung der Ovulation beruhen, wie Pillen, die nur Gestagen enthalten, oder subdermale Implantate, wirken erst, nachdem sie ihre Zielgewebe über den Blutkreislauf erreicht haben. Da bei all diesen Methoden das Hormon über den Blutkreislauf verteilt wird, muß die **Steroiddosis** ausreichend **hoch** sein, um am Zielgewebe Wirkspiegel zu erreichen. Die Steroide wirken im gesamten Körper. Einige Wirkungen sind günstig, andere eindeutig unerwünscht und verursachen Komplikationen. Die meisten der möglichen **Nebenwirkungen** sind relativ harmlos, können aber zur Unzufriedenheit mit der Methode führen und damit deren Abbruch bedingen.

⚠ Levonorgestrelfreisetzende Intrauterinpessare wurden entwickelt, um die täglich applizierte Steroiddosis wie auch systemische Nebenwirkungen durch lokale Anwendung am Zielgewebe, dem Endometrium und dem Zervixschleim, zu vermindern.

Wegen der lokalen Applikation zeigen bereits **geringe Dosen** am Zielgewebe **starke Wirkung,** da die kontinuierliche Freisetzung *gleichbleibend* hohe Steroidkonzentrationen im Zielgewebe sicherstellt.

⚠ Derartige Konzentrationen können durch tägliche Gaben sicherer oraler oder parenteraler Hormondosen nicht erreicht werden.

Aus der niedrigen, aber wirksamen Dosis ergeben sich viele günstige Konsequenzen. Es können lang anhaltend wirkende Methoden entwickelt werden, wodurch systemische **Nebenwirkungen** wahrscheinlich seltener und weniger ausgeprägt auftreten. Völlig unerwartet zeigte die starke lokale Wirkung auf das Endometrium viele weitere **Vorteile.** In dieser Übersicht sind die wichtigsten Beobachtungen bei der Entwicklung und Anwendung levonorgestrelhaltiger Intrauterinpessare zusammengefaßt.

Pessare

Levonorgestrelhaltige Intrauterinpessare werden von Leiras OY (Turku, Finnland) hergestellt. Als Trägermaterial dient ein einfaches T-förmiges Plastikteil mit einem manschettenartigen Stero-

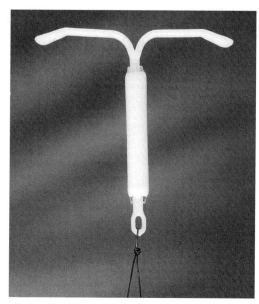

Abb. **36** Levonorgestrelfreisetzendes Intrauterinpessar.

idreservoir, das den vertikalen Schenkel umgibt (Abb. **36**) und **52 mg Levonorgestrel** in einer Polydimethylsiloxan-Elastomermischung enthält. Die darin enthaltene Steroidkonzentration beträgt 50% (w/w). Diese Manschette wird von einer Membran umhüllt, durch die intrauterin während 24 Stunden 20 µg Steroid freigesetzt werden.

Es wird empfohlen, dieses Pessar 5 Jahre lang im Uterus zu belassen und im 6. Jahr gegen ein neues auszutauschen. Levonorgestrelhaltige Intrauterinpessare haben eine **Sicherheitsmarge** von mindestens 2 Jahren, um die sie länger wirksam sind als es der empfohlenen Anwendungszeit entspräche.

Einbringen des levonorgestrelhaltigen Intrauterinpessars

Bei *menstruierenden* Frauen wird das Intrauterinpessar während der ersten 10 Tage des Zyklus eingelegt. Aus praktischen Gründen erfolgt die Einbringung während der ersten 3 bis 10 Tage nach Beginn der Menstruation, aber nicht später als 5 Tage nach dem letzten Tag der Menstruation.

Nach Abort bzw. Schwangerschaftsabbruch vor der 12. Schwangerschaftswoche kann das Intrauterinpessar unmittelbar eingelegt werden. Im Rahmen von Studien wurden Intrauterinpessare während der durch die Laktation bedingten Amenorrhoe bis zu 8 Wochen *nach* der *Entbindung* erfolgreich eingelegt. *Nach* der *Menopause* werden Intrauterinpessare erst eingelegt, nachdem eine Estrogensubstitution erfolgte.

Die **korrekte Plazierung** des Intrauterinpessars am Fundus uteri ist notwendig, um das gesamte Endometrium zu supprimieren. Deshalb sollte der Zervixkanal unter großzügiger parazervikaler Infiltrationsanästhesie auf 5 mm erweitert werden. Das Pessar wird in einer **Einführungshülse** durch den Zervixkanal geschoben. Wenn die Spitze dieser Hülse die innere Öffnung des Zervikalkanals passiert hat, werden die Seitenarme des Pessars freigegeben, indem die Hülse bis zur Kolbenmarkierung nach unten geschoben wird. Danach wird das Pessar zusammen mit der Hülse leicht nach oben geschoben und im Fundus plaziert. Erst jetzt wird das Pessar komplett freigegeben, indem die Hülse bis zum Kolbenring nach unten gezogen und zuerst der Kolben, danach die Hülse entfernt werden. Diese Vorgehensweise ermöglicht eine sichere Einbringung. Nur selten sind sonographische Kontrollen erforderlich.

Klinik

Verhütung unerwünschter Schwangerschaften

Die Konzeption wird *wirksam* verhindert. In verschiedenen Studien lag der **Pearl-Index** bei 3- bis 4jähriger Anwendung zwischen 0 und 0,2 (Indian Council of Medical Research 1989, Scholten 1989, Toivonen u. Mitarb. 1991), bei 5jähriger Anwendung zwischen 0,1 und 0,2 (Andersson u. Mitarb. 1994, Sivin u. Mitarb. 1990, Xiao u. Mitarb. 1995) und nach 7jähriger Anwendung zwischen 0 und 0,1 (Faundes u. Mitarb. 1993, Sivin u. Mitarb. 1991). Als einzige Ausnahme wurde im Thiery-Report nach 2jähriger Anwendung ein Pearl-Index von 2,8 genannt (Thiery u. Mitarb. 1989). Es ist wichtig, daß in jeder Altersgruppe die **Versagerquoten** der Kontrazeption gering waren (Andersson u. Mitarb. 1994). Alle anderen Methoden der Schwangerschaftsverhütung weisen bei jungen Frauen höhere Versagerquoten auf.

Die Wirkweise dieser Form der Kontrazeption beruht auf der **lokalen Wirkung** des aus dem levonorgestrelhaltigen Intrauterinpessar freigesetzten Steroids auf das Endometrium und auf den Zervixschleim. Die Ovulation wird selten, im wesentlichen nur während des ersten Jahres der Anwendung unterdrückt (Xiao u. Mitarb. 1995).

Levonorgestrelhaltige Intrauterinpessare verhindern auch **ektope Schwangerschaften.** Sivin u. Mitarb. (1991) berichteten, daß in ihrer großen, 7 Jahre dauernden Studie mit levonorgestrelhaltigen Intrauterinpessaren keine ektope Schwangerschaft auftrat. Andersson u. Mitarb. (1994) gaben für extrauterine Schwangerschaften einen sehr geringen Pearl-Index von 0,02 an. Dies ist um so bemerkenswerter, da die Ergebnisse aus einer einzelnen Klinik stammen.

Blutung und Amenorrhoe

Die **intrauterine Freisetzung** von Levonorgestrel hemmt das Endometrium stark, indem dieses in ein Ruhestadium versetzt und damit gegen ovarielles Estradiol unempfindlich wird. Die hohen Gestagen-Konzentrationen im Gewebe hemmen die Synthese von Estradiolrezeptoren (Janne u. Mitarb. 1980). Infolge der völligen Dominanz des Gestagens am Endometrium werden sowohl *Blutungsdauer* (Nilsson u. Mitarb. 1983) als auch *Blutverlust* während der Menstruation deutlich vermindert (Nilsson 1977, Scholten u. Mitarb. 1989 a). Diese Wirkung ist so ausgeprägt, daß bei ungefähr 20% der Frauen trotz völlig normaler Ovarialfunktion keine Blutung auftritt.

Das Verständnis um diese medikamentös induzierte *Amenorrhoe* ist für die **Beratung** vor der Einbringung levonorgestrelhaltiger Intrauterinpessare von großer Bedeutung.

⚠ Frauen, Ärzte und medizinisches Personal müssen darüber informiert sein, daß eine Amenorrhoe durch levonorgestrelhaltige Intrauterinpessare ein Ziel dieser Behandlung und kein Zeichen einer Schwangerschaft oder einer gestörten Ovarialfunktion darstellt.

Nach Entfernung des Intrauterinpessars tritt auch bei Frauen, bei denen 7 Jahre lang eine Amenorrhoe bestand, innerhalb eines Monats wieder eine normale *Menstruation* auf. Bei sorgfältig aufgeklärten Frauen muß das Intrauterinpessar aus diesem Grund nicht entfernt werden, und die meisten Frauen empfinden das Ausbleiben der Menstruation als **vorteilhaft.**

Während des ersten Jahres nach der Einbringung wurde unter Studienbedingungen die Behandlung wegen Blutungsproblemen bei *levonorgestrel-* und *kupfer*haltigen Intrauterinpessaren in etwa gleich häufig abgebrochen, wie anhand von Überlebenstafeln gezeigt werden konnte (Sivin u. Mitarb. 1984, Luukkainen u. Mitarb. 1987). Die Gründe, die zum **Abbruch** führten, unterscheiden sich dagegen signifikant voneinander (Andersson u. Mitarb. 1994, Luukkainen u. Mitarb. 1987). Starke und lang anhaltende Blutungen stellen bei kupferhaltigen Intrauterinpessaren häufiger die Ursache für einen Abbruch der Anwendung dar.

Einige Frauen ließen sich das levonorgestrelhaltige Intrauterinpessar wegen inakzeptabler, irregulärer Blutungen entfernen, deretwegen sie sich Sorgen machten. Gut informierte Frauen tolerieren seltene oder unregelmäßige Blutungen, wobei die Anwendung wegen Blutungsproblemen nach 1jähriger Anwendung von levonorgestrelhaltigen Intrauterinpessaren signifikant seltener abgebrochen wurde als bei kupferhaltigen Intrauterinpessaren (Faundes u. Mitarb. 1993).

⚠ Langzeitstudien zeigten übereinstimmend, daß aufgrund von Blutungsproblemen levonorgestrelhaltige Intrauterinpessare signifikant seltener als kupferhaltige entfernt werden mußten (Abb. **37**).

Dieser Unterschied ist bei Frauen über 30 Jahren besonders deutlich (Andersson u. Mitarb. 1994) *Starke* Menstruationsblutungen werden im höheren *Alter* häufiger. Dies erklärt möglicherweise, warum bei Frauen über 30 Jahren levonorgestrelhaltige Intrauterinpessare nur selten wegen Blutungskomplikationen entfernt werden müssen.

Endometritis und Infektionen der Beckenorgane

Anfang der 70er Jahre wurde von manchen Ärzten trotz ihres Enthusiasmus bei der Einbringung von Intrauterinpessaren nicht auf strenge **Asepsis** geachtet. Auch wurden oft keine Tests auf **Gonorrhoe** durchgeführt, obwohl diese als eine Kontraindikation für die Einbringung von Intrauterinpessaren anzusehen ist. Kliniken für sexuell übertragbare Erkrankungen verordneten zu Forschungszwecken randomisiert orale Kontrazeptiva oder Intrauterinpessare. Die Ergebnisse zeigten, daß bei fast jeder der mittels Intrauterinpessar, aber nur bei 50% der mittels oraler Kontrazeptiva behandelten Frauen eine Infektion der Beckenorgane auftrat, wenn zum Zeitpunkt des Behandlungsbeginns eine sexuell übertragbare Erkrankung bestand. Daraus wurde geschlossen, daß Intrauterinpessare Infektionen

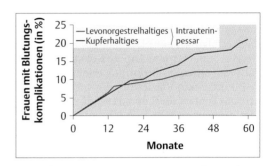

Abb. **37** Kumulative Gesamtrate von Blutungskomplikationen während 5jähriger Anwendung.

der Beckenorgane verursachen, während orale Kontrazeptiva davor schützten.

Die große, randomisierte Studie mit 2 verschiedenen Kupfer-Intrauterinpessaren zeigte, daß während der ersten Monate nach der Einbringung des Intrauterinpessars Infektionen nicht gehäuft auftraten, wenn die Einbringung unter strenger Asepsis erfolgte.

⚠ Die höchste Infektionsrate wiesen Frauen unter 25 Jahren auf.

Bei älteren Frauen war die Infektionsrate während der 5jährigen Beobachtungszeit sehr niedrig (Luukkainen u. Mitarb. 1979, Luukkainen u. Mitarb. 1983). Daraus wurde geschlossen, daß Intrauterinpessare zwar keine Infektionen verursachen, aber nicht davor schützen, daß durch eine lokale Infektion eine Infektion der Beckenorgane entsteht. Außerdem wurde daraus geschlossen, daß die Infektionen junger Frauen, die Intrauterinpessare verwenden, durch ihr Sexualverhalten und/oder das ihrer Partner verursacht werden (Luukkainen u. Mitarb. 1979).

⚠ Die 5jährige Pilotstudie, in der die Wirksamkeit von levonorgestrelhaltigen mit kupferhaltigen Intrauterinpessaren verglichen wurde, zeigte, daß bei levonorgestrelhaltigen Intrauterinpessaren seltener Infektionen der Bekkenorgane auftraten.

Gut aufgeklärte Frauen, denen ein kupferhaltiges Intrauterinpessar eingelegt worden war, hatten seltener als die Durchschnittsbevölkerung Infektionen der Beckenorgane. Dieser Unterschied war aber statistisch nicht signifikant (Luukkainen 1987).

Der große Beitrag dieser Studie zur Beurteilung von Sicherheit und Wirksamkeit bestand darin, daß gleiche Kriterien zur Diagnose und Therapie bei Endometritis und Infektionen der Beckenorgane galten. Eine weitere Studie wurde in großen, modern und gut ausgestatteten gynäkologischen Kliniken durchgeführt, und es wurde ein ununterbrochenes Follow-up gewährleistet. Die sorgfältige Datenerhebung und deren Überprüfung zeigte, daß sowohl bei kupfer- als auch bei levonorgestrelhaltigen Intrauterinpessaren sehr selten Infektionen auftraten. Erst nach 3 Jahren ließen sich bei den untersuchten 3000 Frauen mit levonorgestrelhaltigen Intrauterinpessaren signifikant seltenere Infektionen der Beckenorgane sichern (Toivonen u. Mitarb. 1991). Die nach 5 Jahren erfolgte Auswertung zeigte, daß das Fortschreiten von sexuell übertragbaren Erkrankungen und das Auftreten von Infektionen der Beckenorgane auch im Fall einer Endometritis signifikant vermindert wurde (Andersson u. Mitarb. 1994).

🔅 Die gleiche Studie zeigte, daß während der ersten Monate weder nach dem Einbringen von kupfer-, noch von levonorgestrelhaltigen Intrauterinpessaren gehäuft Infektionen der Beckenorgane auftraten.

Dafür wurde die Einbringung des Pessars unter *aseptischen Bedingungen* und die *vorherige Behandlung* von Zervixinfektionen verantwortlich gemacht. Es wurde gezeigt, daß kombinierte *orale* Kontrazeptiva das Risiko von Entzündungen der Beckenorgane vermindern (Senanayake u. Mitarb. 1980). Vermutlich wird eine *Entzündung* der Beckenorgane *verhindert,* indem der Zervixschleim und das Endometrium verändert werden. Derartige Veränderungen sind bei levonorgestrelhaltigen Intrauterinpessaren stärker ausgeprägt, als bei Einnahme oraler Kontrazeptiva. Auch ist der menstruationsbedingte Blutverlust geringer und die Blutungsdauer kürzer als bei oralen Kontrazeptiva. Eine interessante Beobachtung machte Soderstrom (1983), der bei 49% der Frauen, denen Intrauterinpessare *ohne* Hormonzusatz eingelegt worden waren, histologisch Infektionszeichen fand, obwohl keine Anzeichen einer Entzündung der Beckenorgane bestanden und in 100 aus den Tuben gewonnenen Proben kein Keimnachweis erfolgte. Bei keiner der Frauen, denen *progesteron*freisetzende Intrauterinpessare (Progestasert) eingelegt wurden, bestanden histologische Infektionszeichen. Der Autor

vermutete, daß eine sterile Entzündung (Fremdkörperreaktion) für bakterielle Infektionen prädisponiert.

Therapeutische Anwendung levonorgestrelhaltiger Intrauterinpessare

Konventionelle Intrauterinpessare ohne Hormonzusatz wirken sehr gut kontrazeptiv, bieten aber keine weiteren Vorteile. Derartige Intrauterinpessare können nicht therapeutisch eingesetzt werden.

🔅 Im Gegensatz dazu, bieten levonorgestrelhaltige Intrauterinpessare viele gesundheitliche Vorteile.

Sie wurden und werden noch immer zur Prävention und Therapie verschiedener gynäkologischer Erkrankungen verwendet. Die grundlegende Wirkung dieser Behandlung scheint darauf zu beruhen, daß das *intrauterin* freigesetzte Levonorgestrel lokal im Endometrium zu hohen Gestagenkonzentrationen führt (Nilsson u. Mitarb. 1992, Luukkainen u. Mitarb. 1990). Das Endometrium wird gegen Estradiol unempfindlich, da durch die hohe Gestagenkonzentration im Gewebe die Synthese von Estradiolrezeptoren verhindert wird (Janne u. Mitarb. 1980). Als Folge tritt eine starke proliferationshemmende Wirkung auf. Innerhalb von 3 Monaten nach Einbringung des Intrauterinpessars wird das Endometrium in ein dünnes, inaktives Epithel umgewandelt, das dem bei Amenorrhoe während der Laktation oder in der Postmenopause entspricht (Silverberg u. Mitarb. 1986).

Durch die unterdrückte **Endometriumfunktion** dauert die Menstruationsblutung deutlich kürzer (Nilsson u. Mitarb. 1983, Luukkainen u. Mitarb. 1990) und ist deutlich schwächer (Nilsson 1977, Scholten u. Mitarb. 1989a). Bei vielen Frauen tritt überhaupt keine Blutung auf. Das proliferierende und sezernierende Endometrium bildet viele hochaktive Substanzen: Prostaglandine, Estrogen, durch Estrogen bzw. Progesteron induzierte Wachstumsfaktoren und verschiedene Peptide. Vom gehemmten Endometrium werden viele dieser Regulationsfaktoren nicht mehr gebildet. Gestagen stimuliert die Synthese anderer Faktoren, wie z.B. das Wachstumsfaktor-bindende Protein im Stroma (Pekonen u. Mitarb. 1992).

Alle Studien, bei denen der **Blutverlust** während der Menstruation quantitativ bestimmt wurde, zeigten, daß levonorgestrelhaltige Intrauterinpessare den Blutverlust signifikant senken, wodurch die Hämoglobinkonzentration im Blut steigt. Eine 40monatige, prospektive Studie zeigte, daß in einer Population mit häufig bestehender Anämie durch levonorgestrelhaltige Intrauterinpessare weniger Frauen eine klinisch relevante Anämie entwickeln und die Eisenspeicher verbessert werden. Niedrige Ferritinkonzentrationen wurden bei 70% (Lippes Loop), 55% (CuT 380), 43% (kein Intrauterinpessar) und bei 14% (levonorgestrelhaltige Intrauterinpessare) der Frauen beobachtet (Faundes u. Mitarb. 1988).

⚠ Die levonorgestrelhaltigen Intrauterinpessare können daher zur Prävention und zur Therapie von Eisenmangelanämien, die wegen starker Blutverluste bei der Menstruation entstehen, eingesetzt werden.

Vier Studien zeigen, daß der menstruale Blutverlust bei Frauen mit *Menorrhagie* (Blutverlust > 80 ml aus in der Sekretionsphase befindlichem Endometrium) vermindert wird (Andersson u. Mitarb. 1990, Milsom u. Mitarb. 1991, Tang u. Mitarb. 1995). In einer Studie betrug der mediane menstruale Blutverlust vor Einbringung eines levonorgestrelhaltigen Intrauterinpessars 176 ml und fiel ein Jahr danach auf einen Mittelwert von 5 ml ab. Zusätzlich nahmen die Konzentrationen des Hämoglobin im Blut und des Ferritin im Serum signifikant zu (Andersson u. Mitarb. 1990). Der nach 12 Monaten um 97% verminderte menstruale Blutverlust zeigt, daß mit levonorgestrelhaltigen Intrauterinpessaren Menorrhagien wirksam und langfristig behandelt werden können. Diese Methode, die billiger als invasive Maßnahmen zur Behandlung der Menorrhagie ist (wie Ablatio des Endometriums und Hysterektomie) und die keinen Krankenhausaufenthalt erfordert, könnte die invasiveren Maßnahmen ersetzen. Darüber hinaus beeinträchtigen operative Maßnahmen zur Behandlung der Menorrhagie die Fertilität und sind außerdem in Entwicklungsländern nicht überall verfügbar.

⚠ Levonorgestrelhaltige Intrauterinpessare bieten daher eine einfache, sehr wirksame und die Fertilität erhaltende Alternative zur invasiven Behandlung der Menorrhagie.

Bei vielen Frauen mit intaktem Uterus müssen in der *Postmenopause* zusätzlich zur Estrogensubstitution Gestagene gegeben werden. Üblicherweise wird das Gestagen oral verabreicht. Dabei treten allerdings **Nebenwirkungen,** wie z.B. Abbruchblutungen, auf, die für die Frauen störend sind und diese dazu veranlassen, die Hormonersatztherapie abzubrechen.

⚠ Mit gutem Erfolg wurden gestagen- und levonorgestrelfreisetzende Intrauterinpessare als Gestagenkomponente der hormonellen Substitutionstherapie eingesetzt (Tang u. Mitarb. 1995, Shoupe u. Mitarb. 1991, Archer u. Mitarb. 1994, Andersson u. Mitarb. 1992, Suhonen u. Mitarb. 1995).

Die systemischen Nebenwirkungen und die antiestrogenen Wirkungen sind minimal. Unter levonorgestrelhaltigen Intrauterinpessaren als „Gestagenquelle" einer hormonellen Substitutionstherapie entwickeln die meisten Frauen nach anfänglichen Schmierblutungen eine Amenorrhoe. Die Methode wird gut **toleriert** und deshalb langfristig zuverlässig **fortgeführt.**

Bei den klinischen Studien mit levonorgestrelhaltigen Intrauterinpessaren nahmen interessanterweise die **Menstruationsbeschwerden** ab (Nilsson u. Mitarb. 1983). Derartige Intrauterinpessare wurden auch zur Behandlung von **Endometriumhyperplasien** erfolgreich eingesetzt (Perino u. Mitarb. 1987, Scarselli u. Mitarb. 1988). In den Studien konnte gezeigt werden, daß die Rückbildung der Endometriumhyperplasie die gesamte Dicke des Endometriums betrifft, wobei dieser Effekt länger anhält als bei funktionellen Störungen, wie beispielsweise der Menorrhagie. Es sind weitere Studien erforderlich, um die therapeutischen Einsatzmöglichkeiten levonorgestrelhaltiger Intrauterinpessare bei entsprechenden gynäkologischen Krankheitsbildern zu prüfen.

Eine Langzeitstudie von 7 Jahren Dauer zeigte, daß unter levonorgestrelhaltigen Intrauterinpessaren signifikant weniger **Myome** als unter CuT-380-Intrauterinpessaren auftreten. Es gibt einen interessanten Bericht, demzufolge die Myomgröße durch levonorgestrelhaltige Intrauterinpessare abnimmt (Singer u. Mitarb. 1994). Eine andere Studie bewies, daß levonorgestrelhaltige Intrauterinpessare das Fortschreiten einer **Endometriose** unterbrechen und die durch die Endometriose bedingten Schmerzen mindern können (Xiao, persönliche Mitteilung). Diese Wirkung könnte darauf beruhen, daß die durch Estradiol induzierte Bildung von Wachstumsfaktoren, Prostaglandinen und Kininen, und/oder von Wachstumsfaktoren bindenden Proteinen im Endometrium gehemmt wird. Diese interessanten Beobachtungen werden zu weiteren Untersuchungen führen.

Es wurde gezeigt, daß durch levonorgestrelhaltige Intrauterinpessare die Häufigkeit von **Endometritiden** und Entzündungen der Beckenorgane als Folge von Geschlechtskrankheiten signifikant vermindert wird, was allerdings weiterer Nachweise bedarf. Die spezifische und starke Wirkung des aus dem levonorgestrelhaltigen Intrauterinpessar freigesetzten Gestagens auf den Zervixschleim und das Endometrium, sowie der geringere Blutverlust während der Menstruation könnten das relative Risiko einer Entzündung der Beckenorgane oder für eine Endometritis verringern. Dies wurde bei sexuell aktiven jungen Frauen festgestellt (Toivonen u. Mitarb. 1991, Andersson u. Mitarb. 1994).

Schließlich ist es möglich, levonorgestrelhaltige Intrauterinpessare anstatt einer Tubenligatur einzusetzen, da Schwangerschaften dadurch mindestens ebenso effektiv verhindert werden (die kumulative Häufigkeit von Schwangerschaften ist nach 7 Jahren kleiner als 0,5/100 Frauen). Zudem ist die Wirkung reversibel, wodurch diese Methode auch für junge Frauen akzeptabel erscheint.

Intrauterinpessare stellen eine langfristig wirkende, nicht operative und reversible Sterilisation dar.

Die Tubenligatur beeinflußt schwere Menstruationsblutungen (bei Frauen über 30 Jahren häufig) nicht, wohingegen levonorgestrelhaltige Intrauterinpessare hier die Methode der Wahl darstellen.

Hormonelle Nebenwirkungen der levonorgestrelhaltigen Intrauterinpessare

Eine kürzlich veröffentlichte, 12monatige Vergleichsstudie zweier niedrig dosierter *oraler* Kontrazeptiva, die 20 µg Ethinylestradiol kombiniert mit 75 µg *Gestoden* bzw. 150 µg *Desogestrel* enthielten, zeigte, daß beide Präparate insgesamt gut vertragen werden und die Häufigkeit von Nebenwirkungen ähnlich ist (Endrikat 1995). Nebenwirkungen traten während dieses Jahres bei beiden Präparaten in über 50% der Fälle auf. *Kopfschmerzen* wurden mit 12–15% als häufigste Nebenwirkung für beide Präparate angegeben. Die zweithäufigste Nebenwirkung war *Spannungsgefühl* in der Brust (11–12%). Gewichtszu-

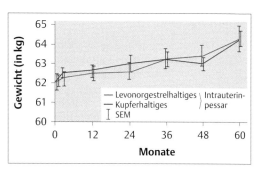

Abb. **38** Das Körpergewicht von Frauen (in kg) während fünfjähriger Anwendung von levonorgestrel- oder kupferfreisetzenden Intrauterinpessaren.

nahmen unter 2 kg wurden als konstant angesehen.

Im Vergleich dazu wurden einige Nebenwirkungen, die bei Frauen mit levonorgestrelhaltigen Intrauterinpessaren auftraten, mit der Freisetzung von Steroidhormon in Verbindung gebracht. Es wurden Kopfschmerzen, Depressionen, sonstige Gemütsveränderungen, Spannungen in der Brust, Akne und weitere Hautprobleme angegeben. Aufgrund dieser Nebenwirkungen lag die Abbruchrate in einer europäischen Studie bei 2,7%, und war somit signifikant höher, als bei kupferhaltigen Intrauterinpessaren (Luukkainen u. Mitarb. 1987). In einer weiteren Studie (Sivin u. Mitarb. 1990) betrug die Abbruchrate infolge hormoneller Nebenwirkungen mit 0,7% nicht mehr als unter kupferhaltigen Intrauterinpessaren.

Die absolut gesehen **geringe Abbruchrate** scheint in Europa größer und auf alle Altersgruppen gleichverteilt zu sein (Andersson u. Mitarb. 1994). Gewichtszunahmen stellten einen der Gründe für die Entfernung levonorgestrelfreisetzender Intrauterinpessare dar, obwohl sich die mittlere Gewichtszunahme während der 5jährigen Studie mit 2,7 kg nicht von der unter kupferfreisetzenden Intrauterinpessaren unterschied (Abb. **38**).

Durch die lokale Applikation können einerseits kleinere Levonorgestreltagesdosen gegeben, und andererseits gleichmäßige Gestagenkonzentrationen im Plasma erreicht werden.

Dadurch erklärt sich möglicherweise die unterschiedliche Inzidenz von Nebenwirkungen bei dieser Methode im Vergleich zu niedrig dosierten oralen Kontrazeptiva.

Schlußfolgerung

Durch Verwendung levonorgestrelfreisetzender Intrauterinpessare wird die *Blutungsdauer* einerseits, und der *Blutverlust* andererseits deutlich gesenkt werden. Damit kann eine Eisenmangelanämie präventiv und kurativ beeinflußt werden, wobei der Erfolg durch höhere Ferritinkonzentrationen im Serum erkennbar wird. Durch die intrauterine Freisetzung von Levonorgestrel wird der Zervixschleim relativ undurchlässig, was unsere Beobachtung erklären könnte, daß bei levonorgestrelhaltigen Intrauterinpessaren das Risiko von *Entzündungen* der Beckenorgane ähnlich wie bei oralen Kontrazeptiva vermindert ist. Durch die Hemmung des Endometriums wird die Synthese von Prostaglandinen und Wachstumsfaktoren unterdrückt, was viele der günstigen und therapeutischen Effekte erklären könnte.

Vor Einlage levonorgestrelhaltiger Intrauterinpessare sollte die Frau jedoch darüber aufgeklärt werden, daß während der ersten Monate häufiger *Schmierblutungen* und langfristig auch häufiger *Amenorrhoen* auftreten können. Dies ist nicht nur harmlos, sondern auch therapeutisches Ziel. Ovar und Hypophyse bleiben in ihrer Funktion trotz dauerhafter Amenorrhoe während der gesamten Anwendung levonorgestrelhaltiger Intrauterinpessare unbeeinträchtigt. Die Fertilität, ebenso wie die Menstruation stellen sich wieder ein, sobald das Intrauterinpessar entfernt wird. Es ist ein Recht der Frau, **Informationen** über die unterschiedlichen gesundheitlichen Vorteile zu erhalten, die durch levonorgestrelhaltige Intrauterinpessare erzielt werden können, wenn sie diese Methode zum Schutz vor Schwangerschaften oder zur Behandlung gynäkologischer Erkrankungen akzeptiert.

Danksagung

Wir möchten unseren wissenschaftlichen Kollegen danken, die während der 20 Jahre dauernden Entwicklungsarbeiten und der Langzeitstudien ihr hohes Berufsethos und großes Können zum Nutzen und zur Sicherheit tausender engagierter Freiwilliger einsetzten. Ganz besonders sei Frau Christeen Barbour für die Erstellung dieses Manuskripts gedankt.

Literatur

Andersson, K., L. Matsson, G. Rybo, E. Stadberg: Intrauterine Release of Levonorgestrel a New Way of Adding Progesterone in Hormonal Replacement Therapy. Obstet. Gynecol. 79 (1992) 963–967

Andersson, K., V. Odlind, G. Rybo: Levonorgestrel-Releasing and Copper-Releasing (Nova T) IUDs During Five Years of use. Contraception 49 (1994) 56–72

Andersson, K., G. Rybo: Levonorgestrel-Releasing Intrauterine Device in the Treatment of Menorrhagia. Brit. J. Obstet. Gynaecol. 97 (1990) 690–694

Archer, D., A. Viniegra-Sibal, J. Hsiu et al.: Endometrial Histology, Uterine Bleeding, and Metabolic Changes in Postmenopausal Women Using a Progesterone-Releasing Intrauterine Device and Oral Conjugated Estrogens for Hormone Replacement Therapy. Menopause 1 (1994) 109–116

Endrikat, J., M. Jaques, M. Mayerhofer et al.: A Twelve-Month Comparative Clinical Investigation of Two Low-Dose Oral Contraceptives Containing 20 µg Desogestrel, With Respect to Efficacy, Cycle Control and Tolerance. Contraception 52 (1995) 229–235

Faundes, A., F. Alvarez, V. Brache, A. Tehada: The Role of the Levonorgestrel IUD in the Prevention and Treatment of Iron Deficiency Anemia During Fertility Regulation. Int. J. Gynecol. Obstet. 26 (1988) 429–433

Faundes, A., F. Alvarez, J. Diaz: A Latin American Experience with Levonorgestrel IUD. Ann. Med. 25 (1993) 149–153

Indian Council of Medical Research Task Force on IUD: Randomized Clinical Trial With Intrauterine Devices (Levonorgestrel Intrauterine Device [LNG], CuT 380 Ag, CuT 220 C and CuT 200 B). A 36 Month Study. Contraception 39 (1989) 37–52

Janne, O., P. Ylostalo: Endometrial Estrogen and Progestin Receptors in Women Bearing a Progesterone-Releasing Intrauterine Device. Contraception 22 (1980) 19–23

Luukkainen, T., H. Allonen, M. Haukkamaa et al.: Effective Contraception with the Levonorgestrel-Releasing Intrauterine Device. 12-Month Report of a European Multicenter Study. Contraception 36 (1987) 169–179

Luukkainen, T., H. Allonen, N.-C. Nielsen et al.: Five Years' Experience of Intrauterine Contraception with Nova-T and Copper-T-200. Amer. J. Obstet. Gynecol. 147 (1983) 885–892

Luukkainen, T., P. Lahteenmaki, J. Toivonen: Levonorgestrel-Releasing Intrauterine Device. Ann. Med. 22 (1990) 85–90

Luukkainen, T., N.-C. Nielsen, K.-G. Nygren, T. Pyorala: Nulliparous Women, IUD and Pelvic Infection. Ann. Clin. Res. 11 (1979) 121–124

Milsom, I., K. Andersson, B. Andersch, G. Rybo: A Comparison of Flurbiprofen, Tranexamic Acid and a Levonorgestrel-Releasing Intrauterine Device in the Treatment of Idiopathic Menorrhagia. Amer. J. Obstet. Gynecol. 164 (1991) 879–883

Nilsson, C.: Comparative Quantitation of Menstrual Blood Loss with a D-Norgestrel-Releasing IUD and a Nova-T-Copper Device. Contraception 15 (1977) 379–387

Nilsson, C., H. Allonen, J. Diaz et al.: Two Years' Experience with Two Levonorgestrel-Releasing Intrauterine Devices and one Copper-Releasing Intrauterine Device: A Randomized Comparative Performance Study. Fertility and Sterility 39 (1983) 187–192

Nilsson, C., M. Haukkamaa, H. Vierola, T. Luukkainen: Tissue Concentrations of Levonorgestrel in Women Using a Levonorgestrel-Releasing IUD. Clin. Endocrinol. Metabol. 17 (1992) 529–536

Pekonen, F., T. Nyman, P. Lahteenmaki, M. Haukkamaa, E. Rutanen: Intrauterine Progestin Induces Continuous Insulin-Like Growth Factor-Binding Protein-1 Production in the Human Endometrium. J. clin. Endocrinol. Metabol. 75 (1992) 660–664

Perino, A., P. Quartararo, E. Catinella, G. Genova, E. Cittadini: Treatment of Endometrial Hyperplasia with Levonorgestrel-Releasing Intrauterine Devices. Acta Europ. Fertil. 18 (1987) 137–140

Scarselli, G., C. Tantini, M. Colafranceschi et al.: Levonorgestrel-Nova T and Precancerous Lesions of the Endometrium. Europ. J. Gynaecol. Oncol. IX (1988) 284–286

Scholten, P. C.: The Levonorgestrel IUD. Clinical Performance and Impact on Menstruation. Dissertation, Utrecht 1989

Scholten, P., M. van Eykeren, G. Christiaens et al.: Menstrual Blood Loss with Levonorgestrel Nova T and Multiload CU 250 Intrauterine Devices. In Scholten, P. C. (Ed.): Thesis The Levonorgestrel IUD: Clinical Performance and Impact on Menstruation. University Hospital, Utrecht 1989 a (33–45)

Senanayake, P., D. Kramer: Contraception and the Etiology of Pelvic Inflammatory Disease: New Perspectives. Amer. J. Obstet. Gynecol. 138 (1980) 852–860

Shoupe, D., D. Meme, G. Merzrow, R. Lobo: Prevention of Endometrial Hyperplasia in Postmenopausal Women with Intrauterine Progesterone. New Engl. J. Med. 325 (25) (1991) 1181–1182

Singer, A., A. Ikomi: Successful Treatment of Uterine Fibroids Using an Intrauterine Progesterone Device. XIV FIGO Congress, Montreal, Canada (1994) Abstract

Silverberg, S., M. Haukkamaa, H. Arko, C. Nilsson, T. Luukkainen: Endometrial Morphology During Long-Term Use of Levonorgestrel-Releasing Intrauterine Devices. Int. J. Gynecol. Pathol. 5 (1986) 235–241

Sivin, I., F. Alvarez, J. Diaz et al.: Intrauterine Contraception with the Copper and with Levonorgestrel: A Randomized Study of the TCu380 Ag and Levonorgestrel 20 µg/D Devices. Contraception 30 (1984) 443–456

Sivin, I., S. El-Mahgoub, T. McCarthy et al.: Long Term Contraception with the Levonorgestrel 20 µg/D (LNg 20) and the Copper T 380 Ag Intrauterine Devices: a Five-Year Randomized Study. Contraception 42 (1990) 361–378

Sivin, I., J. Stern, E. Coutinho et al.: Prolonged Intrauterine Contraception: A Seven Year Randomized Study of the Levonorgestrel 20 µg/D and the Copper TCu 380 Ag IUDs. Contraception 44 (1991) 473–480

Soderstrom, R.: Will Progesterone Save the IUD? J. Reprod. Med. 28 (1983) 305–308

Suhonen, S., H. Allonen, P. Lahteenmaki: Sustained-Release Estradiol Implants and a Levonorgestrel-Releasing Intrauterine Device in Hormone Replacement Therapy. Amer. J. Obstet. Gynecol. 172 (1995) 562–567

Tang, G., S. Lo: Levonorgestrel Intrauterine Device in the Treatment of Menorrhagia in Chinese Women: Efficacy Versus Acceptability. Contraception 55 (1995) 231–235

Thiery, M., H. Van der Pas, W. Delberge, H. Van Kets: Das Levonorgestrel-Intrauterinpessar. Geburtsh. u. Frauenheilk. 49 (1989) 186–188

Toivonen, J., T. Luukkainen, H. Allonen: Protective Effect of Intrauterine Release of Levonorgestrel on Pelvic Infection. Three Years' Comparative Experience of Levonorgestrel- and Copper-Releasing Intrauterine Devices. Obstet. Gynecol. 77 (1991) 261–264

Xiao, B.: Personal communication

Xiao, B., T. Zeng, S. Wu et al.: Effect of Levonorgestrel-Releasing Intrauterine Device on Hormonal Profile and Menstrual Pattern After Long-Term Use. Contraception 51 (1995) 359–365

Levonorgestrelfreisetzende Implantate: NORPLANT®-Kapseln* und LNG-Rod (JADELLE™)-Implantate

Levonorgestrel-Releasing Implants: NORPLANT® Capsules and LNG Rod (JADELLE™) Implants

Irving Sivin

■ Levonorgestrelfreisetzende, kontrazeptiv wirkende Implantate erwiesen sich während 5jähriger Anwendung als gleich wirksam wie eine Sterilisation. Nach der Erstimplantation bleiben Frauen diesen Implantaten in einer Häufigkeit treu, die von keiner anderen reversiblen Methode übertroffen wird. Dies zeigt sich sowohl in klinischen Studien, als auch in groß angelegten Nachbeobachtungen von Frauen, die diese Implantate in Ländern, wo diese zugelassen sind, verwenden. Ende 1995 verwendeten weltweit über 3 Millionen Frauen levonorgestrelhaltige Implantate.

Kontrazeptiv wirkende Implantate haben nicht nur jene Frauen angesprochen, deren Familienplanung abgeschlossen ist, sondern auch jüngere Frauen, die solange eine zuverlässige, reversible Methode zur Schwangerschaftsverhütung suchen, bis sie bereit sind, ihr erstes Kind zu bekommen.

Menstruationsbeschwerden, Kopfschmerzen, Gewichtszunahme und Akne stellen Nebenwirkungen dar, die den Implantaten zugeschrieben werden können. Schwere Nebenwirkungen sind äußerst selten. Epidemiologische Studien geben keine Hinweise darauf, daß Autoimmunkrankheiten als Folge der auf Silikon basierenden Umhüllung entstehen.

Preisgestaltung und Bezahlung langwirkender Kontrazeptiva sind schwierig. Wenn der Zeitrahmen mit 2 oder mehr Jahren angenommen wird, sind die Implantate außergewöhnlich kostengünstig. Wegen der Vorabkosten bei vollständiger Bezahlung zu Beginn könnten Frauen weniger geneigt sein, Implantate als die kurz wirkenden, erneuerbaren Kontrazeptiva zu kaufen. Für Implantate sollten Ratenzahlungsmodelle überlegt werden.

Modernere Implantate, wie das 2-LNG-Rod (JADELLE™)- und das IMPLANON™-System (ein einzelnes Implantat mit 3-Keto-desogestrel), wurden entwickelt und benötigen höchstens 2 Implantate. Sie sind wahrscheinlich für einen großen Anwenderkreis attraktiv, der eine mittelfristige, d.h. über 1–3 Jahre effektive Kontrazeption wünscht. ■

■ Contraceptive implants releasing levonorgestrel have proved as effective as sterilization over a five year course of use. After initiation, women continue to use these implants at rates which are unsurpassed by any other reversible method. This is indicated both in clinical trials and in large scale follow-up of users in countries with marketing approval of the implants. By the end of 1995 more than three million women world-wide had used levonorgestrel implants.

Contraceptive implants have attracted not only those women whose families are complete, but also younger women who seek a reliable, reversible method of avoiding pregnancy until they are ready to have their first child.

Menstrual problems, headache, weight gain, and acne are among the side effects attributable to the implants. Serious side effects are extremely rare. Epidemiological studies have provided no evidence that autoimmune diseases arise as a result of the implant's silicone based tubing.

Pricing and payment for long-acting contraceptives are difficult issues. When the time horizon is viewed as two or more years, the implants are extraordinarily cost-effective. Because of the "up front" cost of full payment at initiation of the method, women may be less willing to purchase implants than there are short acting, renewable contraceptives. Periodic payment schemes should be considered for implants.

Newer implant systems, like the 2 LNG Rod (JADELLE™) system and IMPLANON™ (single implant of 3-ketodesogestrel) have been developed and require no more than two implants. They are likely to have intrinsic appeal to large segments of

---

* NORPLANT® ist das beim Population Council registrierte Warenzeichen für levonorgestrelfreisetzende Implantate zur Schwangerschaftsverhütung.

users who seek intermediate term, i. e., 1 to 3 year, effective contraception. ■

Einleitung

Die **Revolution** der Kontrazeption, wie sie in den Industrienationen in den frühen 60er Jahren mit dem Einsatz oraler Kombinationskontrazeptiva, intrauteriner Kontrazeptiva und Sterilisation zur freiwilligen **Kontrolle** der Fertilität begann, beruht auch heute, über 35 Jahre nach deren Einführung, im wesentlichen auf diesen Methoden. *Orale* Kontrazeptiva wurden als die wirksamsten Mittel für eine reversible Kontrazeption bei Frauen angesehen. Trotzdem war die **Versagerquote** in der Praxis deutlich höher als in klinischen Studien, deren Ergebnisse den Zulassungsbehörden vorgelegt wurden, da die Präparate nicht regelmäßig eingenommen wurden und in Entwicklungsländern entfernt liegende Kliniken nicht regelmäßig versorgt werden konnten. In einer Zufallsstichprobe von Frauen im gebärfähigen Alter wurde 1988 eine 7 %ige Wahrscheinlichkeit errechnet, daß während des ersten Jahres der Pilleneinnahme eine Schwangerschaft eintritt (Erhebung zum Familienwachstum in den Vereinigten Staaten, Mosher u. Mitarb. 1995). In Entwicklungsländern schwankte die Schwangerschaftsrate im ersten Jahr der Pilleneinnahme zwischen 2 und 11 % (Moreno u. Goldman 1991). Mit zunehmend geringerem Steroidgehalt der Pille wurden Schwangerschaften wahrscheinlicher, wenn die Einnahme der Pille in der Frühphase des Einnahmezyklus vergessen wurde. Obwohl heute Millionen von Frauen orale Kontrazeptiva einnehmen, um ihre Fertilität zu regeln, bleibt die tägliche Pille für viele Frauen eine lästige Pflichtübung.

Bei Mitteln mit **langfristiger, gleichmäßiger Freisetzung** von Hormonen muß nicht täglich auf die Pilleneinnahme geachtet werden. Gleichzeitig wird die *Wirksamkeit* verbessert, da die Gefahr vermindert wird, daß die Einnahme versehentlich oder durch Nachlässigkeit versäumt wird. Drei derartige Methoden sind behördlich (in verschiedenen Ländern) zugelassen:

> **Methoden anhaltender gleichmäßiger Freisetzung von Steroiden**
>
> 1. Injektionspräparate,
> 2. steroidfreisetzende Implantate,
> 3. hormonhaltige Intrauterinpessare.

Auf die Intrauterinpessare geht Luukkainen an anderer Stelle ein. Wenn Injektionspräparate verwendet werden, treten Schwangerschaften sehr selten auf (Koetsawang 1991, WHO 1977), so daß diese die diesbezüglichen Erwartungen erfüllten. Die *Anwendungstreue* erwies sich bei Injektionspräparaten als kaum unterschiedlich, tendenziell sogar als geringer als die bei Einnahme oraler Kontrazeptiva (Trussell u. Kost 1987).

🗈 NORPLANT® und JADELLE™-Implantate bieten als einzige, weit verbreitete kontrazeptiv wirkende Implantate Frauen eine angenehme, einfach anzuwendende und hoch wirksame Kontrazeptionsmethode.

In Ländern, aus denen zuverlässige Daten vorliegen, waren die kumulativen **Schwangerschaftsraten** von Frauen, die diese Implantate verwendeten 1 und 5 Jahre nach der Implantation sehr niedrig (Tab. **39**) (6 – 22). Diese **geringen Häufigkeiten** sind denen vergleichbar, die nach *Sterilisation* der Frau durch *Tubenligatur* oder des Mannes durch Vasektomie auftreten (Trussell u. Kost 1987). Von allen reversiblen Methoden weisen nur levonorgestrelhaltige Intrauterinpessare vergleichbar niedrige Schwangerschaftshäufigkeiten bei langfristiger Anwendung auf. Die Häufigkeit der **fortgesetzten Anwendung** der NORPLANT/LNG-Rod-Implantate sind mit die höchsten, die jemals für reversible Kontrazeptionsmethoden ermittelt wurden (Tab. **39**; Trussell u. Kost 1987). In Focus-Gruppen, in Beratungsgesprächen, bei Umfragen und in klinischen Studien haben Frauen wiederholt die *einfache* und *angenehme* Anwendung, die hohe Wirksamkeit und die relative Freiheit von schweren Nebenwirkungen als prinzipielle **Vorteile** derartiger Implantate genannt. Ende 1995 verwendeten über 3 Millionen Frauen in der ganzen Welt NORPLANT oder LNG-Rod-Implantate. Die herausragenden Eigenschaften dieser Implantate werden im folgenden ausführlich beschrieben.

Das **NORPLANT-Implantatsystem,** das aus 6 *zylindrischen Kapseln* besteht, die Levonorgestrel in kristalliner Form enthalten, wurde 1983 erstmals im Herstellungsland, Finnland, zugelassen. Die Zulassung des noch wirksameren LNG-Rod-Implantatsystems folgte der Zulassung des *kapselförmigen* Implantates relativ rasch. In dem LNG-Rod-System setzen 2 längere Implantate (Stäbchen) die gleiche tägliche Levonorgestrelmenge frei wie die 6 Implantate (Kapseln) des NORPLANT-Systems. Im LNG-Rod-System sind

Tab. **39** Schwangerschaftshäufigkeit und Therapietreue nach 1 und nach 5 Jahren

Land und Methode	Autor Quelle	N	Häufig-keit nach 1 Jahr: Schwanger-schaften	Häufig-keit nach 1 Jahr: Therapie-treue	Häufig-keit nach 5 Jahren: Schwanger-schaften	Häufig-keit nach 5 Jahren: Therapie-treue
NORPLANT						
Bangladesh	Akhter 1993 (6)	598	0,0	93,9	0,0	41,2
Chile	Diaz 1982 (7)	101	0,0	88,0	0,0	54,0
China	Gu 1994 (8)	10718	0,1	94,1	1,5	72,1
Dominikanische Republik	Sivin 1988 (9)	1009	0,2	79,0	3,5	25,0
Ägypten	Salah 1987 (10)	250	1,3	90,0	1,6*	58,0
Indonesien	Affandi 1987 (11)	437	0,0	96,5	1,8	78,2
Indonesien	Noerpramana 1995 (12)	170	0,0	97,6	0,0	90,0
Nepal	Grubb 1995 (13)	1203	0,5	89,0	0,8	56,4
Philippinen	Grubb 1995 (13)	300	0,0	95,3	1,7	64,2
Skandinavien	Sivin 1988 (9)	377	0,0	76,0	2,7	33,0
Singapur	Singh 1992 (14)	100	0,0	97,0	0,0	59,7
Sri Lanka	Grubb 1995 (13)	755	0,4	95,6	0,6	45,5
Taiwan	Tseng 1996 (15)	567	0,0	89,7	1,2	42,4
Thailand	Chompootaweep 1996 (16)	308	0,0	97,6	4,2	71,0
USA	Sivin 1988 (9)	355	0,0	82,0	≥ 5,2	≤ 44,0
USA	Frank 1993 (17)	1253	0,2	87,1	NA	NA
USA	Crosby 1993 (18)	2358	0,0	90,0	NA	NA
USA/Teenager	Cullins 1994 (19)	136	0,0	92,0	NA	NA
USA/Erwachsene	Cullins 1994 (19)	542	0,0	90,0	NA	NA
Levonorgestrelhaltiges Stäbchenimplantat						
China	Gu 1994 (20)	1208	0,1	94,3	0,6	65,3
Indien	IMCR 1993 (21)	1466	0,0	88,0	0,8	57,9
Singapur	Singh 1992 (22)	100	0,0	95,0	0,0	62,0

* Multiple Abnahme

Levonorgestrel-Kristalle zu gleichen Gewichtsanteilen mit Silikon-Gummi-Elastomer vermischt. Die Mixtur wird ausgehärtet und dann mit einer dünnwandigen Silikongummi-Hülle umgeben.

📘 Dieses Implantat wird häufig als Stäbchen bezeichnet und damit vom kapselförmigen Implantat unterschieden.

Sowohl NORPLANT, als auch Stäbchenimplantate werden mit *Silikonklebefolien* für den medizinischen Gebrauch verschlossen.

Freisetzungsgeschwindigkeit, Konzentrationen im Blut und Faktoren, die das Verhältnis von Nutzen und Wirksamkeit beeinflussen

Klinische Studien mit LNG-freisetzenden Implantaten wurden mit biologisch abbaubaren und nicht abbaubaren Implantaten durchgeführt. Die biologisch abbaubaren Implantate mußten zur Veränderung erneut in die Entwicklungsphase zurückgenommen werden. Nur biologisch nicht abbaubare Implantate erlangten die Zulassung der Behörden zur Markteinführung. Das erste Implantatsystem, die NORPLANT-Kapselimplantate, wurde bisher in mehr als 50 Ländern zugelassen.

▮ Das LNG-Rod-Implantatsystem bietet eine bessere Freisetzung des Wirkstoffes und wird derzeit zur Zulassung eingereicht. Als eine der ersten Behörden erteilte die FDA die Zulassung.

NORPLANT-Implantate bestehen aus 6 levonorgestrelhaltigen Kapseln, deren wirksame Oberfläche 432π mm² beträgt. Nach **Implantation** in den Arm wird das Gestagen *gleichmäßig freigesetzt*. Das LNG-Rod-Implantat, das eine **Mischung** aus einem Elastomer und Levonorgestrel darstellt, setzt aus 2 Stäbchen täglich dieselbe Levonorgestrelmenge frei. Die Hülle der Stäbchen des LNG-Rod-Systems ist halb so dick wie bei den Kapselimplantaten.

Für die NORPLANT-Kapselimplantate stehen 2 unterschiedliche **Hüllen** zur Verfügung, die sich nur durch die Menge des inerten Silikons unterscheiden, das als Füllmittel der Stabilität dient. Vor 1990 wurden meistens *harte* NORPLANT-Implantate, d. h. Hüllen mit einem höheren Gehalt an inertem Füllmittel als in den heute verwendeten *(weichen)* Hüllen, eingesetzt.

▮ Klinische Studien mit den weichen Implantaten zeigten, daß die kontrazeptive Wirkung bei Frauen, die diese Implantate 3, 4 oder 5 Jahre lang tragen, signifikant besser ist (Sivin 1994).

Seit 1992 wird NORPLANT ausschließlich als weiches Implantat hergestellt.

In ähnlicher Weise wurde die Produktion der LNG-Rod-Implantate im Laufe der Zeit verändert. Bei den in den 80er Jahren geprüften Versionen wurde als Kern ein Elastomer verwendet, das heute nicht mehr hergestellt wird. Ein verwandtes Elastomer wurde zur Herstellung neuer Implantate verwendet, die seit 1990 in klinischen Studien geprüft werden. Diese Studien zeigen, daß das **neue Implantat** mit einer 3jährigen kumulierten Häufigkeit von deutlich weniger als 1 % Schwangerschaften ähnlich wirksam ist wie das alte. Die Studienergebnisse zeigen auch eine bemerkenswerte, statistisch signifikante Verbesserung der Langzeitwirksamkeit dieser Implantate über 3 Jahre hinaus.

Die **Freisetzung** des Wirkstoffs beginnt fast unmittelbar nach der Implantation. Die während der Nutzungszeit aus dem Implantat insgesamt freigesetzte Wirkstoffmenge wurde bestimmt, indem die in explantierten Implantaten verbliebene Levonorgestrelmenge gemessen wurde. Die untersuchten Implantate wurden im Rahmen ihrer Haltbarkeitsdauer unterschiedlich lange verwendet. Die Meßdaten wurden in Kurven dargestellt, wobei die Zeitabhängigkeit sowohl als Funktion der Quadratwurzel, als auch als lineare Funktion der Zeit beschrieben wird. Derartig kombinierte Kurven boten eine signifikant bessere Genauigkeit als Kurven, die nur von einer der beiden Funktionen bestimmt wurden.

▮ Innerhalb von 5 Jahren werden insgesamt etwa 70 mg freigesetzt, was ungefähr $\frac{1}{3}$ der im NORPLANT-Implantat und etwas weniger als 50 % der im LNG-Rod-Implantat ursprünglich enthaltenen Menge darstellt.

Durch Differenzierung der Gleichung, mittels derer die freigesetzte Gesamtmenge beschrieben wird, kann die täglich freigesetzte Menge zu **bestimmten Zeitpunkten** ermittelt werden. Nach 3monatigem Gebrauch setzten die Implantate schätzungsweise 63 – 72 µg/Tag frei, wobei der höhere Wert für NORPLANT und der niedrigere Wert für das LNG-Rod-Implantat gilt. Die Freisetzung sinkt nach 6 – 9 Monaten auf etwa 50 µg/Tag und nach 1 Jahr auf etwa 40 µg/Tag, wobei sich Stäbchen- und Kapselimplantate nur geringfügig unterscheiden. Nach 2 Jahren werden von beiden Implantaten ungefähr 30 µg/die Wirkstoff abgegeben. Während der folgenden 3 Jahre *sinkt* die freigesetzte Wirkstoffmenge leicht bis auf ungefähr 25 µg/die.

Die Levonorgestrelspiegel bauen sich unmittelbar nach der Implantation des NORPLANT-Systems etwas schneller auf und erreichen etwas höhere Werte als nach Implantation des LNG-Rod-Systems.

▮ Bei beiden Implantattypen werden innerhalb von 24 Stunden nach der Implantation Levonorgestrelkonzentrationen erreicht, die zur Kontrazeption ausreichen.

Wieviel Zeit erforderlich ist, um die **Zielorgane,** besonders die Zervix uteri und das Ovar, zu beeinflussen, ist jedoch nicht genau bekannt. Während des ersten Monats nach der Implantation treten Schwangerschaften in einer Häufigkeit von weniger als 1/1000 (d. h. 0,1 %) auf. Sie können entweder darauf beruhen, daß der Zervixschleim nicht schnell genug für Spermien undurchdringbar wurde oder, falls die Implantation in der 2. Woche des Menstruationszyklus erfolgte, darauf, daß eine bevorstehende Ovulation nicht mehr verhindert werden konnte.

⚠ Deshalb wird empfohlen, die Implantation in der unmittelbar auf die Menses folgende Woche vorzunehmen.

Kontrazeptive Barrieremethoden sollten bei Geschlechtsverkehr während der ersten 24 Stunden nach der Implantation von NORPLANT oder LNG-Rod-Implantaten angewandt werden.

⚠ Die Levonorgestrelkonzentrationen hängen stark von der seit Implantation vergangenen Zeit, der Körpermasse und dem Körpergewicht der Patientin ab.

3–6 Monate nach der Implantation schwankten die Levonorgestrelkonzentrationen zwischen 250 und 600 pg/ml. Diese Konzentrationen nehmen mit der Zeit ab und erreichen nach 5 Jahren Werte von 150–350 pg/ml, wobei bei mehr als 10% der Frauen die Konzentrationen unter 150 pg/ml liegen. Die meßbare Wirkstoffkonzentration wird u. a. beeinflußt durch:

Einflußgrößen auf die Wirkstoffkonzentration

1. Konzentration des geschlechtshormonbindenden Globulins (Olsson u. Mitarb. 1987, Brache u. Mitarb. 1992),
2. Ausmaß des Implantateinschlusses durch Gewebe, das sich nach der Implantation bildet,
3. Dichte des Kapillarnetzwerkes in der Umgebung des Implantates,
4. Körpergewicht und Körpermassen-Index der Frau (Sivin 1988),
5. Anwendungsdauer (Sivin 1988).

Der 1. Faktor, die Konzentration des geschlechtshormonbindenden Globulins beeinflußt die Bestimmung der Wirkstoffkonzentration. Der 2. und 3. Faktor bestimmen die Geschwindigkeit, mit der das Medikament ins Blut übertritt. Sowohl Körpergewicht, als auch Körpermassen-Index korrelieren mit den Konzentrationen des Medikaments negativ (ca. –0,4). Größere Körpermasse bedeutet ein größeres Verteilungsvolumen für die täglich freigesetzte Menge. Die negative Korrelation zwischen Wirkstoffkonzentration und Dauer der Anwendung spiegelt eine abnehmende Freisetzung beider Implantattypen wider. Längere Zeit nach der Implantation muß

Levonorgestrel eine größere mittlere Strecke überbrücken, um aus den Kristallen ins Gewebe überzutreten, wodurch die Medikamentenbeladung abnimmt. Trotzdem ist am Ende des 5. Jahres noch mehr als die Hälfte der ursprünglichen Wirkstoffdosis im LNG-Rod-Implantat ungenutzt. Bei den Kapselimplantaten bleiben im selben Zeitraum ungefähr ⅔ der Ausgangsmenge ungenutzt.

Wirksamkeit der weich umhüllten NORPLANT- und der LNG-Rod-Implantate

Beide Implantate wurden in Studien des Population Council zum Zwecke der Zulassung des LNG-Rod-Systems mit einem neuen Elastomerkern miteinander verglichen. Die 1990 begonnenen Studien wurden mit über 1200 Frauen mit weich umhüllten NORPLANT-Implantaten und mit fast 1400 Frauen mit LNG-Rod-Implantaten durchgeführt. 46% dieser Frauen lebten in den Vereinigten Staaten oder in Nordeuropa. Die kumulativen 3-Jahres-Schwangerschaftsraten betrugen sowohl für die Kapsel- als auch für die Stäbchenimplantate maximal 0,5/100. Bei Abfassung dieses Manuskriptes im Februar 1996 vollendeten die ersten Patientinnen den 5-Jahres-Zeitraum.

⚠ Während der gesamten 5 Jahre betrug die kumulative Schwangerschaftsrate der Frauen, die durchgehend (weich umhüllte) NORPLANT-Kapselimplantate trugen, 1,1/100.

Diese Inzidenz entspricht der Fünfjahresrate, die der FDA bereits früher mit den Zulassungsunterlagen eingereicht wurde und ist auch mit den Ergebnissen der Fünfjahresstudien mit LNG-freisetzenden Intrauterinpessaren identisch, die vom Population Council durchgeführt wurden (Sivin 1990). Die kumulative 3-Jahres-Schwangerschaftsrate lag bei LNG Rods unter 0,5%. In laufenden vergleichenden Studien mit NORPLANT-Kapselimplantaten ist die vorläufige kumulative 5-Jahres-Versagerquote der LNG Rods von der kumulativen 5-Jahres-Schwangerschaftsrate bei NORPLANT-Kapselimplantaten statistisch nicht zu unterscheiden. Die mittleren jährlichen Schwangerschaftsraten betragen 0,2%. Da während der ersten 2,5 Jahre nach der Implantation so wenige Schwangerschaften auftreten, ist der der Pearl-Index sogar noch niedriger und beträgt 0,1/100 Frauenjahre oder ungefähr 1 Schwangerschaft pro 1000 Frauenjahre. Die Zulassung für NORPLANT erstreckt sich auf einen

Zeitraum von 5 Jahren, die für LNG-Rod-Implantate auf einen Zeitraum von 3 Jahren.

Von 2 Faktoren ist bekannt, daß sie das Auftreten von Schwangerschaften während der Anwendung von NORPLANT- oder LNG-Rod-Implantaten beeinflussen, nämlich das **Lebensalter** und das **Körpergewicht** der Frauen zum Zeitpunkt der Implantation. Bereits seit den Anfangsjahren demographischer Auswertungen verschiedener Methoden zur Familienplanung ist bekannt, daß bei allen Arten der Kontrazeption die Schwangerschaftsraten (Versagerquoten) mit zunehmendem Alter abnehmen, wie es auch für Frauen im gebärfähigen Alter gilt, die keine Kontrazeption betreiben (Tietze 1970). In einer in China durchgeführten Studie mit mehr als 10 000 Frauen mit NORPLANT-Implantaten (Gu 1994) und in Studien, die im Hinblick auf die Zulassung von NORPLANT-Implantaten in den USA durchgeführt wurden, nahm die Häufigkeit von Schwangerschaften mit je 5 Jahren höheren Lebensalters kontinuierlich ab (Sivin 1994). Die kumulativen Schwangerschaftsraten sanken bei Frauen, die mit harten Kapseln versehene NORPLANT-Implantate trugen, mit abnehmendem Körpergewicht.

Neuere Ergebnisse großer Studien aus China machen es sehr wahrscheinlich, daß die älteren, mit harten Umhüllungen versehenen NORPLANT-Implantate bei vielen, wenn auch vielleicht nicht bei allen Frauen, bis zu 7 Jahre lang wirksam sind (Gu 1995).

ℹ️ Frauen mit geringem Körpergewicht und Frauen über 30 Jahre (die mindestens 35 Jahre alt sind, wenn das Implantat 5 Jahre verwendet wurde) scheinen bevorzugte Kandidatinnen für eine längere Anwendungszeit zu sein.

Das Population Council führt in den Vereinigten Staaten und in Übersee mit Frauen jeden Alters und Körpergewichtes bei Aufnahme in die Untersuchungen Studien zur Wirksamkeit des NORPLANT-Implantates mit weicher Hülle und des LNG-Rod-Implantates über einen Zeitraum von mehr als 5 Jahren durch. Falls es sich herausstellt, daß sich die effektive Nutzungsdauer *beider* Implantat-Systeme unterscheidet, kann erwogen werden, beide weiter herzustellen. Falls die effektive Nutzungsdauer beider Implantat-Systeme nicht unterschiedlich ist, oder falls bei dem LNG-Rod-Implantat-System nach mehr als 5 Jahren Nutzung weniger häufig Schwangerschaften auftreten, wird das NORPLANT-Implantat-System wahrscheinlich nicht länger vertrieben werden.

NORPLANT- und LNG-Rod-Implantate verhindern Schwangerschaften so wirksam, daß sie auch **ektope Schwangerschaften** verhüten. Ohne Kontrazeption beträgt die Inzidenz ektoper Schwangerschaften bei verheirateten Frauen 2 – 5 pro 1000 Frauenjahre, wobei die Werte vom Alter der Frau und von der Prävalenz von pelvinen Infektionen im jeweiligen Land abhängen. Für NORPLANT und LNG-Rod-Implantate betrugen die Häufigkeiten ektoper Schwangerschaften in den 1990 begonnenen Studien 0,2 pro 1000 Frauenjahre. In früheren klinischen Studien der Phase 3 mit den NORPLANT-Implantaten mit harter Umhüllung betrug die Häufigkeit 1,3 pro 1000 Frauenjahre.

ℹ️ Die Implantate mit harter Hülle sind mit signifikant höheren Schwangerschaftsraten behaftet als für die Nutzerinnen der weich umhüllten Implantate errechnet wurde.

Nebenwirkungen und Besonderheiten dieser Methode

NORPLANT- und LNG-Rod-Implantate weisen bestimmte Merkmale und Nebenwirkungen auf, die bei der Aufklärung angesprochen werden müssen, bevor die Implantation erfolgt, und die zusätzliche Hilfen während der Nutzung erforderlich machen können. Das wichtigste Kennzeichen kontrazeptiv wirkender Implantate, die Gestagene freisetzen, ist die nahezu völlige **Veränderung der Blutungsmuster** bei der Menstruation, wie noch diskutiert werden wird. Viele Nebenwirkungen, die nichts mit der Menstruation zu tun haben, hängen ebenfalls mit den Implantaten zusammen und einige können diesen direkt zugeschrieben werden. **Symptome,** die den Implantaten zugeschrieben werden können, wurden in vergleichenden Studien mit Kupfer freisetzenden Intrauterinpessaren ermittelt. Am häufigsten treten Kopfschmerzen, Haut- und Haarveränderungen, sowie Akne und Alopezie, und Gewichtszuwachs auf (Tab. **40**). Hinsichtlich möglicher ärztlicher Maßnahmen ist vielleicht die wichtigste Nebenwirkung eine **Ovarvergrößerung.** Bei Frauen, die diese Implantate tragen, entwickeln sich während einiger Zyklen **Follikel.** Follikel, die größer als 40 mm sind, können mehrere Wochen lang bestehen, bevor sie sich spontan zurückbilden. Bei größeren Follikeln kann die Frau einen Spontanschmerz empfinden. Meistens tritt

Tab. **40**   Symptome, die möglicherweise in Beziehung zur angewendeten Mehode stehen

Gynäkologische Symptome	Neurologische Symptome	Dermatologische Symptome	Allgemein-Symptome
Mastalgie Veränderung der Ovarien	Nervosität Kopfschmerzen	Akne Haarveränderungen Dermatitis	Veränderung des Appetits Gewichtszunahme Übelkeit

Tab. **41**   Häufigste Gesundheitsstörungen, die bei NORPLANT/LNG-Rod-Implantat-Studien im Zeitraum von Mai 1990 bis März 1994 dokumentiert wurden

Beschwerden	Körpersystem	NORPLANT %	Rang	LNG-Rod-Implantat %	Rang
Kopfschmerz	Nervensystem	24	2	25	1
Leukorrhoe	Fortpflanzungssystem	27	1	25	2
Beckenschmerz	Fortpflanzungssystem	20	3	19	3
Gewichtszunahme	Stoffwechsel	14	6	16	4
Jucken im Genitalbereich	Haut	16	4	13	5
Infektion mit Hefen	Fortpflanzungssystem	16	5	12	6
Schwindel	Nervensystem	10	11	12	7
Mammaschmerz	Fortpflanzungssystem	11	10	10	8
Übelkeit	Gastrointestinalsystem	9	12	9	9
Akne	Haut	11	9	9	10
Trichomonas	Fortpflanzungssystem	8	13	8	11
Kontaktdermatitis	Haut	5	24	8	12

der Schmerz aber erst bei Palpation auf. Spontan-schmerzen machen selten eine Operation erforderlich.

Die 12 häufigsten Beschwerden, die bei Studien mit NORPLANT und LNG-Rod-Implantaten auftraten, sind in Tab. **41** zusammengefaßt. Die Liste beruht auf den Ergebnissen laufender Studien mit beiden Implantaten, die vom Population Council in den Vereinigten Staaten, in Skandinavien und in Entwicklungsländern durchgeführt werden. Bei den meisten handelt es sich um allgemeine gynäkologische oder unspezifische Beschwerden. Die zwölfthäufigste Beschwerde, Kontaktdermatitis, beruhte auf einer kommerziell erhältlichen Bandage zur Abdeckung der Inzision im Implantationsbereich und war größtenteils auf ein Prüfzentrum beschränkt.

In den Vereinigten Staaten wurden mehrere Prozesse gegen den Vertreiber von NORPLANT-Implantaten geführt. In einigen dieser Prozesse wird behauptet, daß Frauen infolge einer durch Silikon ausgelösten **Kollagenose** erkrankten. Dabei werden die Behauptungen wiederholt, die

bei früheren Prozessen wegen silikongelhaltiger Mammaimplantate angeführt wurden. Epidemiologische Untersuchungen zu Zusammenhängen zwischen Silikongel-Mammaimplantaten und Kollagenosen verliefen negativ oder zeigten nur ein gering erhöhtes Krankheitsrisiko. In Minnesota, der Heimat der Mayo Klinik, zeigte eine Querschnitts-Fallkontrollstudie keine signifikante Erhöhung von Kollagenosen bei Frauen mit Mammaimplantaten (Gabrielle u. Mitarb. 1994). In einer großen Kohorten-Studie (der Nurses' Health Study), in die 88 000 Frauen aufgenommen wurden, die Fragen zu Mammaimplantaten und Silikoninjektionen beantworten mußten, die mehr als 1 Million Personenjahre der Nachkontrolle umfaßt, wurde kein Zusammenhang zwischen Silikonimplantaten der Mamma und Kollagenosen gefunden (Sanchez-Guerrero 1995). Tatsächlich war in dieser Studie das relative Risiko für Trägerinnen von Mammaimplantaten, Anzeichen oder Symptome einer Kollagenose zu entwickeln, vermindert (0,5 für silikongelgefüllte Implantate). Das gleiche galt für das tatsächliche

Auftreten einer Kollagenose (0,3 für silikongelgefüllte Implantate).

Blutungsmuster bei der Menstruation

Mittels Menstruationstagebüchern wurde das Blutungsmuster während der Kontrazeption mit NORPLANT- und LNG-Rod-Implantaten dokumentiert.

⚠ Die vorherrschenden anfänglichen Wirkungen waren eine größere Zahl von Tagen mit Blutungen oder Schmierblutungen und verkürzte Zeiträume, in denen keine Blutungen oder Schmierblutungen auftraten (Sivin 1988, Sivin u. Shoupe 1993).

In Studien traten bei 68 % der Frauen während der ersten 90 Tage nach der Implantation mehr als 18 Tage mit Blutungen oder Schmierblutungen auf. Der Anteil der Frauen, bei denen an mehr als 18 Tagen Blutungen auftraten, sank nach 1 Jahr auf 49 % und nach 3 Jahren auf 37 %. Damit zusammenhängend verlängerte sich der Blutungszeitraum. Während der ersten 90 Tage nach der Implantation trat bei 57 % der Frauen wenigstens eine, länger als 8 Tage dauernde Blutungsepisode auf. Im 4. Quartal nach der Implantation nahm der Anteil der Frauen, bei denen wenigstens eine Blutungsepisode von längerer Dauer auftrat, auf 37 % ab. Episoden verlängerter Blutungen wurden im 2. und 3. Jahr nach der Implantation noch seltener und traten am Ende des 3. Jahres nur noch bei 19 % der Frauen auf. Trotz zahlreicher Tage mit Blutungen während alleiniger Anwendung von Gestagen sank die Hämoglobinkonzentration nicht einmal bei den Frauen, die wegen der Blutungskomplikationen das Implantat entfernen ließen (Sivin 1988).

Verlängerte Blutungsepisoden werden als häufigste Einzelursache dafür angesehen, daß das Implantat entfernt werden muß. Diaz u. Mitarb. (1990) führten eine plazebokontrollierte Studie durch, um Möglichkeiten zur Beherrschung der Blutung zu finden, wenn diese 8 Tage oder länger anhielt (Diaz 1990). In die Studie neu aufgenommene Frauen willigten nach entsprechender Aufklärung ein, einer der 4 Behandlungsgruppen, wobei eine den Plazebo-Arm darstellte, zugeteilt zu werden und erhielten Tabletten zur Selbstmedikation für 20 aufeinanderfolgende Tage, beginnend am 8. Tag ununterbrochener Blutungen. Die Behandlung bestand aus einem oralen Estrogen (0,05 mg, 20 Tage lang), oral ein-

genommenem Levonorgestrel (0,03 mg, 2mal täglich, 20 Tage lang), Ibuprofen (800 mg, 3mal täglich, 5 Tage lang) und Plazebo (tägliche Einnahme, 20 Tage lang). Die Behandlung begann am 8. Tag ununterbrochener Blutungen oder Schmierblutungen. Keine Behandlung wurde öfter als 2mal durchgeführt. Jede dieser Behandlungen wirkte sich etwas auf das Blutungsmuster aus und verminderte die Zahl der Tage mit Blutungen innerhalb des 1. Jahres im Vergleich mit Plazebo. Unter Levonorgestrel nahm die Zahl der Tage mit Blutung oder Schmierblutungen nur gering ab. Sowohl Ibuprofen als auch Estrogen verminderten während der gesamten Jahre im Vergleich mit Plazebo die Zahl der Tage mit Blutungen oder Schmierblutungen signifikant.

Systematische **Nachbeobachtungen** erfolgten in dieser Studie nicht. Wiederholte derartige Behandlungen scheinen deshalb nicht gerechtfertigt und erhöhen die Kosten der Methode. Falls eine vor und nach der Implantation ausführlich aufgeklärte Frau für sie lästige, verlängerte Blutungsepisoden durchmacht und deshalb das Implantat bereits nach wenigen Monaten entfernt haben möchte, sollte ihrem Wunsch entsprochen werden. Falls sich die Frau mit derartigen Episoden nach eingehender Aufklärung abfindet, besteht kaum oder gar keine Notwendigkeit zur Behandlung.

⚠ Eine verminderte Blutung ist bei Frauen mit NORPLANT- oder LNG-Rod-Implantaten nicht ungewöhnlich und tritt besonders häufig bei Frauen mit relativ geringem Körpergewicht (< 50 kg) auf.

In den vom Population Council während der 1980er Jahre begonnenen Studien mit NORPLANT schwankte der Anteil von Frauen, die höchstens 2 Blutungsepisoden innerhalb von 90 Tagen durchmachten, zwischen 16 und 33 % (im Mittel sind 3,2 Episoden zu erwarten). Eine **Oligomenorrhoe** von 60 oder mehr aufeinanderfolgenden blutungsfreien Tagen trat während der ersten 90 Tage nach der Implantation bei 20 % der Frauen auf, und nahm danach bis zum Ende des 1. Jahres leicht auf 25 % zu. In der hier definierten Weise trat während des 2. und 3. Jahres nach der Implantation pro Quartal bei 16 – 27 % der Frauen eine Oligomenorrhoe auf. Oligomenorrhoe und Amenorrhoe scheinen gut akzeptiert zu werden, da sie praktisch nie Ursache einer Explantation waren.

Anwenderprofile

Frauen im gebärfähigen Alter empfinden NOR-PLANT- und LNG-Rod-Implantate als angenehm.

Für die Vereinigten Staaten wurde angenommen, daß der größte Marktanteil auf Frauen über 35 Jahren entfiele, für die die Pille lange Zeit als Methode der 2. Wahl angesehen wurde.

Die Mehrzahl der Frauen dieser Altersgruppe hat die Familienplanung abgeschlossen und wünscht langfristigen Schutz vor Schwangerschaften. Herkömmliche Kupfer-Intrauterinpessare, die von vielen Frauen zwischen 35 und 44 Jahren in Nordeuropa bevorzugt werden, sind seit 1985 fast ganz vom US-Markt verschwunden. An diese Altersgruppe wurden in den Vereinigten Staaten viele NORPLANT-Implantate verkauft. Aber auch Frauen zwischen 16 und 19 Jahren bzw. 20 und 24 Jahren scheinen diese Implantate gerne zu verwenden. In den in Texas, Baltimore, MD, und Cincinnati, Ohio ([17–19], Rosenthal 1995) durchgeführten Studien waren über die Hälfte der Frauen jünger als 25 Jahre.

⚠ Sowohl Teenager, als auch Frauen Anfang 20 wurden vom Versprechen einer langdauernden Wirksamkeit, das mit den NORPLANT-Implantaten verbunden ist, angezogen, demzufolge sie eine Schwangerschaft verhindern können, während sie heranwachsen und ihr Erwachsenenleben beginnen.

In Baltimore setzten mindestens 90% der Teenager und Erwachsenen die Behandlung länger als 1 Jahr fort (Tab. **39**, Cullins u. Mitarb. 1994).

Das Anwenderprofil mag sich in den Vereinigten Staaten von dem anderer Länder unterscheiden, die **Akzeptanz** war aber überall auf der Welt hoch, wie aus der Therapietreue nach 1 und nach 5 Jahren Implantationszeit in verschiedenen Studien ersichtlich ist (Tab. **39**). Die mediane Anwendungsdauer der Implantate betrug in klinischen Studien, die in die Zulassungsanträge eingingen, 3,5 Jahre. In groß angelegten, in Südostasien durchgeführten Studien betrug sie im Mittel 4–5 Jahre (Gu 1994, Grub 1995, Affandi 1987, Singh 1992).

Einige Beobachter, die mit der Interpretation von Mehrjahres-Fortsetzungsraten nicht vertraut waren, haben die Zahlen zur 5-Jahres-Implantat-Treue belächelt und Häufigkeiten unter 70% als Hinweis auf Unzufriedenheit mit den Implantaten gewertet. Diese Ansicht ist falsch. Jährliche **Fortsetzungsraten** von z.B. 85%, die große

Zufriedenheit mit der Methode ausdrücken, würden in einer 5-Jahres-Fortsetzungsrate von nur 44% resultieren. Außerdem hängt die Häufigkeit der Fortführung der Therapie, ebenso wie die von Schwangerschaften, vom Alter der Frau ab. Weitaus mehr Frauen *unter 30 Jahren* unterbrechen die Kontrazeption, um schwanger zu werden, als Frauen *über 30 Jahre*. In Studien mit NORPLANT-, LNG-Rod-Implantaten und langwirkenden Intrauterinpessaren ist der häufigste und vielleicht primäre Grund dafür, das jeweilige Verfahren nicht mehr anwenden zu wollen, der Schwangerschaftswunsch. Diese Abbruchraten spiegeln die Erfolge der Frauen wider, Wunschschwangerschaften zeitlich zu planen. Sie stellen daher uneingeschränkte Erfolge der Kontrazeption mittels Implantaten dar.

Bereitstellung von Möglichkeiten zur Implantation, Entfernung und Beratung

Die Implantation auf der Innenseite des Oberarms könnte dem Unvorbereiteten einfach erscheinen, erfordert aber **Übung.** Die Bedeutung einer korrekten, d.h. oberflächlichen, subdermalen Implantation kann nicht oft genug betont werden, um der Frau Unannehmlichkeiten zu ersparen, die Explantation zu erleichtern und Verletzungen, insbesondere Nervenläsionen, zu vermeiden.

⚠ Die Einführung dieser oder vergleichbarer Implantate zur Kontrazeption erfordert sorgfältiges Erlernen der Implantations- und Explantationstechnik.

Zur erfolgreichen Einführung muß zunächst ein kleiner Kreis von Ärzten und Schwestern unter Bedingungen trainiert werden, unter denen NORPLANT- oder LNG-Rod-Implantate häufig verwendet werden und genügend Patientinnen zur Implantation und zur Explantation dieses Systems zur Verfügung stehen (Sivin, Brown 1983). Das Training sollte mehrere Explantationen unter Aufsicht beinhalten, da das dem zukünftigen Implanteur am besten die Bedeutung einer optimalen Implantation klar macht. Lehrzentren sollten ermächtigt werden, über das erfolgreiche Training **Bescheinigungen** auszustellen.

Die Implantation dauert nur wenige Minuten. Die zur Explantation erforderliche mittlere Zeit schwankt bei im Umgang mit NORPLANT Geübten zwischen 5 und 20 Minuten, während die Entfernung von LNG-Rod-Implantaten durch dieselbe Personen nur ungefähr die Hälfte der Zeit erfordert. Wenn ein Arzt eine sehr große Zahl von NORPLANT-Trägerinnen betreut, könnten die Explantationen einen Großteil seiner Arbeitszeit ausmachen, sofern kein geeignetes Hilfspersonal oder Kollegen die Arbeiten erledigen können. In Indonesien, China und den Vereinigten Staaten gehören Schwestern zu den diesbezüglich besttrainierten Personen.

Aussichten

Implantatsysteme, die nur aus ein oder zwei Einheiten bestehen, wie IMPLANON™ (das 3-Ketodesogestrel freisetzt) und das LNG-Rod-Implantat stellen wahrscheinlich einen starken Anreiz für große Teile von Nutzerinnen und Anbietern dar, die nach einer mittelfristigen, d.h. **1–3 Jahre** anhaltenden, effektiven Kontrazeption suchen. NORPLANT müßte auch für Frauen attraktiv sein, die einen längerfristigen, wirksamen Schutz vor Schwangerschaften suchen, aber weder ein Intrauterinpessar noch eine Sterilisation wünschen.

Derzeit durchgeführte Studien könnten den Zeithorizont etwas verändern. Vorläufige Ergebnisse deuten darauf hin, daß LNG-Rod-Implantate möglicherweise in den Industrienationen auch bei Frauen mit höherem Körpergewicht länger als 3 Jahre hochwirksam sind, und daß NORPLANT-Implantate sich als über **7 Jahre** effektiv zeigen könnten.

Preisgestaltung und Finanzierung dieser langwirkenden Kontrazeptiva stellen ein Problem dar und werden letztlich den **Marktanteil** bestimmen, den diese Implantate erreichen können. Trussell u. Mitarb. (1995) zeigten, daß bei 2–5jähriger Nutzung NORPLANT-Implantate ein sehr günstiges Kosten-Nutzen-Verhältnis aufweisen, wenn der in den Vereinigten Staaten geltende Preis zugrundegelegt wird (Trussell 1995). Krankenkassen und Gesetzgeber neigen aber dazu, die Kosten nur für 1 Jahr zu prüfen. Aus ähnlichen Gründen werden Frauen oder Paare wahrscheinlich weniger gerne teuere lang wirkende als billigere kurz wirksame, aber erneuerbare Kontrazeptiva kaufen, da eine einmalige Zahlung erforderlich ist, trotz der gegebenen Effektivität und des Anwendungskomforts der Implantate. Solange keine Ratenzahlung möglich ist, oder lang wirkende Kontrazeptiva nicht subventioniert werden, wird deren Marktanteil klein bleiben. Da aber der größte Teil der Entwicklung implantierbarer Kontrazeptiva im öffentlichen, nicht gewinnorientierten Bereich erfolgte, würden Gleichberechtigung und Fairness gebieten, daß der Preis niedriger ist als der für Methoden, die durch Privatinvestitionen entwickelt wurden.

Literatur

[1] Mosher, W. D., C. A. Bachrach, Understanding U.S. Fertility: Continuity and Change in the National Survey of Family Growth, 1988–1995. Family Planning Perspectives 28 (1996) 4–12

[2] Moreno, L., N. Goldman: Contraceptive failure rates in developing countries: Evidence from the Demographic and Health Surveys. International Family Planning Perspectives 17 (1991) 44–49

[3] Koetsewang, S.: The injectable contraceptive: Present and future trends: In Seppala, M., L. Hamberger (eds.): Frontiers in Human Reproduction. The New York Academy of Sciences, New York 1991 (Annals vol. 552)

[4] World Health Organization: Multinational comparative clinical evaluation of two long-acting injectable steroids: Norethisterone oenanthate and medroxyprogesterone acetate. Use-effectiveness. Contraception 15 (1977) 513–533

[5] Trussell, J., K. Kost: Contraceptive Failure in the United States: A critical review of the literature. Studies in Family Planning 18 (1987) 237–283

[6] Akhter, H., T. R. Dunson, R. N. Amatya, K. Begum, T. Chowdhury, N. Dighe, S. L. Krueger, S. Rahman: A Five Year Clinical Evaluation of Norplant Contraceptive Subdermal Implant in Bangladesh Acceptors. Contraception 47 (1993) 569–582

[7] Diaz, S., M. Pavez, P. Miranda, D. N. Robertson, I. Sivin, H. B. Croxatto: A five year clinical trial of levonorgestrel Silastic implants (NORPLANT). Contraception 25 (1982) 447–456

[8] Gu, S.-J., M.-K. Du, L.-D. Zhang, Y.-L. Liu, S.-H. Wang I. Sivin: A 5 year evaluation of NORPLANT contraceptive Implants in China. Obstetrics and Gynecology 83 (1994) 673–678

[9] Sivin, I.: International experience with NORPLANT® and NORPLANT® 2 contraceptives. Studies in Family Planning 19 (1988) 81–94

[10] Salah, M., A.-G. M. Ahmed, M. Abu-Eloyoun, M. M. Shaaban: 5 year experience with NORPLANT® implants in Egypt. Contraception 35 (1987) 543–550

[11] Affandi, B., S. S. I. Santoso, Djajadilaga, W. Hadisaputra, F. A. Moeloek, J. Prihartono, F. Lubis, R. S. Samil: Five year experience with NORPLANT®. Contraception 36 (1987) 417–428

[12] Noerpramana, N. P.: A cohort study of NORPLANT implant: side effects and acceptance. Advances in Contraception 11 (1995) 97–114

[13] Grubb, G., D. Moore, N. G. Anderson et al.: Pre-introductory clinical trials of NORPLANT® implants: A comparison of 17 countries' experience. Contraception 52 (1995) 287–296

[14] Singh, K., O. A. C. Viegas, Y. F. Fong, S. S. Ratnam: Acceptability of NORPLANT® implants for fertility regulation in Singapore. Contraception 45 (1992) 39 – 47

[15] Tseng, L.-H., T.-Y. Lee, Y.-S. Yang, T.-M. Ko, S.-M. Chunag: NORPLANT subdermal contraceptive system: experience in Taiwan. Contraception 53 (1996) 177 – 180

[16] Chompootaweep, S., E. Kochagam, S. Sirisumpan, J. Tang-ushu, B. Teppitaksak, N. Dusitin: Effectiveness of NORPLANT® implants among Thai women in Bangkok. Contraception 53 (1996) 33 – 36

[17] Frank, M. L., A. N. Poindexter III, L. M. Cornin, C. A. Cox, L. Bateman: One year experience with subdermal contraceptive implants in the United States. Contraception 48 (1993) 229 – 249

[18] Crosby, U. D., B. E. Schwarz, K. L. Gluck, S. F. Heartwell: A preliminary report of NORPLANT implant insertions in a large urban family planning program. Contraception 48 (1993) 359 – 366

[19] Cullins, V. E., R. E. Remsburg, G. R. Huggins: Comparison of adolescent and adult experiences with levonorgestrel contraceptive implants. Obstetrics and Gynecology 83 (1994) 1026 – 1032

[20] Gu, S. J., M. K. Du, L. Zhang, Y. L. Liu, S. H. Wang, I. Sivin: A five year evaluation of NORPLANT II implants in China. Contraception 50 (1994) 27 – 34

[21] Indian Council for Medical Research (CMR): Task Force on Hormonal Contraception. Contraception 48 (1993) 1230 – 1232

[22] Singh, K., O. A. C. Viegas, S. S. Ratnam: Acceptability of NORPLANT® 2 as a method of family planning. Contraception 45 (1992) 453 – 461

[23] Sivin, I.: Contraception with NORPLANT® implants. Human Reproduction 9 (1994) 1818 – 1826

[24] Olsson, S. E., V. Odlind, E. D. B. Johansson, M. Nordstrom: Plasma levels of levonorgestrel and free levonorgestrel index in women using NORPLANT® implants or two covered rods (NORPLANT® 2). Contraception 35 (1987) 215 – 228

[25] Brache, V., F. Alvarez-Sanchez, A. Faundes, A. S. Tejeda, L. Cochon: Free levonorgestrel index and its relationship to luteal activity during long term use of NORPLANT® implants. Advances in Contraception 8 (1992) 319 – 328

[26] Sivin, I., S. El Mahgoub, T. McCarthy, D. R. Mishell Jr., D. Shoupe, F. Alvarez, V. Brache, E. Jimenez, J. Diaz, A. Faundes, M. M. Diaz, E. Coutinho, C. E. R. Mattos, S. Diaz, M. Pavez, J. Stern: Long term contraception with the Levonorgestrel 20 μg/day (Lng 20) and the Copper T 380 Ag intrauterine devices: A five year randomized study. Contraception 42 (1990) 361 – 378

[27] Tietze, C., S. Lewit: Evaluation of intrauterine devices: Ninth progress report of the Cooperative Statistical program. Studies in Family Planning 1 (55) (1970) 1 – 40

[28] Gu, S.-J., I. Sivin, M.-K. Du, L.-D. Zhang, L.-R. Ying, F. Meng, S.-L. Wu, P.-Z. Wang, Y.-L. Gao, X. He, L.-F. Qi, C.-R. Chen, Y.-P. Liu, D. Wang: Effectiveness of NORPLANT® implants through seven years: a large scale study in China. Contraception 52 (1995) 99 – 103

[29] Gabrielle, C. A., W. M. O'Fallon, L. T. Kurland, C. M. Beard, J. E. Woods, J. Melton III: Risk of connective-tissue diseases and other disorders after breast implantation. The New England Journal of Medicine 330 (1994) 1697 – 1702

[30] Sanchez-Guerrero, J., G. A. Colditz, E. W. Karlson, D. J. Hunter, F. Speizer, M. H. Liang: Silicone breast implants and the risk of connective tissue diseases and symptoms. New Engl. J. Med. 332 (1995) 1666 – 1670

[31] Sivin, I.: NORPLANT® Contraceptive implants: In Shoupe, D., F. P. Haseltine (eds.): Contraception. Springer-Verlag, New York 1993 (131 – 143)

[32] Diaz, S., H. B. Croxatto, M. Pavez, H. Belhadj, J. Stern, I. Sivin: Clinical assessment of treatment for prolonged bleeding in users of NORPLANT® implants. Contraception 42 (1990) 97 – 110

[33] Rosenthal, S. L., F. M. Biro, L. M. Kollar, P. J. A. Hillard, J. L. Rauh: Experience with side effects and health risks associated with NORPLANT® implant use in adolescents. Contraception 52 (1995) 283 – 285

[34] Sivin, I., G. Brown: The introduction of NORPLANT® implants. Studies in Family Planning 14 (1983) 192 – 193

[35] Trussell, J., J. A. Leveque, J. D. Koenig, R. London, S. Borden, J. Henneberry, K. D. LaGuardia, F. H. Stewart, T. G. Wilson, S. Wysocki, M. J. Strauss: The Economic Value of Contraception: a comparison of 15 methods. American Journal of Public Health 85 (1995) 494 – 503

**Das ideale hormonale
Kontrazeptivum**

**The Ideal Hormonal
Contraceptive**

Die Fiktion eines idealen hormonalen Kontrazeptivums

The Fiction of an Ideal Hormonal Contraceptive

Max Elstein, Hilary Furniss

▨▨ Die in diesem Jahrhundert vollzogene Revolution bei der Wahl des Kontrazeptivums bietet Frauen eine größere Vielfalt an Methoden zur Familienplanung. Das Konzept des „idealen" hormonellen Kontrazeptivums zielt auf seine Wirksamkeit und Akzeptanz, so daß eine kontinuierliche Anwendung unterstützt wird. Die Kontrazeptions-Dynamik beschreibt die veränderten Erfordernisse bei der Kontrazeption, denen eine Frau während ihres Lebens ausgesetzt ist. Nebenwirkungen (gesundheitsgefährdende Risiken wie auch subjektiv unangenehme Effekte) erweisen sich als bedeutsame Faktoren für eine fortgesetzte Anwendung von Hormonpräparaten. Ebenso entscheidend sind negative Schlagzeilen in den Medien.

In Erweiterung der Philosophie eines „idealen hormonellen Kontrazeptivums" sollten die Bedürfnisse der Frauen individuell bestimmt und in 3 Hauptgruppen aufgeteilt werden: die Standardfrau, die Frau mit endokrinen Störungen und die Frau mit Wunsch nach Linderung vorbestehender Beschwerden. Indem wir die Verordnungen den individuellen Bedürfnissen anpassen, können wir uns einer idealen individuellen Kontrazeption annähern.

Die Verallgemeinerung des Konzeptes des „idealen" Kontrazeptivums schließt die orale Kontrazeption, speziell die Notfallkontrazeption, und das Verschreiben durch eine größere Gruppe angemessen ausgebildeter Verordner ein.

Insgesamt ist festzustellen, daß es kein für jede Frau passendes ideales Verhütungsmittel gibt. Die Bedürfnisse jeder einzelnen Frau erfordern eine individuelle Definition des „Idealen". Dies kann nur durch größere Auswahl verfügbarer hormoneller Kontrazeptiva geleistet werden. ▪

▨▨ This century's revolution in contraceptive choice has provided women with a greater variety of available family-planning methods. The concept of an "ideal" hormonal contraceptive encompasses its efficacy and acceptability, so that continuity of use may be promoted. Contraceptive dynamism describes the variation in contraceptive requirements which a woman has throughout her life. Adverse effects (major health risks and nuisance side-effects) are shown to be significant factors in the continued usage of hormonal preparations, as are media "scares".

In extending the philosophy of an "ideal hormonal contraceptive", women's needs are assessed on an individual basis, users falling into three main subgroups: the "standard" women, the "endocrinopathic" women, and the "improved" women. By tailoring our prescribing to the individual's needs, we can approach ideal contraception on a personal level.

Generalizing the concept of "ideal" leads to consideration of oral contraception, especially emergency contraception, or prescribing by a wider group of appropriately trained health care providers.

It is concluded that there is no single "ideal" for everyone; each individual woman's requirements demand individual "ideals" which we can only supply by widening the choice of available hormonal contraceptives. ▪

Einleitung

Eine der wichtigsten Entwicklungen der letzten Jahrzehnte des 20. Jahrhunderts war es, Wahlmöglichkeiten, besonders zur individuellen Schwangerschaftsverhütung, anzubieten. Dies wurde für Frauen, besonders im Hinblick auf deren **Wahl** des Kontrazeptivums und für die **Entwicklung** hormoneller Kontrazeptiva wichtig. Im Jahre 1990 gab es in den Entwicklungsländern 384 Millionen Frauen, die Kontrazeptiva anwandten. Schätzungsweise wird deren Zahl bis zum Jahr 2000 auf 536 Millionen steigen. Davon nehmen heute weltweit mehr als 60 Millionen orale Kontrazeptiva ein (Benagiano u. Shah 1995). Trotzdem werden die **Kontrazeptionsbedürfnisse** von mindestens 100 Millionen Frauen derzeit nicht ausreichend befriedigt (Bongaarts 1991). Bei den derzeit weltweit durchgeführten 40 Millionen Abtreibungen wegen unerwünschter Schwangerschaften ereignen sich jährlich 200 000 Todesfälle. Außerdem ist die Morbidität infolge nicht geplanter Schwangerschaften hoch.

⚠ Es ist daher notwendig, viele verschiedene Kontrazeptiva anzubieten und den Frauen verfügbar zu machen, so daß auch der ärmsten Frau als Teil ihres Rechtes auf Gesundheit bei der Fortpflanzung keine akzeptable Familienplanung verwehrt wird (ICPD 1995).

Dies wird unter dem Aspekt noch wichtiger, daß die **Weltbevölkerung** bis zum Jahre 1998 schätzungsweise auf 6 Milliarden Menschen anwächst und das 21. Jahrhundert durch die vorausgesagte Verdopplung der heutigen Menschheit hauptsächlich von Bevölkerungsproblemen geprägt sein wird (Fathalla 1995).

Ein „ideales" hormonelles Kontrazeptivum

Der Ausdruck „ideal" wird meist verwendet, um **Perfektion** zu beschreiben. Bei hormonellen Kontrazeptiva erhebt sich die Frage, was ideal ist. Im allgemeinen kann darunter etwas verstanden werden, was die Schwangerschaft *zuverlässig* verhindert, sonstige Körperfunktionen möglichst *wenig beeinflußt*, endokrine und Stoffwechselfunktionen *verbessert* oder eine bestehende Störung durch sorgfältige Anpassung der Komponenten *korrigiert*. Dies macht ein Kontrazeptivum zum Therapeutikum, so daß ein Aspekt von ideal wäre, daß es bei Frauen grundsätzlich eine Schwangerschaft sicher verhütet. Jeder zusätzliche Vorteil für die Gesundheit erhöht den therapeutischen Wert.

Tatsächlich wurden seit der Ersteinführung eines oralen Kontrazeptivums im Jahre 1960 weltweit große Summen in die Entwicklung neuer, verbesserter hormoneller Kontrazeptiva investiert, die frei von Nebenwirkungen sein und die Akzeptanz und damit die laufende Einnahme verbessern sollten.

⚠ Ursprünglich bestand die Absicht, eine zuverlässige und reversible, vom Geschlechtsverkehr unabhängige Kontrazeptionsmethode zu schaffen, die es der Frau erlaubt, ihre Fruchtbarkeit selbst zu bestimmen und zu kontrollieren.

Seitdem die Wirksamkeit hormoneller Kontrazeptiva erwiesen war, konzentrierte sich deren weitere Entwicklung darauf, Nebenwirkungen infolge deren metabolischer Effekte zu vermindern und den Zyklus besser zu kontrollieren. Dazu wurden im wesentlichen die **Dosen** kontrazeptiv wirkender Steroide vermindert, die Spezifität der Gestagene verbessert und das **Regime** sowie der **Applikationsweg** verändert. Jedes hormonelle Kontrazeptivum muß 2 grundlegende **Eigenschaften** aufweisen, bevor überlegt werden kann, ob es dem Ideal nahe kommt. Es muß uneingeschränkt wirksam sein und so gut akzeptiert werden, daß seine laufende Anwendung sichergestellt ist.

Wirksame und akzeptable hormonelle Kontrazeption

Wirksamkeit

Versager jeder Kontrazeptionsmethode beruhen auf 2 verschiedenen Ursachen: Versagen von Methode oder Anwender. Hormonelle Kontrazeptiva, wie kombinierte orale Kontrazeptiva, weisen eine sehr niedrige Versagerrate auf (Pearl-Index 0,2; 0,5 für Tcu 380 A Intrauterinpessar). Die meisten Schwangerschaften treten bei Frauen, die die Pille einnehmen, wegen mangelnder **Compliance** auf, entweder weil vergessen wurde, die Pille einzunehmen oder weil diese nicht dauerhaft eingenommen wird, wofür sehr häufig „Unwohlsein", Nebenwirkungen, wie schlechte Zykluskontrolle und das Gefühl vermehrter Blutungen (Rosenberg 1995) und, nicht selten, durch die Medien ausgelöste **Ängste** verantwortlich sind. Orale Kontrazeptiva wirken Gonadotropinen entgegen, was zu einer über die Hemmung der Ovulation hinausgehenden, verlängerten Wirkung führt. Bisherige Studien zeigten, daß die ovulationshemmende Wirkung der Kontrazeptiva erhalten bleibt, einerseits beim üblichen pillenfreien Intervall, andererseits auch bei kurzen Unterbrechungen, wenn die Einnahme des Präparates vergessen wurde (Morris u. Mitarb. 1979, Letterie u. Chow 1992). Parallel zum verminderten **Steroidgehalt** kombinierter oraler

Kontrazeptiva nahm während der letzten Jahre auch diese zusätzliche „Sicherheitsmarge" ab. Damit wird die Ovarfunktion weniger gehemmt, das Ovar kann während der pillenfreien Phase wieder aktiv werden und als Folge daraus kann eine Follikelaktivität auftreten (Risiko der Ovulation), insbesondere wenn zu Beginn des Einnahmezyklus vergessen wird, die Pille einzunehmen (Tayob u. Mitarb. 1990) oder wenn versehentlich das pillenfreie Intervall verlängert wird (Killick u. Mitarb. 1990). Aufgrund dieser Tatsachen gibt es **Empfehlungen,** was zu tun ist, falls die Pilleneinnahme vergessen wurde.

Wie zuverlässig die Kontrazeption sein muß, um von der Frau akzeptiert zu werden, kann sich im Laufe der Jahre, abhängig von vielen **Begleitumständen,** ändern, zu denen z. B. der sozioökonomische Status, die Dauerhaftigkeit oder Stabilität der Beziehung, persönliche Karrierewünsche und Schwangerschaftsplanung zählen. Eine Studentin kann eine Schwangerschaft als „existenzbedrohend" empfinden, weil sie ihr Studium dadurch unterbrechen muß oder sie erheblich belasten, da sie sich zu einem Zeitpunkt um ein Kind kümmern muß, zu dem sie dazu am wenigsten fähig ist. Für eine verheiratete Frau um 30 Jahre, die eine Familiengründung noch hinausschieben möchte, ist ein Versagen der Kontrazeption unter Umständen nicht ganz so unwillkommen wie für eine Frau, die sich in einer vergleichbaren Situation, aber gleichzeitig im kritischen Stadium ihrer Karriere befindet. Letztere wird Kontrazeptiva wegen deren absoluter Wirksamkeit verwenden, weil eine ungewollte Schwangerschaft zu diesem Zeitpunkt ihre Lebensplanung zunichte machen könnte.

⚠ Deshalb hat jede dieser Frauen einen unterschiedlichen Anspruch an die gewählte Verhütungsmethode.

Jede dieser Frauen wird zu verschiedenen Zeitpunkten ihres reproduktionsfähigen Lebensabschnittes unterschiedliche Erwartungen haben, die von ihrer veränderten sozioökonomischen Lage und ihrer Karrieresituation abhängen. Dieses Konzept wird als **„Kontrazeptionsdynamik"** bezeichnet (Handbuch der Schwangerschaftsverhütung 1984).

Akzeptanz

Die Akzeptanz hormoneller, insbesondere oraler Kontrazeptiva ist ein sehr wichtiger Faktor dafür, daß diese zuverlässig angewendet werden und damit wirksam sind. Je stärker der Wunsch ist, eine Schwangerschaft zu verhindern, um so eher ist eine Frau bereit, auch **Nebenwirkungen** eines hormonellen Kontrazeptivums zu tolerieren. Frauen, die wegen geringfügiger oder lästiger Nebenwirkungen die Einnahme einstellen, haben häufiger unerwünschte Schwangerschaften als solche, bei denen sich unter laufender Einnahme ein Methoden- oder Einnahmefehler einstellt (Rosenberg 1995). Hormonelle Kontrazeptiva werden in der Regel von *gesunden* Frauen und oftmals lange Zeit eingesetzt, weshalb Frauen, die die Pille einnehmen, und natürlich auch die pharmazeutischen Hersteller an einer langfristigen Sicherheit derartiger Präparate besonders interessiert sind. Die Verläßlichkeit oraler Kontrazeptiva wird inzwischen von fast allen Frauen als gesichert angesehen.

⚠ Deshalb sind alle – nachteilige wie günstige – Nebenwirkungen sehr bedeutsam, entscheiden sie doch über die Kontinuität des Gebrauchs der Pille.

Laufende Einnahme

Als lästig zu bezeichnende Nebenwirkungen, insbesondere Blutungsunregelmäßigkeiten, wie Durchbruchblutung und Amenorrhoe, können bei bis zu 50% der Neuanwenderinnen noch vor dem Ende des ersten Jahres dazu führen, daß diese Mittel nicht mehr eingenommen werden (Oddens 1994, Serfaty 1992, Rosenberg u. Long 1992). Rosenberg u. Mitarb. werteten 1995 das Einnahmeverhalten hinsichtlich oraler Kontrazeptiva bei über 6500 Frauen in 5 europäischen Ländern (Dänemark, Frankreich, Italien, Portugal und Großbritannien) aus. Sie untersuchten die beiden wichtigsten Probleme, schlechte *Compliance* und vorzeitiges *Absetzen* oraler Kontrazeptiva (definiert als Einnahme von weniger als 2 Jahren, wobei Frauen ausgeschlossen wurden, die wegen Schwangerschaftswunsch aufhörten, die Pille einzunehmen, oder keine Kontrazeption mehr benötigten). Mangelnde Compliance beruhte erwartungsgemäß auf mangelnder *Erfahrung* mit der Pilleneinnahme (RR = 3,3), Problemen beim Verständnis der Packungsbeilage (RR = 2,2), aber auch darauf, daß verschiedene, lästige *Nebenwirkungen,* einschließlich Hirsutismus (RR = 2,1), Übelkeit (RR = 1,4), Blutungsunregelmäßigkeiten (RR = 1,3) und Spannungsgefühl in der Brust (RR = 1,2) auftraten. Nebenwirkungen waren auch primäre Prädiktoren dafür, daß Kontrazeptiva ganz abgesetzt wurden. Dazu gehörten Übelkeit (RR = 2,1), Blutungen (RR = 1,9), Spannungsgefühl der Brust (RR = 1,8), Stimmungsveränderungen (RR = 1,8) und Gewichtszunahme (RR = 1,4). Traten mehrere Nebenwirkungen gleichzeitig auf, war die Wahrscheinlichkeit dafür, daß die oralen Kontrazeptiva abgesetzt wurden, besonders hoch. Eine Nebenwirkung erhöhte das Risiko um 50%, zwei um 220%, und drei um 320%. Diese Befunde bestätigen diejenigen von Oddens u. Mitarb. aus dem Jahre 1994.

⚠ Sie fanden, daß 37% aller Erstanwenderinnen oraler Kontrazeptiva innerhalb von 12 Monaten das Präparat wechselten, meistens wegen Nebenwirkungen oder einer unbefriedigenden Zykluskontrolle.

Daher ist das Bemühen der pharmazeutischen Hersteller wohl begründet, sich darauf zu konzentrieren, hormonelle Kontrazeptiva mit minimalen Nebenwirkungen oder gar zusätzlichen, günstigen Wirkungen für die Gesundheit zu entwickeln.

Die Presse und andere **Medien** werden gute Gründe für ihre Skandalmeldungen angeben müssen, die sich nachteilig auf die Kontinuität des Gebrauchs oraler Kontrazeptiva auswirkten und zu einem sprunghaften Anstieg unerwünschter Schwangerschaften geführt haben.

Erweiterung der Vorstellung eines „idealen" Kontrazeptivums

Eine Verbesserung der Lebensqualität jeder einzelnen Frau wäre ein zusätzlicher Vorteil eines zuverlässig und reversibel wirkenden Kontrazeptivums.

Frauen, die eine hormonelle Kontrazeption durchführen, lassen sich einer der 3 Hauptgruppen zuordnen:

Gruppeneinteilung der Pillenanwenderinnen

– **Gruppe 1: Die Standardfrau**
Frauen mit optimalem endokrinen Status, für die das ideale hormonelle Kontrazeptivum neben zuverlässiger und leicht reversibler Kontrazeption keine (weder kurzfristig noch langfristig) systemischen Wirkungen ausübt.

– **Gruppe 2: Die Frau mit endokrinen Störungen**
Frauen mit bestimmten Fertilitätsstörungen, z.B. jene 10% der Frauen, mit symptomatischem PCO-Syndrom, die vielen Frauen, die ihre Periode als unerträglich stark empfinden, diejenigen mit Monatsbeschwerden und besonders jene, die unter einem prämenstruellen Spannungssyndrom leiden. Diese Frauen können erhebliche Vorteile für ihre Gesundheit erzielen, wenn ihnen bestimmte Typen hormoneller Kontrazeptiva verschrieben werden, die diese Störungen beseitigen oder wenigstens erheblich vermindern.

– **Gruppe 3: Die Frau mit verbessertem Wohlbefinden**
Frauen, wie in Gruppe 1, bei denen aber ein bestimmtes hormonales Kontrazeptivum neben der Verhütung einen zufriedenstellenden physiologischen Zustand verstärkt oder langfristig deutliche Vorteile für die Gesundheit bietet.

Die Berücksichtigung dieser 3 Gruppen von Frauen, für die eine hormonelle Kontrazeption zur Verfügung gestellt werden soll und das Konzept der Kontrazeptionsdynamik führt uns zur **maßgeschneiderten Kontrazeption**, d.h. der Verschreibung auf individueller Basis. Jede Frau sollte daher individuell betrachtet, und es sollte ein für sie geeignetes Präparat ausgewählt werden, um ihren Wunsch nach Kontrazeption zusätzlich gemäß ihrer physiologischen und endokrinen Bedürfnisse im entsprechenden Lebensabschnitt zu befriedigen.

Gruppe 1: Die Standardfrau

Diese Frauen benötigen, was als *klassisches* ideales Kontrazeptivum betrachtet werden kann. Ein Kontrazeptivum, dessen Wirksamkeit erwiesen ist, das den Zyklus gut kontrolliert und vernachlässigbare Nebenwirkungen aufweist.

⚠ Eine derartige Pille enthält eine geringe Estrogendosis in Kombination mit einem Gestagen.

Mögliche Nebenwirkungen auf das Herzkreislaufsystem werden gering (minimal, wenn die Frau nicht raucht) gehalten und bei weitem durch langfristige Schutzwirkung vor Ovarial- und Endometriumkarzinomen aufgewogen.

⚠ Man sollte sich auch vor Augen halten, daß orale Kontrazeptiva zusätzlich vor funktionellen Ovarialzysten, entzündlichen Unterleibs- und benignen Mammaerkrankungen schützen.

Gruppe 2: Die Frau mit endokrinen Störungen

Für eine Frau, die über Symptome klagt, die z.B. mit dem Syndrom der polyzystischen Ovarien zusammenhängen, kann die Einnahme oraler Kontrazeptiva, die **Cyproteronazetat** enthalten, besonders günstig sein.

⚠ Bei geringerer Ausprägung dieser endokrinen Störungen bieten sich auch **Dienogest** – sowie andere gestagenhaltige Präparate an.

Diese bieten nicht nur eine nachgewiesenermaßen zuverlässige Kontrazeption, sondern regulieren auch ein gestörtes Blutungsmuster, mildern Akne und Hirsutismus und schützen vor Endometriumhyperplasie und möglichen Zelltypien.

Ein zusätzlicher Vorteil besteht darin, daß die Synthese androgener Steroide unterdrückt wird, wodurch die Entwicklung einer Insulinresistenz und deren mögliche nachteilige kardiovaskuläre Wirkungen bei dafür empfindlichen Frauen verhindert wird. Diese oralen Kontrazeptiva können daher einigen Frauen sowohl kurzfristig, als auch langfristig erhebliche zusätzliche Vorteile für ihre Gesundheit bieten.

Vor kurzem wurde ein neues orales Kontrazeptivum entwickelt, in dem das Antimineralokortikoid **Dihydrospirenon** enthalten ist. Die Kombination dieses Gestagens mit Ethinylestradiol erwies sich als besonders günstig für Frauen, die zur Gewichtszunahme und Natriumretention und damit zum Hochdruck neigen, und es kontrolliert außerdem den Zyklus ausgezeichnet (Foidart 1994). Es kann besonders schwierig sein, dieser Gruppe von Frauen eine zuverlässige und annehmbare Kontrazeption zu bieten. Dieses Präparat könnte die Palette an Kontrazeptiva sehr gut ergänzen, da es für die Bedürfnisse dieser speziellen Gruppe von Frauen *maßgeschneidert* ist, die häufig eine schlechte Compliance zeigen, da sie im Zusammenhang mit der Pilleneinnahme über lästige Nebenwirkungen klagen.

Die andere Untergruppe, die an dieser Stelle betrachtet werden muß, sind Frauen in der Prä- und Perimenopause, bei denen klimakterische Symptome auftreten. Mit der Neubewertung der oberen Altersgrenze, bis zu der orale **Kontra-**zeptiva eingenommen werden können, sollten diese Frauen auch der Gruppe zugeordnet werden, die stark von den zusätzlichen Vorteilen dieser Präparate profitieren könnte. Gerade für Frauen, deren Menstruation im allgemeinen unregelmäßig ist und die unter klimakterischen Symptomen leiden, ist eine wirksame Kontrazeption besonders wichtig. Es gibt keinen Grund, warum diese Frauen nicht anstelle einer Hormonsubstitution oder alternativer Kontrazeptionsmethoden, wie Intrauterinpessar oder Sterilisation, von niedrig dosierten oralen Kontrazeptiva profitieren sollten, sofern keine Risikofaktoren, wie Rauchen, Adipositas, frühere venöse Thromboembolie oder Hypertonie vorliegen. Sie würden von unangenehmen, in der Perimenopause auftretenden Symptomen befreien, eine zuverlässige Kontrazeption und außerdem günstige, die Knochenmasse und das kardiovaskuläre System schützende Wirkungen der Estrogene bieten (Volpe u. Mitarb. 1993).

Eine in Einzelheiten gehende Diskussion verschiedener Systeme, die Hormone freisetzen und zur hormonellen Kontrazeption entwickelt wurden, würde den Rahmen dieses Kapitels sprengen. Es muß genügen, darauf hinzuweisen, daß sich **levonorgestrelhaltige Intrauterinpessare** (IUP) als besonders effizient erwiesen, um eine Menorrhagie zu beherrschen, ohne systemisch zu wirken, und – neben der Kontrazeption – gleichzeitig exzessive Blutungen des Uterus zu stoppen. Dieses mit Wirkstoff versehene IUP macht bei Frauen, die unter den beschriebenen Störungen leiden, invasive Maßnahmen wie Endometriumablation oder Hysterektomie seltener erforderlich (Milsom u. Mitarb. 1991).

Gruppe 3: Die Frau mit verbessertem Wohlbefinden

Diese Frauen ohne Gesundheitsstörungen können aus hormonellen Kontrazeptiva weitere Vorteile ziehen.

⚠ Diese umfassen die oben (Gruppe 1) genannten schützenden Wirkungen hormoneller Kontrazeptiva, aber auch einige zusätzliche endokrine Effekte – jeweils abhängig vom Grad der Estogenität, Antiandrogenität und Antiestrogenität des betreffenden Präparates.

Auch hier kann die Untergruppe der symptomfreien Frauen, die sich der Menopause nähern, eingeschlossen werden. Sofern keine wesentlichen Risikofaktoren (s. oben) bestehen, könnte ein *niedrig dosiertes orales Kontrazeptivum anstelle einer Hormonsubstitution* oder anderer Kontrazeptiva verschrieben werden, so daß die Frau neben einer zuverlässigen Kontrazeption von der schützenden Wirkung der Estrogene auf die Knochenmasse und das kardiovaskuläre System, wie bereits beschrieben, profitieren und dadurch die Qualität ihrer künftigen Gesundheit verbessert würde.

Wenn wir das Konzept, ein ideales hormonelles Kontrazeptivum bereitzustellen, weiter ausdehnen, kann an die Entwicklung noch spezifischerer, maßgeschneiderter hormoneller Kontrazeptiva gedacht werden. Zunehmend tieferes Verständnis der individuellen genetischen **Prädisposition** für sexualhormonabhängige Erkrankungen würden den Bedarf für neue Präparate, die sowohl kontrazeptiv als auch krankheitsverhütend wirken, aufzeigen (Hseuh 1995). Ideal wäre beispielsweise eine Pille für Frauen mit hohem Mammakarzinom-Risiko, wenn diese einen überwiegend antiestrogenen Effekt auf die Mamma-Zellen ausübt (wahrscheinlich Tamoxifen oder eine ähnliche Substanz in Kombination mit Gestagen oder – besser noch – einem reinen Antiestrogen – das ein Gestagen überflüssig macht). Frauen mit erhöhtem Risiko für *Osteoporose* würden von einem oralen Kontrazeptivum mit einem Estrogen profitieren, das eine höhere Wirksamkeit auf den Knochenstoffwechsel entfaltet. In derartigen Fällen wären die allgemeinen Vorteile eines solchen oralen Kontrazeptivums für die Gesundheit einer Frau erheblich und würden ihr Wohlbefinden für die Dauer ihres Lebens deutlich steigern.

Verallgemeinerndes Konzept des „idealen" Kontrazeptivums

Die Frage der **Deregulation** (vom Rezeptieren zum freien Verkauf) oraler Kontrazeptiva wird immer wieder diskutiert (Smith u. Mitarb. 1974, Anon 1993, Grimes 1995). Screeninguntersuchungen, wie Zervixabstriche und Mammauntersuchungen, werden oft als Grund dafür angegeben, orale Kontrazeptiva weiterhin der Verschreibungspflicht zu unterwerfen. Diese Untersuchungen sollten für sich gesehen eine wichtige Angelegenheit sein und nicht einfach ein Anhängsel der Kontrazeption, solange das Resultat nicht notwendigerweise die Entscheidung zur oralen Kontrazeption beeinflußt.

Die vorrangigen Überlegungen, ob ein Medikament verschreibungspflichtig sein soll oder nicht, sind:

Überlegungen zur Verschreibungspflicht

1. Ist die Diagnose der Störung, zu deren Behandlung das Mittel gegeben wird, schwierig?
2. Muß die Dosis an die Bedürfnisse des Patienten oder die Schwere der Erkrankung angepaßt werden?
3. Sind Risiken und Vorteile wohl ausgewogen?
4. Ist eine Überdosierung tödlich?
5. Weist das Medikament ein Suchtpotential auf? (Anon 1993)

Anhand dieser Kriterien bestünden nur schwache Argumente dafür, orale Kontrazeptiva weiterhin der Verschreibungspflicht zu unterwerfen. Als einziges könnte ernsthaft darüber diskutiert werden, ob Risiken und Nutzen wohl ausgewogen sind.

Die **Vorteile** oraler Kontrazeptiva sind, ganz abgesehen von der Kontrazeption und daraus folgender Verminderung der schwangerschaftsbedingten Gesundheitsrisiken, beachtlich (Drife 1990). Die Entscheidung, welches orale Kontrazeptivum als ideales, freiverkäufliches Präparat empfehlenswert wäre, könnte zugunsten eines Referenzpräparates mit geringem Risikopotential (s. oben), das niedrig dosiert Estrogen und **Levonorgestrel** oder **Norethisteron** enthält, fallen.

Obwohl die **Risiken** im allgemeinen gering sind, dürfen sie bei suszeptiblen Frauen nicht außer acht gelassen werden, weshalb sie individuell ermittelt werden sollten. Solche Frauen sind meist Raucherinnen oder solche mit bestehendem Thromboembolierisiko infolge Diabetes oder Hochdruck oder solche mit einer thrombophilen Prädisposition, wobei bei einigen eine Faktor-V-Leiden-Mutation oder eine APC-(aktivierte Protein-C-)Resistenz besteht (Machin u. Mitarb. 1995). Eine positive Familienanamnese bezüglich Thrombophilie, die von medizinischem Personal erhoben wird, bleibt jedoch derzeit der einzige Hinweis auf diese schwer erkennbare Störung. Da jedoch diese und andere Erkrankungen lebensbedrohlich sind und eine erhebliche Morbidität verursachen können, erfordert die **Abschätzung** dieser Risiken das Können eines entsprechend ausgebildeten medizinischen **Fachmannes**.

1994 wurden die Ergebnisse zweier **Umfragen** zu Einstellungen von Frauen gegenüber Kontrazeptiva veröffentlicht, eine aus den USA (The Gallup Organisation 1994) und eine aus Großbritannien (Oddens u. Mitarb. 1994). Beide legen nahe, daß Frauen erhebliche Bedenken bzgl. der Gesundheitsrisiken oraler Kontrazeptiva haben. Es ist daher unwahrscheinlich, daß ein Wechsel zum Status der Rezeptfreiheit in absehbarer Zukunft populär werden könnte, solange noch über 86 % der amerikanischen Frauen glauben, daß orale Kontrazeptiva für den freien Verkauf zu gefährlich sind.

Bereits 1974 wurde vorgeschlagen, daß Hebammen, Schwestern, Gesundheitspersonal und gegebenenfalls auch Sozialarbeiter dafür ausgebildet werden sollten, orale Kontrazeptiva auszugeben (Smith u. Mitarb. 1974). Dies könnte ein Schritt nach vorne sein, jedoch ist eine sorgfältige **Beratung** in der Wahl der individuell zu einem bestimmten Zeitpunkt des fertilen Lebensabschnittes geeigneten Kontrazeption zu fordern. Deshalb müssen Studien durchgeführt und Vergleiche angestellt werden, wenn orale Kontrazeptiva von Schwestern, Ärzten und anderen im Gesundheitswesen Tätigen abgegeben werden, um dabei das richtige Vorgehen und die Akzeptanz zu sichern. Unabhängig von den Ergebnissen dieser Studien muß die **Packungsbeilage** oraler Kontrazeptiva (z.B. hinsichtlich Anweisungen, was zu tun ist, wenn die Pille versehentlich nicht eingenommen wurde) verbessert werden. Zusätzlich muß bei der ersten Verordnung eine umfassendere Erklärung der Anwendung gegeben werden.

Die von Rosenberg (1995) veröffentlichte Übersicht zeigt, daß 47 % der Frauen über unzureichende Information und Hilfe bezüglich der Anwendung oraler Kontrazeptiva seitens des medizinischen Fachpersonals klagen.

Die Freigabe der oralen Kontrazeption in Notfällen wurde befürwortet (Glasier 1993), in der Vorstellung, daß dies helfen könnte, die Anzahl ungewollter Schwangerschaften und damit auch die Anzahl von Abtreibungen zu senken. Die **freie Verkäuflichkeit** der reinen Gestagenpille (Minipille) deren Sicherheit seit langem etabliert ist, käme möglicherweise auch in Betracht. Apotheker und Schwestern[1] sind gut ausgebildet und in der Lage, Frauen über die korrekte Einnahme dieser Präparate zu beraten, sofern klare Richtlinien für die angemessene Vergabe festgelegt werden können. Sobald tragfähige Daten eine freie Verkäuflichkeit dieser beiden Typen hormoneller Kontrazeptiva unterstützen, könnte weiter überlegt werden, ob orale Kontrazeptiva auch durch nichtmedizinisches Personal an ausgewählte Frauen abgegeben werden können.

Für eine große Zahl von Frauen wird allerdings eine sorgfältige Auswahl des geeignetsten Präparates wichtig bleiben, um Akzeptanz und damit Kontinuität der Einnahme zu gewährleisten.

Schlußfolgerung

Zulassungsbehörden für Arzneimittel und wissenschaftliche Fachkreise müssen die Frage des idealen hormonellen Kontrazeptivums aus verschiedenen Perspektiven, wie der Familienplanung, der Epidemiologie und der Frau als Individuum diskutieren. **Richtlinien** sollten auf Tatsachen und nicht auf Vermutungen beruhen. Pharmazeutische Hersteller müssen die offenen Fragen aufgreifen und mit weiteren prospektiven, randomisierten, vergleichenden und kontrollierten Studien untersuchen (dies wären meist Kohortenstudien, die leider sehr teuer sind). Erst dann werden wir wissen, ob das Konzept des idealen hormonellen Kontrazeptivums erfüllbar ist oder ob es eine Fiktion bleibt. Vorgefaßte Meinungen könnten solche zukünftigen Studien beeinflussen und müssen deshalb bedacht werden.

Bei der Diskussion um das ideale hormonelle Kontrazeptivum wird deutlich, daß es dies nicht für jede **Frau** gibt. Das Konzept der **Kontrazeptionsdynamik** ist besonders wichtig in einer Welt, die uns herausfordert, möglichst viele Gesundheitsvorteile möglichst vielen Frauen anzubieten. Der Schlüssel hierzu ist eine den *individuellen* Bedürfnissen der Frau angepaßte Verschreibung dafür maßgeschneiderter Kontrazeptiva, womit die individuelle Endokrinologie und die Gesundheit insgesamt verbessert werden. Daher sind verschiedene Präparate mit entsprechender *Balance* der enthaltenen Komponenten erforderlich, wobei auch die Wahrnehmung und Akzeptanz möglicher unerwünschter Wirkungen seitens der Frau zu berücksichtigen sind. Einige Präparate beeinflussen den Stoffwechsel kaum, andere gleichen unerwünschte Begleiterschei-

---

[1] Anmerkung: In Großbritannien

nungen der Menstruation, wie prämenstruelles Spannungssyndrom, schwere und schmerzhafte Perioden oder Akne, aus. Andere Präparate verbessern grundlegende physiologische Vorgänge und vermindern dadurch deutlich den Blutverlust während der Menstruation oder verstärken sogar bestimmte endokrine Merkmale. Um eine derartig maßgeschneiderte Auswahl bestimmter Präparate, passend für die individuellen Erfordernisse und Bedürfnisse einer Frau, zu ermöglichen, müssen die maßgeblichen, dafür zuständigen Mitarbeiter des **Gesundheitssystems** das notwendige Einfühlungsvermögen und Bewußtsein für diese Art der Verordnung hormoneller Kontrazeptiva entwickeln.

Literatur

Anon: OCs o-t-c? Lancet 342 (1993) 565

Benagiano, G., I. Shah: The evolution of contraceptive methods and practices to the year 2000. Proceedings of the 15th World Congress on Fertility and Sterility. Fertil. Steril. 2 (1995) 15–20

Bongaarts, J.: The KAP gap and the unmet need for contraception. Population Dev. Rev. 17 (1991) 293–313

Drife, J.: Benefits and risks of oral contraceptives. Adv. Contracept. 6 (Suppl.) (1990) 15–25

Fathalla, M. F.: Population concerns for the next century. Proceedings of the 15th World Congress on Fertility and Sterility. Fertil. Steril. 1 (1995) 3–13

Foidart, J. M., N. Dombrowicz, A. Heithecker, W. Oelkers: Clinical tolerance and impacts on blood pressure, the renin-aldosterone system, glucose and lipid metabolism of a new oral contraceptive containing an anti-mineralocorticoid progestogendrospirenone. Int. J. Gynecol. Obstet. 46 (Suppl. 3) (1994) 11

Glasier, A.: Emergency contraception: Time for deregulation? Brit. J. Obstet. Gynaecol. 100 (1993) 611–612

Grimes, D. A.: Over the counter oral contraceptives: An idea whose time has not quite come. Obstet. Gynecol. Survey 50 (6) (1995) 411–412

Handbook of Contraceptive Practice. Carne, S., M. Elstein, J. McEwan. DHSS (Revised 1984)

Hseuh, A. J.: Designer contraceptive pills. Hum. Reprod. 10 (8) (1995) 1997–2000

Killick, s. R., K. Bancroft, S. Oelbaum, J. Morris, M. Elstein: Extending the duration of the pill-free interval during combined oral contraception. Adv. Contracept. 6 (1990) 33–40

Letterie, G. S., G. E. Chow: Effect of "missed" pills on oral contraceptive effectiveness. Obstet. Gynecol. 79 (6) (1992) 979–982

Machin, S. J., I. J. Mackie, J. Guillebaud: Factor V Leiden mutation, venous thromboembolism and oral contraceptive usage. Brit. J. Fam. Plan. 21 (1995) 13–14

Milsom, I., K. Andersson, B. Andersch, G. Rybo: A comparison of flurbiprofen, tranexamic acid, and a levonorgestrel-releasing intrauterine contraceptive device in the treatment of idiopathic menorrhagia. Amer. J. Obstet. Gynecol. 164 (3) (1991) 879–883

Morris, S. E., G. V. Groem, E. D. Cameron, M. S. Buckingham, J. M. Everetti, M. Elstein: Studies on low dose oral contraceptives: Plasma hormone changes in relation to deliberate pill (Microgynon 30) omission. Contracept. 20 (1979) 61–69

Oddens, B. J., A. P. Visser, H. M. Vermer, W. T. A. M. Everaerd, P. Lehert: Contraceptive use and attitudes in Great Britain. Contracept. 49 (1994) 73–86

Rosenberg, M. J., S. C. Long: Oral contraceptives and cycle control: a critical review of the literature. Adv. Contracept. 8 (Suppl. 1) (1992) 35–45

Rosenberg, M. J., M. S. Waugh, T. E. Meehan: Use and misuse of oral contraceptives: Risk indicators for poor pill taking and discontinuation. Contracept. 51 (1995) 283–288

Serfaty, D.: Medical aspects of oral contraceptive discontinuation. Adv. Contracept. 8 (Suppl. 1) (1992) 21–33

Smith, M., U. Kroll, E. M. Backett et al.: Distribution and supervision of oral contraceptives. BMJ IV (1974) 161

Tayob, Y., G. Robinson, J. Adams, M. Nye, N. Whitelaw, R. W. Shaw, H. S. Jacobs, J. Guillebaud: Ultrasound appearance of the ovaries during the pill-free interval. Brit. J. Fam. Plan. 16 (1990) 94–96

The Gallup Organisation: Women's attitudes toward oral contraceptives and other forms of birth control. Princeton N. J. Jan. 25 (1994)

Volpe, A., M. Silferi, A. D. Genazzani, A. R. Genazzani: Contraception in older women. Contracept. 47 (1993) 229–239

Sachverzeichnis